アンチエイジングにおける
バイオマーカーと機能性食品

Biomarker and Functional Food in Anti-aging

監修：吉川敏一
　　　大澤俊彦

シーエムシー出版

緒　　言

　ここ数年，雑誌や新聞，テレビなどジャーナリズムで「アンチエイジング」や「抗加齢」といった言葉や概念が目に入らない日はないといっても過言ではない，というのが現状であろう。また，つい最近では，「メタボリックシンドローム」と「生活習慣病」発症のリスクの関連性も大きく取り上げられてきている。ヒトの一生の間で，がんや動脈硬化，糖尿病の合併症など，「生活習慣病」になる高い可能性を誰もが持っているが，疾病に発症に至る前の段階，いわゆる「未病」段階に如何に長くとどめることができるか，が重要な課題であろう。そのためには，運動や喫煙などのライフスタイルも大きく影響するが，特に，食生活が重要な役割を果たしている。最近の食生活の欧米化の影響が顕著な沖縄では，25～50歳までの年齢層では，男性，女性ともに死亡率が全国平均より高く，女性はかろうじて全国一位の長寿を保っているものの，男性は26位と新聞に大きく報道されたことも記憶に新しい。最近の調査では，日本で肥満者とされるBody Mass Index（BMI）の値が25以上の頻度の割合は，沖縄県では男性が42.7％（全国平均：27.5％）であり，女性でも，28.4％（全国平均：18.9％）という高値であった。このままの状況が続くと，「世界最長寿」の看板も下ろさざるを得ないと危惧され，特に，沖縄の伝統的な食生活から急激な欧米化への変化が問題視されている。

　このような背景から，「アンチエイジング」を謳った「サプリメント」や「健康食品」，さらには，「化粧品」まで雨後の筍のように生まれてきている。しかしながら，科学的な根拠に基づいた（Evidence-based）機能評価がなされた商品はごく僅かしか存在しないといっても過言ではないのが現状であろう。本書の共同監修者である吉川敏一，京都府立医科大学教授とともに，機能性食品評価における「バイオマーカー」（生体指標）の必要性を痛感してきた。すなわち，できるだけ初期の段階で「バイオマーカー」（生体指標）をチップ上に固定化した「抗体チップ」を用いて，将来疾病に至るリスクを低減するための簡便な診断ができないものかと，考えたのである。その方法は，簡単に入手しうる唾液や血液，尿などの素材に，簡便かつ定量的に機能性を測定することで，まだ未病の段階なのか，それとも既に病気の段階なのかを診断し，個人個人に適した食生活を指導することができないものか，というわけである。

　この本を監修するにあたって，吉川教授は，本書の前半の監修を担当し，特に，科学的な根拠に基づいた「アンチエイジング」評価に必要な最新の「バイオマーカー」研究の現状について網羅的な紹介を企画していただき，また，私は，後半で，「アンチエイジング」に関する機能性食品・素材開発研究の最新の話題を中心に紹介すべく，この分野で活躍中の研究者の方々に執筆をお願

いした．今回の企画の執筆者は，いずれも，この分野では国際的にも評価の高いトップの研究者であり，「バイオマーカー」という重要な概念を基盤に自身の研究成果の紹介と共に，専門分野に関連した国際的な研究動向をまとめていただいた．「アンチエイジング」の重要性が世界的にも認知されつつあり，本書の刊行はきわめてタイムリーであり，食品機能の研究者のみならず，予防医学や臨床医学，生化学，薬理学，栄養学，食品科学など，産官学の一線の研究者にとって必読の書であると確信する．

2006年8月

名古屋大学　大澤俊彦

普及版の刊行にあたって

本書は2006年に『アンチエイジングと機能性食品―今なぜバイオマーカーか―』として刊行されました。普及版の刊行にあたり，内容は当時のままであり加筆・訂正などの手は加えておりませんので，ご了承ください。

2011年10月

シーエムシー出版　編集部

―― 執筆者一覧（執筆順）――

吉川　敏一	（現）京都府立医科大学　大学院医学研究科　消化器内科学　教授
大澤　俊彦	名古屋大学　大学院生命農学研究科　応用分子生命科学専攻　食品機能化学研究室　教授
	（現）愛知学院大学　心身科学部　教授・学部長
内藤　裕二	（現）京都府立医科大学　大学院医学研究科　消化器内科学　准教授
有國　　尚	㈱ナノビオテック　代表取締役
青井　　渉	（現）京都府立大学　大学院生命環境科学研究科　助教
清水　孝彦	（現）東京都健康長寿医療センター　老化機構研究チーム　研究員
白澤　卓二	（現）順天堂大学　大学院医学研究科　加齢制御医学講座　教授
今村　　裕	（現）帝京大学　医学部　溝口病院　眼科　講師
梁　　洪淵	（現）鶴見大学　歯学部　口腔病理学講座　助教
斎藤　一郎	（現）鶴見大学　歯学部　口腔病理学講座　教授
市橋　正光	サンクリニック　院長；サンケア研究所　所長；神戸大学名誉教授
	（現）再生未来クリニック神戸　院長；同志社大学　客員教授
米井　嘉一	（現）同志社大学　大学院生命医科学研究科　アンチエイジングリサーチセンター　教授
高橋　洋子	（現）同志社大学　大学院生命医科学研究科　アンチエイジングリサーチセンター　研究員

（つづく）

丸山 和佳子	国立長寿医療センター　研究所　老年病研究部　部長	
	（現）㈱国立長寿医療研究センター　加齢健康脳科学研究部　部長	
渡邊　昌	㈱国立健康・栄養研究所　前理事長	
	（現）㈳生命科学振興会　理事長	
卓　興鋼	㈱国立健康・栄養研究所	
	（現）㈱国立健康・栄養研究所　国際産学連携センター　生物統計研究室　室長	
Melissa K Melby	（現）University of Delaware　Department of Anthropology	
君羅　満	（現）東京農業大学　短期大学部　栄養学科　准教授	
三谷 和男	京都府立医科大学　東洋医学講座　助教授	
	（現）三谷ファミリークリニック　院長	
細野　朗	（現）日本大学　生物資源科学部　食品生命学科　准教授	
上野川 修一	日本大学　生物資源科学部　教授	
阿部 啓子	東京大学　大学院農学生命科学研究科　教授	
	（現）東京大学　大学院農学生命科学研究科　特任教授	
荒井 綜一	（現）東京農業大学　栄養科学科　客員教授	
加藤 久典	東京大学　大学院農学生命科学研究科　応用生命化学専攻　栄養化学研究室　助教授	
	（現）東京大学総括プロジェクト機構　食と生命総括寄付講座（ネスレ）　特任教授	
清水 俊雄	（現）名古屋文理大学　健康生活学部　教授	

執筆者の所属表記は，注記以外は2006年当時のものを使用しております．

目　次

【第1編　バイオマーカー】

第1章　アンチエイジングとバイオマーカー　吉川敏一，内藤裕二

1　はじめに …………………………… 3
2　アンチエイジング医学とは？ ……… 4
　2.1　健康長寿とアンチエイジング医学
　　　………………………………………… 4
　2.2　加齢と老化 ……………………… 5
　2.3　アンチエイジング医学の実践 … 6
3　エイジングのバイオマーカー ……… 7
　3.1　老化度の判定 …………………… 7
　　3.1.1　ホルモン年齢 ………………… 8
　3.2　酸化ストレス度の判定 ………… 8
　　3.2.1　活性酸素・フリーラジカルとは？
　　　　………………………………………… 8
　　3.2.2　活性酸素・フリーラジカルの生成
　　　　………………………………………… 9
　　3.2.3　フリーラジカルによる障害と
　　　　　その防御 ……………………… 10
　　3.2.4　酸化ストレスマーカー ……… 11
　　3.2.5　酸化ストレスとエイジング … 14
4　アンチエイジングとその具体的対策
　　…………………………………………… 14
　4.1　酸素消費量と寿命 ……………… 14
　4.2　アンチエイジングに向けた環境対策
　　　………………………………………… 15
　4.3　アンチエイジングに向けた食事療法
　　　………………………………………… 16
　4.4　抗酸化物質によるアンチエイジング
　　　介入試験 ………………………… 17
5　おわりに ………………………… 18

第2章　バイオマーカーとタンパク質解析　有國　尚

1　はじめに ………………………… 19
2　プロテオミクス法による潰瘍性大腸炎
　患者血清におけるバイオマーカー探索
　　…………………………………………… 21
　2.1　少数例を用いたパイロットスタディ
　　　………………………………………… 21
　2.2　多数症例を用いたバイオマーカー
　　　探索の試み ……………………… 23
　　2.2.1　多数例による探索と解析 …… 23
3　バイオマーカー探索研究：最近の動向
　　…………………………………………… 24
　3.1　疾病予防マーカーの探索 ……… 25
　3.2　疾病予防マーカー測定法の開発 … 27

I

第3章　疲労とバイオマーカー　青井 渉

1. はじめに ………………………………… 29
2. 疲労の種類 ……………………………… 30
   2.1 慢性疲労 …………………………… 30
   2.2 運動による疲労 …………………… 32
   2.3 心理的ストレスによる疲労 ……… 34
   2.4 ウイルス感染による疲労 ………… 34
   2.5 眼精疲労 …………………………… 35
3. 疲労のバイオマーカーと診断 ………… 35
   3.1 乳酸 ………………………………… 36
   3.2 ホルモン …………………………… 36
   3.3 サイトカイン ……………………… 37
   3.4 セロトニンとトリプトファン …… 38
   3.5 アシルカルニチン ………………… 39
   3.6 自律神経活動 ……………………… 39
   3.7 ヘルペスウイルス ………………… 40
   3.8 遺伝子マーカー …………………… 40
4. おわりに ………………………………… 40

第4章　老化メカニズムとバイオマーカー　清水孝彦, 白澤卓二

1. はじめに ………………………………… 43
2. インスリンシグナルと寿命制御 ……… 45
3. インスリンのシグナル伝達経路は種を越えて保存され，個体寿命を制御する … 47
4. カロリー制限と個体寿命延長の分子機構 ………………………………………… 48
5. 低体温，低インスリン血症，高DHEAS血症が長寿のバイオマーカーである … 50
6. ミトコンドリア機能と寿命制御機構 … 51
7. フリーラジカルと老化 ………………… 53
8. 活性酸素に対する防御機構 …………… 56
9. 組織特異的MnSOD欠損マウスの作製 ………………………………………… 56
10. 心臓・骨格筋特異的MnSOD欠損マウス ………………………………………… 58
11. 臓器障害と酸化ストレス ……………… 59
12. おわりに ………………………………… 60

第5章　メタボリックシンドロームとバイオマーカー　内藤裕二

1. はじめに ………………………………… 63
2. メタボリックシンドロームとは？ …… 63
3. メタボリックシンドロームのバイオマーカー ………………………………… 65
   3.1 内臓脂肪蓄積 ……………………… 65
   3.2 インスリン抵抗性 ………………… 68
   3.3 動脈硬化症 ………………………… 70
4. メタボリックシンドロームに有効な機能性食品因子 ………………………… 71
5. 遺伝素因 ………………………………… 73
6. おわりに ………………………………… 74

第6章　眼科とバイオマーカー：加齢黄斑変性の危険因子　今村　裕

1　はじめに ……………………………… 77
2　病態整理 ……………………………… 79
3　遺伝子の要因 ………………………… 79
4　薬物内服とAMD発症リスク ……… 80
5　高感度CRPとAMD ………………… 81
6　クラミジア感染とAMD …………… 81
7　おわりに ……………………………… 82

第7章　口腔とバイオマーカー　梁　洪淵，斎藤一郎

1　はじめに ……………………………… 83
2　口腔の機能 …………………………… 84
3　唾液の役割 …………………………… 85
4　重金属と歯科治療 …………………… 86
5　抗加齢歯科医学 ……………………… 89
6　老化危険因子の評価と酸化ストレス
　　測定の意義 …………………………… 89
7　口腔の老化度診断 …………………… 91
　7.1　現在歯数 …………………………… 94
　7.2　歯肉の状態（CPIとアタッチメント
　　　　レベル）……………………………… 94
　　7.2.1　CPIによる老化度の評価 ……… 95
　　7.2.2　アタッチメントレベル ………… 95
　　7.2.3　咬合力 …………………………… 95
　　7.2.4　嚥下能力テスト ………………… 96
　　7.2.5　Candida菌検査 ………………… 96
8　おわりに ……………………………… 97

第8章　皮膚の老化とバイオマーカー　市橋正光

1　はじめに ……………………………… 99
2　皮膚の老化 …………………………… 99
3　表皮の老化 …………………………… 100
　3.1　乾燥と萎縮 ………………………… 100
　3.2　シミ ………………………………… 101
　3.3　シワ ………………………………… 102
4　真皮の老化 …………………………… 102
5　光老化の発症メカニズム …………… 103
　5.1　太陽紫外線 ………………………… 103
　5.2　紫外線は直接あるいは活性酸素を介
　　　　して間接的に遺伝子に傷をつける … 104
　5.3　日焼け（サンバーンとサンタン）… 105
　5.4　サンタン …………………………… 105
　5.5　慢性反応 …………………………… 105
6　皮膚の老化マーカー ………………… 107
　6.1　物理的計測器を用いた皮膚老化マーカー
　　　 ………………………………………… 107
　6.2　皮膚のアンチエイジング検査方法 … 109
　6.3　角層を用いた生物学的計測法—将来
　　　　の皮膚アンチエイジングマーカー … 112

【第2編　機能性食品・素材】

第1章　アンチエイジングと機能性食品　米井嘉一, 高橋洋子

1　はじめに～アンチエイジングにおける機能性食品の位置づけ…………119
2　機能性食品を摂取する前に…………120
　2.1　悪しき食習慣を正す…………120
　2.2　食の安全を考える…………121
　2.3　機能性食品を食べればよいというわけではない…………123
3　状況に応じた機能性食品を…………123
　3.1　老化度…………123
　　3.1.1　筋年齢…………123
　　3.1.2　血管年齢…………124
　　3.1.3　神経年齢…………124
　　3.1.4　ホルモン年齢…………125
　　3.1.5　骨年齢…………126
　3.2　老化危険因子…………126
　　3.2.1　免疫機能…………126
　　3.2.2　酸化ストレス…………128
　　3.2.3　心身ストレス…………129
　　3.2.4　生活習慣…………130
　　3.2.5　代謝機能…………130
4　おわりに　～アンチエイジングから見た医学的証拠～…………132

第2章　老化制御と抗酸化食品　大澤俊彦

1　はじめに…………137
2　「抗酸化食品因子」と「アンチエイジング」…………140
3　「クルクミノイド」と老化予防…………141
4　「リスベラトロール」と老化予防…………144
5　「アントシアニン」と老化予防…………146
6　「ゴマリグナン」と老化予防…………150

第3章　脳内老化制御と食品機能　丸山和佳子

1　はじめに…………157
2　脳の老化と個体の老化…………157
3　老化の基礎メカニズム…………158
　3.1　酸化ストレスはタンパク質の酸化修飾を介して細胞障害を引き起こす…………158
　3.2　老化あるいは寿命関連遺伝子の働きとその制御機構…………159
4　食品成分による神経細胞死防御の可能性…………161
　4.1　食品成分は毒性をもつ構造異常タンパク質を低下させる…………161
　4.2　食品成分は寿命関連遺伝子を制御する…………162
　4.3　ヒトにおける疫学データおよび介入試験…………163
5　おわりに…………163

第4章　生活習慣病予防とサプリメント　渡邊 昌, 卓 興鋼, メリッサ・メルビー, 君羅 満

1 はじめに … 167
2 FFFデータベースによるフィトケミカルの摂取量と妥当性 … 167
　2.1 FFFデータベースによるイソフラボン摂取の妥当性 … 167
　2.2 フィールド調査によるフィトケミカルの摂取量 … 168
　2.3 機能性食品因子の摂取量と健康影響 … 170
　2.4 既往歴・罹患状態によるフィトケミカルの摂取量 … 174
3 フラボノイド等の生体内代謝と複合作用 … 175
4 おわりに … 177

第5章　漢方とアンチエイジング　三谷和男

1 はじめに … 179
2 漢方医学概論 … 180
3 病（やまい）とは … 180
4 疾病の治療 … 182
5 漢方治療 … 183
6 未病ヲ治ス … 184
7 徐福伝説 … 184
8 加齢と漢方医学 … 185
9 五行説と五臓 … 187
10 五行・五臓の相生相克について … 188
11 漢方医学の養生 … 188
12 まとめにかえて … 189

第6章　免疫アレルギーから見た機能性食品　細野 朗, 上野川修一

1 はじめに … 191
2 消化管に存在する腸管免疫系の構造と特徴 … 192
3 腸内細菌が関与する宿主の免疫応答 … 193
4 腸内細菌などの微生物を認識する免疫系応答 … 194
5 プロバイオティクスによる免疫調節作用 … 196
6 プレバイオティクスによる免疫調節作用 … 200
7 その他の食品成分が免疫応答におよぼす影響 … 203
　7.1 脂質成分と免疫応答 … 203
　7.2 ビタミン成分と免疫応答 … 203
　7.3 ミネラル（微量元素など）成分と免疫応答 … 204
8 おわりに … 204

第7章　ニュートリゲノミクスと機能性食品

1　総論……**阿部啓子，荒井綜一**… 207
2　食品機能のDNAマイクロアレイ解析の
　　具体例……………**加藤久典**… 214
　2.1　ニュートリゲノミクスデータベース
　　　………………………………… 214
2.2　摂取タンパク質の効果の検討の例
　　………………………………… 215
2.3　食品機能解析の様々な例 ……… 218
2.4　食品の安全性評価への応用の試み
　　………………………………… 219

第8章　疾病リスク低減と機能性食品　**清水俊雄**

1　食品の疾病のリスク低減とは………… 221
2　「疾病のリスク低減」の科学的評価法… 222
　2.1　アメリカ合衆国 ………………… 222
　2.2　欧州連合 ………………………… 224
3　疾病リスク低減と食品成分…………… 227
　3.1　骨粗鬆症 ………………………… 227
3.2　がん ……………………………… 228
3.3　心臓病（冠状動脈疾患）………… 230
3.4　高血圧症 ………………………… 230
3.5　神経管閉鎖障害 ………………… 231
3.6　虫歯 ……………………………… 231
4　おわりに……………………………… 232

第1編　バイオマーカー

第1章

第1章　アンチエイジングとバイオマーカー

吉川敏一[*1]，内藤裕二[*2]

1　はじめに

アンチエイジングが話題である。アンチエイジング医学を推進するための「日本抗加齢医学会」も設立され，会員数もすでに3000人を超えている。抗加齢（アンチエイジング）医学は，1990年ごろにアメリカで始まった新しい学問であるが，医療制度や社会的背景の異なる日本において発展させていくため，2001年より研究会を開催し議論してきた経緯がある。加齢に伴うホルモンレベルの減少，免疫能の低下，身体の酸化など，抗加齢（アンチエイジング）医学が扱う分野は広くあるが，その目標は，元気に長寿を全うすることで，21世紀型医療の大きな柱の1つとなることは確実である。

抗加齢医学会水島裕理事長はホームページ上（http://www.anti-aging.gr.jp/about/index.html）で以下のように述べている。「21世紀に求められる医療は，大きく5つあると私は考えています。最初は生活習慣病の予防に加え抗加齢（アンチエイジング）医療を取り入れることによって，若さを保ち健康寿命の延長がはかられることで，少子高齢化社会における医療費の増加削減が期待されます。2つ目にQOL改善医療として，精神ケア，外見のケア（美容医療），そして性生活の改善など，今まで医療が積極的介入をしてこなかった分野の需要がより高まるでしょう。3つ目にゲノム情報などに基づいたオーダメイドかつEBMに基づいた医療が確立され，4つ目に診断基準やDDSの活用により，より機能的で利便性の高い医療を享受できるようになるでしょう。5つ目としては，皆が最も期待していることでしょうが，画期的新薬の開発や再生医療の発展により劇的に医療の在り方が変容することになるでしょう。」抗加齢医学会では専門医・指導医制度を発足させ，アンチエイジング医学の普及活動にも取り組んでいる。最も重要な科学的な評価ならびにヒト臨床試験でのエビデンスの取得に対する取り組みも始まっている。

本章では，アンチエイジング医学について解説し，その対策としての機能性食品の位置づけについて最近の成績を紹介したい。さらに，機能性食品の科学的評価をどのように実施していくかについての私見を述べたい。

---

*1　Toshikazu Yoshikawa　京都府立医科大学　大学院医学研究科　生体機能制御学　教授
*2　Yuji Naito　京都府立医科大学　生体機能分析医学講座　助教授

2 アンチエイジング医学とは？

2.1 健康長寿とアンチエイジング医学

　わが国の平均寿命、健康寿命は男女ともに世界一である（図1）。この原因としては、国民皆保険により日本国民であれば貧富の差無く誰もが相当の質の高い医療を享受できたこと、わが国民は寿命延長に関与する遺伝子を有していること、わが国民はいわゆる伝統的日本食を摂取してきたことなどが考えられる。しかし、その反面、人口増加率の低下も加わって厳しい高齢化社会を迎えるに至っている。増加した高齢者の多くは、良好な健康状態を堅持し、高い QOL をエンジョイしながら人生を送っているか、というと必ずしもそうは言えない。むしろ、平均寿命と健康寿命の間にある 3～5 年の差は、いわゆる寝たきり状態の患者の増加をまねいている（図2）。特に、女性においてはこの差は顕著であり、自立が短く障害が長くなる傾向が続いている。このような危機的状況から回復するためには、危機感を持って真剣に解決策を講じなければならない

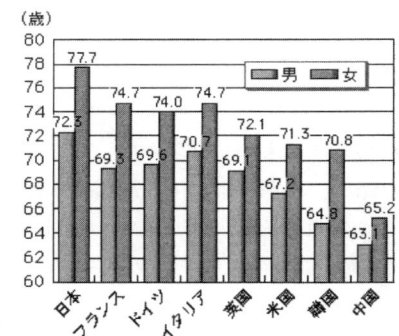

図1　世界の健康寿命
（資料：世界保健機関（WHO）「The World Health Report 2004」から作成）

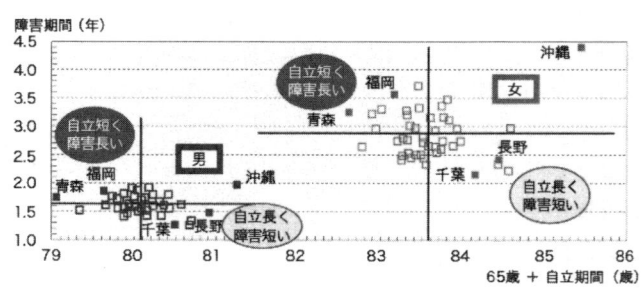

図2　日本の健康寿命
（資料：厚生省統計調査部（平成9年度資料））

時期に来ていると考えざるをえない。その一つは，最も大事であると考えているが，少しでも多くの人に適応できる正しい「アンチエイジング医学」の導入と普及，発展である。すなわち，エイジングとともに増加する生活習慣病，老化現象の治療や予防にとどまらず，若いときから確実に着実に現れる加齢現象を正確にとらえて，年齢的には年を重ねても，生物学的には若さと健康を保つ「アンチエイジング医学」の導入と普及である。

　アンチエイジング医学（抗加齢医学）の定義を一般的言葉で表現すれば，"元気で長寿を享受することを目指す理論的・実践的科学" ということになる[1]。いわゆる "健康長寿をめざす医学" といえる。このようなアンチエイジング医学を実践するためには，その対象を明確にし，それを実践するための方法が明らかになっている必要がある。抗加齢医学の対象は，時間の経過に伴い体内で進行する物理的な加齢のプロセスに加わる病的な諸因子であり，それによって引き起こされる病的老化現象の進行を予防し，治療することである。

2.2　加齢と老化

　ここで，「加齢（Aging，エイジング）」と「老化（Senescence）」の違いについて考察しておく。この二つは混同されて同じような意味で使われているが，実は両者間に，微妙ではあるが重要な違いがある[2]（図3）。人のみならず，この世に生を受けたものは，出生→発育→成熟→老化を経て死に至るが，一般的には，老化は，人の場合なら50，60，70歳代，あるいはそれ以上の高年齢層に見られる外見的な構造および機能の衰えを意味する。しかし，身体の特定の部分（臓器，組織，細胞）では10歳代後半のような，まだ発育期と思われる時期から衰えが現れるものがある。免疫機能に関連の深い胸腺や，メラトニンの分泌などで知られる松果体などの退縮はその良い例である。その他，内分泌臓器や目，耳，さらには口腔においても20歳代から衰えを示すものがある。これらの変化は，加齢と言えても，老化と呼ぶにはかなり抵抗がある。重要なことは，こ

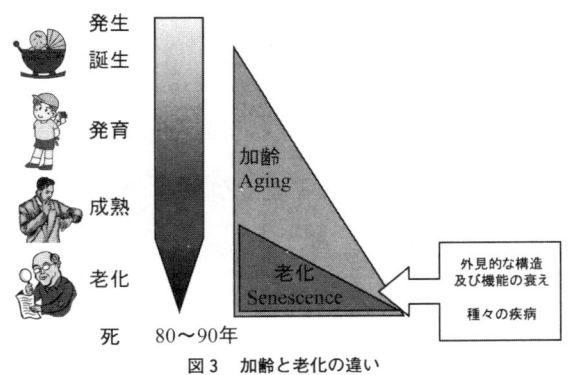

図3　加齢と老化の違い

のような比較的早期に現れる加齢変化が，中，高年層に出現する老化や，生活習慣病に重要な影響をおよぼしている点である．このような加齢変化を検出し，がんを含む生活習慣病を未然に防ぐことが肝要となる．抗老化，老年医学とは呼ばずに，あえて抗加齢医学（アンチエイジング医学）と呼んでいることの意味は，抗加齢医学こそが究極の予防医学となるのではないかといった期待によるところが大きい．

2.3 アンチエイジング医学の実践

アンチエイジング医学の対象は，加齢現象に加わる病的因子である．その結果は老化の加速，生活習慣病発症への道のりの加速を引き起こすけれども，その因子自身は，顕在化した老化現象そのものではないし，重篤な病気として顕在化したものでもない．従って，一般の保健医療で実施される血液生化学検査で判断できるものではない．しかし，最近のゲノミクス，プロテオミクスの進歩は加齢に伴う極めて微量な変化を検出することを可能としつつある．いわゆる疾病予防バイオマーカーの同定戦略は開始されようとしている．このバイオマーカーを同定することにより，疾病予防に向けて極めて広範囲な取り組みが開始できるわけであり，その中で科学的評価に基づいて副作用のない条件下で，適切と認められる方法が選ばれることになる（図4）．老化の結果として老齢期に出現するバイオマーカーではなく，エイジングの過程で徐々に増加あるいは低下するようなバイオマーカーを同定することが重要である．アンチエイジング医学は欧米が先行しているために，欧米からの情報も多いが，重要なことはそういったマーカーあるいは介入試験が日本人に本当に適応できるかどうかについて慎重に判断する必要がある．

現実的には，筋肉，骨，ホルモン，神経，血管などの老化度を定量的にかつ可能な限り非侵襲的に評価できる手法の確立が当面必要であり，さらに加齢に影響を与える因子についての測定が必要である．これらについてのわが国のデータを集積しつつ，さらには将来の展望を模索してい

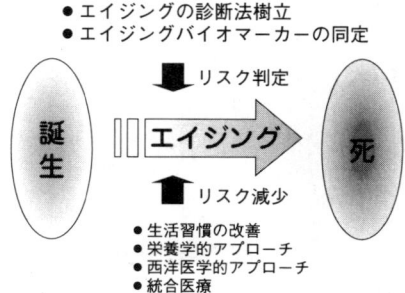

図4　エイジングバイオマーカーとアンチエイジング

くことが重要である。さらに，得られた個人ベースの成績に対して単純な補充療法を実施するのではなく，安全性を重視した，代替療法を模索していくことが必要である。

3 エイジングのバイオマーカー

3.1 老化度の判定

現在試行しているわれわれのシステム（アンチエイジングドック）では，老化度を筋肉年齢，骨年齢，ホルモン年齢，神経年齢，血管年齢により評価している。それぞれの項目についての科学的情報を収集し，日本人における年齢ごとのオプティマルレンジを決定することにしている（図5）。これらの判定には，表1に示す血液検査の他に，老化度問診票，一般的血液検査，

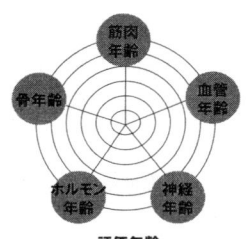

図5 老化度の判定

表1 老化度判定のための検査項目

ホモシステイン	ナトリウム
IGF-I	カリウム
DHEA-s	アディポネクチン
テストステロン	レプチン
コルチゾル	カルニチン
インスリン	CRP濃度
空腹時血糖	骨型AL-p
総コレステロール	血清オステオカルシン
LDLコレステロール	尿中デオキシピリジノリン
HbA1c	尿中I型コラーゲンN末端架橋
握力	甲状腺刺激ホルモン
ウエストヒップ比	遊離トリヨードサイロニン
高欠脳（CA）	遊離サイロキシン
高欠脳（NUCA）	エストラジオール
高欠脳（TE）	プロジェステロン
高欠脳（PEM）	遊離テストステロン
高欠脳（UE）	骨密度測定（DEXA法）
高欠脳（BR）	骨密度測定（DTX-200）
高欠脳（反応時間）	骨密度測定（骨塩定量法）
高欠脳（%PEM）	動脈硬化度測定（脈波法）
高欠脳（%PEN）	動脈硬化度測定（PWV法）
	血圧脈波検査（CAVI）

Wisconsin card sorting Test，体脂肪率，動脈硬化度，骨密度，ウォーキング年齢などを実施することにより，判定できる．

3.1.1 ホルモン年齢

加齢にともなって多くのホルモンの血中濃度が低下するため，エイジングのバイオマーカーとして優れた指標となるものがある．加齢によるホルモン産生の低下は，内分泌器官の老化変性つまり内分泌細胞の減少と，機能低下つまり刺激に対する応答性分泌の低下により特徴づけられる．加齢により分泌が低下するもっとも代表的なホルモンは，女性のエストロゲン（卵胞ホルモン）であり，閉経とよばれる急激な分泌停止とともに更年期障害などの様々な健康障害が起きる．その他に，エイジングとの関係が示唆されているホルモンとしては，テストステロン，副腎由来アンドロゲンの dehydroepiandrosterone (DHEA)，下垂体系の成長ホルモン (growth hormone: GH) ／インスリン様成長因子 (insulin-like growth factor: IGF) である．これらのホルモンはエストロゲンとは異なり緩やかに加齢とともに低下する．エストロゲンの作用は受容体（estrogen receptor: ER）を介して発揮され，ERにはERαとERβの2つのサブタイプが各種臓器・細胞に分布している．ER欠損マウスでの解析から，エストロゲンは生殖機能のみならず骨代謝調節，血管機能調節など多くの生理作用に関わっていることが証明されてきた．DHEAはおもに副腎で産生され，sulfate型（DHEA-S）として血液中に多く存在している．これらアンドロゲンの血中濃度は加齢に伴い低下するが，性ホルモン結合グロブリン（SHBG）が加齢とともに増加するため，生物活性とより関係の深い遊離型ホルモンの加齢による低下はさらに顕著になる．男性におけるアンドロゲンの低下は，性欲低下，勃起障害，うつ症状といった男性更年期障害や肥満，高脂血症，骨粗鬆症などの生活習慣病，さらに動脈硬化性疾患や認知症など多くの老年病と関係することが指摘されており，Partial Androgen Deficiency in the Aging Male（PADAM）という概念も提唱されている[3]．

3.2 酸化ストレス度の判定

3.2.1 活性酸素・フリーラジカルとは？

通常，原子は原子核を中心として，各電子軌道に2個の電子が対になって存在するが，まれに対になっていない電子がある．これを不対電子といい，この不対電子をもつ分子や原子をフリーラジカルという．不対電子は対になろうとするため，フリーラジカルは一般に不安定で反応性が大きい．酸素 O_2 は，その生体内における代謝過程で四電子還元されるわけであるが，その還元の過程あるいはエネルギー付与による電子の励起，遷移金属との結合により，反応性が高まる．このようにして生じる酸素分子より活性の高い酸素種を総称して活性酸素と呼ぶ．スーパーオキシド，過酸化水素，ヒドロキシルラジカル，一重項酸素を狭義の活性酸素というが，広義には，

第1章　アンチエイジングとバイオマーカー

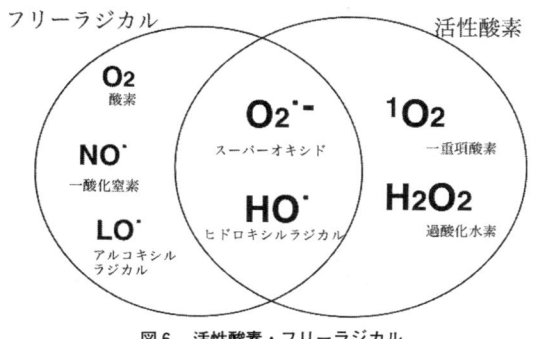

図6　活性酸素・フリーラジカル

図6に示すように多くの種類が含まれる．構造式で右肩に示した不対電子をもつものだけがフリーラジカルである．

　生体内では，酸素を利用する過程において種々の活性酸素種が生成している．しかし，生体はこの活性酸素種を消去する極めて巧みな防御機構を十分にそなえているために，生理的条件下では酸素代謝の副産物である活性酸素・フリーラジカルは，必ずしも怖いものではない．しかし，活性酸素の過剰な生成や，あってはならない場所での生成は，その局所での生成と消去の平衡関係を崩すこととなり，いわゆる酸化ストレス負荷の状態となり，活性酸素・フリーラジカルは生体の膜や組織を構成する生体内分子を攻撃して，各種疾患を誘発する．つまり酸化ストレスとは「生体の酸化反応と抗酸化反応のバランスが崩れ，前者に傾き，生体にとって好ましくない状態」と定義されている．その後，故意に酸化ストレスを利用する場合（例えば出産における産道確保のためのアポトーシス）や，酸化ストレスを契機に生体防御能を増強するなどポジティブな側面も解明されてきた．そこで，酸化ストレスは単に「生体の酸化反応と抗酸化反応のバランスが崩れ，前者に傾いた状態」と定義するほうがより一般的である．

3.2.2　活性酸素・フリーラジカルの生成

　フリーラジカルは生体内で生成されるだけではなく，外部環境にも多く存在する．フリーラジカルを生成する環境因子としては，大気汚染物質，放射線，ある種の薬剤，放射線，紫外線，たばこなどが知られており，こうした環境因子に接することによりフリーラジカルを生体に取り込むことになる．一方，生体内でもフリーラジカルは発生している．ミトコンドリア電子伝達系あるいはミクロソーム電子伝達系内のある種の酵素，オキシダーゼ系酵素，鉄含有タンパク質などがフリーラジカル，とくに酸素に由来するフリーラジカルの生成系である．エイジングとの関わりでは，ミトコンドリアの機能異常が活性酸素産生を増大させ，ミトコンドリアDNAに変異が生じ，それが細胞機能に影響を与えるという「エイジングにおけるミトコンドリア遺伝子変異蓄

9

積説」は，多くの研究により指示されている．ミトコンドリアでは酸化的リン酸化反応により，酸素が消費されると同時にエネルギー源であるATPが合成されている．この反応はミトコンドリアの内膜に存在する呼吸鎖複合体Ⅰ，Ⅱ，Ⅲ，Ⅳ，Ⅴで連鎖して反応が惹起されている．この際に複合体間では電子伝達が行われるが，そこに活性酸素は発生する余地があるわけである．長寿命線虫による研究からは，長寿変異体では酸化的リン酸化が抑制され，活性酸素の産生も抑制されていることが指摘されている．

最近では，血管内皮，平滑筋細胞，消化管粘膜上皮そのものからも活性酸素が産生されることが明らかとなっている．このような非貪食細胞に発現する活性酸素産生酵素 gp91-phox の6つのホモログが新たに同定され，NADPH oxidase (Nox)/Dual oxidase (Duox) ファミリーとして整理され，その生理作用に注目が集まっている．消化管粘膜上皮では，消化管粘膜固有の自然免疫応答を制御する新たな機構として，toll-like receptor (TLR) ファミリーを介する Nox 1 の活性化と，活性酸素依存性の nuclear factor-κB (NF-κB) の活性化経路が明らかとなり，炎症・活性酸素によるがん発症を結びつける新たな経路と考えられている．

3.2.3 フリーラジカルによる障害とその防御

フリーラジカルは非特異的な反応をすることが多く，多くの生体内分子を標的としている．脂質，核酸，アミノ酸，炭水化物，種々の生物学的活性物質などを標的とするが，標的が異なるがゆえに多くの病態・疾患と関連していることになる．とくに，すべての細胞膜の脂質中に局在する高度不飽和脂肪酸は活性酸素により攻撃され，脂質過酸化連鎖反応を介して過酸化脂質を生成する．生体膜は脂質や蛋白で構成されているが，それらは細胞や小器官を仕切る隔壁としてのみならず，生理活性物資の素材として，あるいは酵素として，膜表面の受容体として多様な機能を集約した場を形成している．それゆえ，この連鎖的脂質過酸化反応は，膜構造の破壊だけでなく，そこで働く蛋白の酵素作用や受容体機能も大きな障害を被ることになる．このようなフリーラジカルによる脂質過酸化反応は生体膜すべてに共通しており，その障害がたとえば神経細胞におよぶと細胞壊死，アポトーシス，リポフスチンの沈着が生じると考えられる．

酸化ストレスに対する生体の抗酸化防御機構には図7に示すような3段階が考えられている．第1段階では活性酸素そのものの発生を抑制する．スーパーオキシドに対するSOD (superoxide disumutase) や過酸化水素に対するカタラーゼ，グルタチオンペルオキシダーゼなどがこれに相当する．第2段階は発生した活性酸素を捕捉し，安定化させる．水系ではビタミンCが最もラジカルを効率よく捕捉し，膜に発生した脂質ラジカルにはビタミンEやユビキノールが重要である．さらに，第3段階では酸化的損傷を受けた脂質，蛋白質，DNAなどを修復・再生する機構である．SODと老化との関連については，いくつかの縦断的ならびに横断的研究がある．用いた動物による差あるいは飼育条件などにより若干結果は異なるが，一般的には，老化に伴い

第1章　アンチエイジングとバイオマーカー

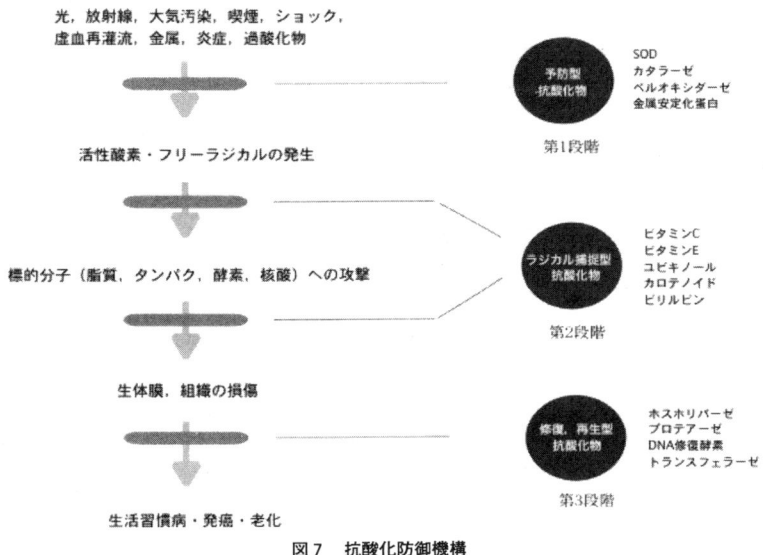

図7　抗酸化防御機構

大きな変化はないとされており，酸化ストレスの原因としては，消去機構の低下よりも産生系の亢進状態にあるとされている。SAMマウスにおいても，P系とR系との間でSOD活性に差はないか，P系マウスで肝臓組織中SOD活性は高いことが報告されている。ただし，酸化ストレスの結果として，SODタンパクの変性による活性低下は起こりうる。また，SAMマウス肝臓においては，ミトコンドリアにおけるSODはCuZnSODであることが明らかにされており，P系マウスでSOD活性がR系の1/2に低下しているが，mRNAの発現には両マウスに差はない[4]。これらの結果は，細胞質で合成されたCuZnSODがミトコンドリアに輸送される機構がP系で障害されていることを示しており，より一層，ミトコンドリアに酸化ストレス負荷となっていると考えられる。カタラーゼ，グルタチオンペルオキシダーゼに関しては，老化に特徴的な変化はない。さらに，酸化的な損傷を受けた脂質，蛋白質，DNAなどを修復・再生する機構も，フリーラジカルに対する最終的な防御機構となる。

3.2.4　酸化ストレスマーカー

　いくつかの抗酸化作用を有する天然物，食品因子が開発されつつあるが，それらのアンチエイジング作用，その効果の評価や科学的根拠にも問題点が少なくない。これらの問題を解決するためには，酸化ストレス，酸化傷害を正確に示す生体内指標（バイオマーカー），酸化ストレスマーカーが必要不可欠であり，最近になり多くの成果が報告されつつある。エイジングの経過ある

いは初期に出現するバイオマーカーを指標とした探索的研究が期待されている。エイジングにおける酸化ストレスの重要な役割が明らかになるにつれ，その酸化ストレスマーカーをエイジング診断のマーカーとして，応用しようとする考えがある。酸化ストレスの正確な評価は，病態や成因の解明につながり，加えて有効な治療薬・予防薬を臨床評価することも可能となる。臨床医にとっては極めて興味深い点であり，血中や尿中，あるいは体液中でのそのマーカーは有力な情報を与えうるものと考える。

　酸化傷害に対する生体の防御は完璧とはいかず，多少の生体成分の酸化傷害を伴うため，こうした生体成分の酸化生成物を酸化ストレスのマーカーとすることが一般的であり，臨床検体を用いた報告が開始されている（表2）。脂質の酸化的傷害の指標である脂質過酸化物，マロンジ

表2　主な酸化ストレスマーカー

Ⅰ．抗酸化物の変動
　　A．血清抗酸化能（FRAP, ORACなど）の低下
　　B．各種抗酸化物質の減少（αトコフェロール，ビタミンCなど）
　　C．酸化体：還元体比の上昇
　　　　・デヒドロアスコルビン酸：アスコルビン酸比
　　　　・GSSG：GSH比
　　　　・CoQ10酸化体：CoQ10還元体比
　　　　・アラントイン：尿酸比
Ⅱ．酸化生成物の増加
　　A．脂質関連
　　　　・TBARS（チオバルビツール酸反応物質）
　　　　・脂質ペルオキシド
　　　　・イソプラスタン類
　　　　・HODE（ヒドロキシリノール酸）
　　　　・HODE異性体比（EE／EZ）
　　　　・アルデヒド（MDA, HNEなど）
　　　　・酸化LDL
　　B．蛋白質関連物質
　　　　・カルボニル化合物
　　　　・SH酸化物
　　　　・ニトロチロシン
　　　　・クロロチロシン
　　C．核酸関連物質
　　　　・8-ヒドロキシグアノシン
Ⅲ．生体反応
　　A．転写因子活性化
　　B．抗酸化酵素誘導
　　　　・MnSOD
　　　　・ヘムオキシゲナーゼ1
　　C．血清尿酸値上昇

第1章 アンチエイジングとバイオマーカー

アルデヒド，4-ヒドロキシノネナール，アラキドン酸のフリーラジカル酸化生成物のイソプロスタン，DNA 酸化的傷害の 8-ヒドロキシデオキシグアノシン（8-OHdG），チミングリコール，タンパク質ならびにアミノ酸の酸化生成物の蛋白カルボニル，ヒドロキシロイシン，ヒドロバリン，ニトロチロシンなど多くのマーカーが提唱されている。特に脂質過酸化物については比較的初期より臨床検体を用いた検討がなされ，その測定法についても改良がなされてきた。最近では，脂質過酸化物そのものではなく，核酸や蛋白質との反応により形成される付加体を生体内酸化ストレスマーカーとして用いる研究が積極的に行われている。とくに脂質過酸化物のなかでも反応性アルデヒドが注目されその蛋白質付加体に対するモノクローナル抗体などにより，病態モデルにおける酸化ストレスマーカーとしての有用性が報告されている。なかでも n-6 多価不飽和脂肪酸から生成される 4-ヒドロキシ-2-ノネナール（HNE）については多くの結果が報告されている。HNE はミカエル反応後環化し蛋白質のアミノ酸のリジン，システイン，あるいはヒスチジンを付加して HNE 修飾蛋白を形成する。HNE 修飾蛋白はプロテアーゼなどによる消化を受けにくく，組織に沈着し細胞毒性を発揮するために，脂質過酸化反応のよい指標と考えられている。8-OHdG は DNA の酸化生成物として知られているが，最近になりモノクローナル抗体の作製，ELISA キットへの応用がなされ，多数検体に応用した臨床研究も進んでいる。これら酸化ストレスマーカーを使用するにあたって重要なことは，検討しようとする病態がどのような活性酸素が発生して，どのような病態であるのかをよく理解した上で使用することである。

　脂質過酸化に対する生体の防御反応として最も重要な抗酸化剤はビタミン E と考えられている。ビタミン E の作用で最も注目されるのが，その抗酸化作用であり，LOO・（ペルオキシルラジカル）を捕捉することによってフリーラジカル連鎖反応を停止させる。LOO・がビタミン E のフェノール性水素を引き抜く反応で，LOO・に水素を供与して安定させると同時に，自らがラジカルとなる。この反応で生じたビタミン E ラジカルは安定であり，反応性が低いために再び脂質を攻撃して連鎖反応を続けることは少ない。また，このビタミン E ラジカルは，もう一つのペルオキシルラジカルと反応して安定するものと考えられている。この抗酸化作用によって，生体膜はフリーラジカルや過酸化脂質による障害から守られている。

　しかし，血漿中ではビタミン E が十分に存在していても脂質過酸化物が生成されることが知られており，ビタミン E 濃度は生体にとってのよい酸化ストレスマーカーとはならないとされている。また，ビタミン E は脂溶性ビタミンであり，血漿中ビタミン E 濃度は常に脂質の影響を受けやすい。ヒト血漿を 37℃空気中でインキュベートした場合に，最初に減少した抗酸化物はビタミン C で，次にコエンザイム Q-10 の還元型（CoQ10）であった。これらの結果は，酸化ストレスに敏感な抗酸化物質はビタミン C と CoQ10 であり，ビタミン E は大切な抗酸化物質であるがゆえにビタミン C と CoQ10 に守られていると考えられる。

3.2.5 酸化ストレスとエイジング

　老化にともなって増加し，老化色素として有名なものにリポフスチンがある。ヒトにおいても，非分裂細胞を多く含む脳，心筋などの組織で老化に伴って上昇してくることが知られている。最近になり，これは過酸化脂質と変性リポタンパク質の複合体であることが明らかにされた。それゆえ，このリポフスチンが老化に伴って増加してくるのは，脂質やタンパク質がフリーラジカルによって酸化的障害を受けていることを示唆している。しかし，過酸化脂質は多くの老化した組織で上昇していることが報告されているが，その上昇が老化の原因なのか，結果なのか不明な点も多い。老化促進マウス SAM を用いた縦断的研究は，過酸化脂質の上昇が老化症状の発現に先行することを明らかとし，フリーラジカルによる脂質過酸化反応が直接的に老化に関与することを明らかにした。つまり，老化マウス SAMP 1 系では対照マウス SAMR 1 系に比較して，老化関連症状のみられない生後 2〜3 ヶ月後に血清ならびに肝臓の過酸化脂質が有意に上昇する。また，大脳では大脳皮質において過酸化脂質が上昇する。これらの結果は，過酸化脂質をthiobarbituric acid（TBA）反応物質として測定しているが，HPLC-化学発光法で測定したCholesterolester hydroperoxide も P 系マウス血清中で明らかに高値であった[5]。少なくとも，肉眼的な老化が観察されないような時点での過酸化物の変化などは，老化のメカニズムと密接な関係があると考えられる。

　一方，エイジングによって核酸やタンパク質の酸化的障害も増加する。細胞内の DNA は活性酸素や代謝によって生じたフリーラジカルによって常に傷害を受けており，その多くは DNA 修復酵素によって修復されているが，長いエイジングの過程で DNA の傷害が蓄積していくものと考えられている。たとえば，ラット脳組織中 8-hydroxy-deoxyguanosine（8-OHdG）量は 30 ヶ月高齢ラットではじめて上昇し，食餌制限によりその上昇を遅延させることができる[6,7]。核内 DNA に比較してミトコンドリア DNA は定常状態でも 8-OHdG の生成が多いことで知られ，約 8000 塩基に 1 塩基が傷害を受けているとされている。このミトコンドリアからの 8-OHdG は加齢に伴い急激に上昇する[8]。ミトコンドリアは細胞内の主な活性酸素生成源であり，エイジングに伴い 8-OHdG が増加することは，ミトコンドリアの活性酸素消去抗酸化機構が十分でないことを意味している。エイジングと酸化ストレスとの関係を解明する「エイジングのミトコンドリア説」として今後の研究が進む分野である。

4　アンチエイジングとその具体的対策

4.1　酸素消費量と寿命

　図 8 は各種動物の酸素消費量と寿命の関係を示した有名な図であるが，この図の意味すること

第1章　アンチエイジングとバイオマーカー

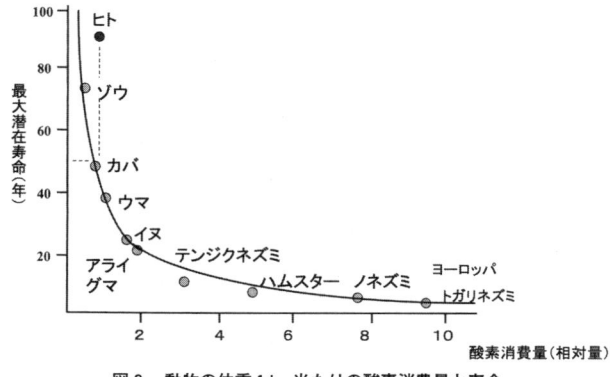

図8　動物の体重1kg当たりの酸素消費量と寿命

は，第1に体重1kg当たりの酸素消費量と最大潜在寿命の間には極めて良好な負の相関関係があることである。酸素消費の主な器官はミトコンドリアであることを考慮すれば，寿命とミトコンドリア機能には極めて密接な関係があることが理解できる。ミトコンドリアがエネルギー産生だけでなく活性酸素産生の場であることを考慮すれば，ミトコンドリア機能異常による酸化ストレスの制御がアンチエイジングにつながる可能性を示すものである。ミトコンドリアは生命活動のうえでは必須の器官であり，その機能を停止することはできない。よって，通常の生命活動を行っていても，その機能異常は過剰な活性酸素の産生を生じることになるのである。ミトコンドリア機能異常を是正したり，過剰な活性酸素を消去したりすることが，寿命の延長につながる可能性がある。第2に注目したい点は，ヒトだけがこの曲線から大きくずれ，カバと同等の酸素消費量にもかかわらず約2倍の潜在寿命を示していることである。この理由は，われわれは，「ヒトは抗酸化物質を積極的に摂取することで，ヒトはこの寿命曲線から外れた寿命を得ている」のではないかとの仮説を持っている。世界一の長寿国であるわが国では，特に食品に由来する多くの機能性成分を摂取してきたことが平均寿命の延長に寄与してきたと考える研究者も多い。

4.2　アンチエイジングに向けた環境対策

　現代の社会では，自分の体の内因性の原因によらない環境などの外因性のフリーラジカルが溢れている（図9）。まずは，このような環境因子を除去することが最も必要ではなかろうか。生体に発生するフリーラジカルとしては喫煙に由来するものが最大である。健康に気をつけ，バランスのとれた食事をしていても喫煙をしていては何の意味もない。よく，アンチエイジングや健康講座に参加して，会場を出たその場で喫煙する人を見かけるが，講演者の気持ちが伝わってないと思うと悲しいことがある。ディーゼル排気微粒子（DEP）なども活性酸素を産生すること

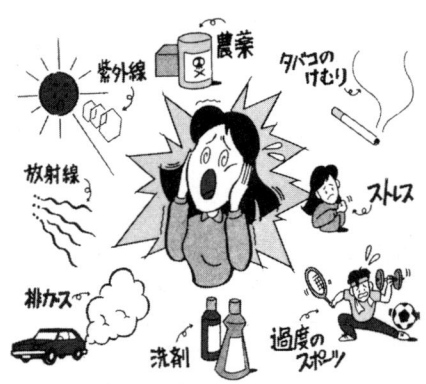

図9　環境に由来するフリーラジカル

により，肺癌，気管支喘息，アトピーなどの増悪因子と位置づけられた結果，その排気ガス規制が急速に進み，今ではディーゼル車は最も環境に優しい車としての位置づけがされようとしている。地球温暖化によるオゾンホールの問題も，南半球における紫外線による活性酸素障害として重要な地球規模での課題となっている。科学的に解明が進んでいるのにも関わらず，この環境対策は遅れがちであることを自覚するのは筆者だけであろうか。日本においても米国並みの禁煙対策を講じる必要があることを認識し，そのことが肺癌死亡率の減少につながることを強調しておきたい。

4.3　アンチエイジングに向けた食事療法

さて具体的な対策であるが，まず第1に適切な食生活の重要性を指摘しておきたい。わが国の食生活は最近30年間に急速に変化し，肉食やジャンクフードがあふれている。いわゆる，高脂肪食，低食物繊維食である。このような食生活は日本人の腸内環境を悪化させ，腸の老化を促進しているとされている。食物繊維の摂取は30年前では1日平均25g摂取であったが，最近の若年層ではその摂取量は急激に低下し，高校生では10g以下の集団が極めて多い。その結果として，腸管の機能異常を惹起し，栄養素の吸収障害などの悪循環を来している。図10に筆者らが提唱する「アンチエイジングピラミッド」を示した。第1の対策は，「従来の日本食への回帰」が最も必要である。基本食としての米飯，味噌などの発酵食品，肉より魚など見直すべきことは山積みである。特に，動物性高脂肪，糖質としてのグルコースなどを制限する必要がある。さらに，素材そのものの栄養価が低下していること，カロリーが多くて副栄養素が不足している加工食品をよく利用すること，精神的ストレス過剰社会における体内でのビタミン消費が亢進していることなど，種々の悪化要因により，現代日本人の副栄養素ビタミン，ミネラル，ファイバー，ファ

第1章　アンチエイジングとバイオマーカー

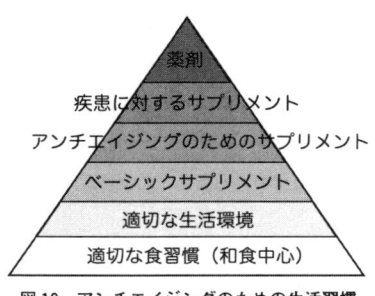

図10　アンチエイジングのための生活習慣

イトケミカルなどは体内で不足していると考えられる。よって，アンチエイジングのために重要な対策の第2は，総合的な副栄養素の摂取ではないかと考えられる。緑黄色野菜の積極的な摂取，マルチビタミン，マルチミネラル，ファイバー，カルシウムなどをサプリメントとして摂取することも一つの対策である。第1，第2の対策の上で，最近では，アンチエイジング対策としてαリポ酸，コエンザイムQ10，L-カルニチンなどのミトコンドリアに作用する抗酸化剤が注目されている。これらのサプリメントは，抗酸化剤として作用して，生体にすでに存在しているビタミンEやビタミンCによる抗酸化機構の再生，維持に関与するだけでなく，補酵素としてミトコンドリア機能の維持にも一役買っている。さらに加齢に伴い減少することからその補充の必要性が指摘されている。残念ながら，食品のなかにはαリポ酸やコエンザイムQ10は十分には含まれていないため，サプリメントとして補充するしかないのが現状である。しかし，アンチエイジング医学の歴史は浅く，これらサプリメントがアンチエイジングに有効であるという科学的な証拠は不十分であることを最後に指摘しておきたい。

4.4　抗酸化物質によるアンチエイジング介入試験

　SOD，ビタミンE，尿酸，セルロプラスミンなどの抗酸化物と各種哺乳動物の最大潜在寿命が正比例することが解明された後，抗酸化物に老化防止の期待が集まっている。つまり，フリーラジカルを消去する能力が大きいほど長寿であるならば，抗酸化物質を多く摂取すれば，老化を遅延させることができるはずである。老化促進マウスSAMを用いた介入試験としては，漢方薬，beta CATECHIN，ESRスピントラップ剤であるPBN（N-tert-α-phenyl-butylnitrone）などが検討されている。イチョウ葉抽出物（GBE）の中枢神経細胞保護作用も注目されている。このGBEは，多くの脳血管障害の患者，特に，耳鳴り・めまい・末梢循環障害などを訴える患者に対してその有効性が報告されている。主にドイツ，フランスにおいて臨床試験がなされ，大脳不全に伴う諸症状に対して有効性が見いだされている。

最近になり食物あるいは食品成分のなかに極めて強いフリーラジカル消去作用，脂質過酸化抑制作用を有するものが見つかってきており，そのエイジングに対する有効性さらに安全性を追求していくことが必要であろう．その方法論としては，適切なヒトコホートを設定しての介入試験が重要であるが，その前に，動物モデルでの検討，適切なエイジングのバイオマーカーの同定とそのバイオマーカーを利用しての機能性成分のスクリーニングなど，多くの問題が未解決のままである．

5　おわりに

　健康寿命の延長のためには，生活習慣病を予防することと，要介護にならないようにする介護予防の二つが重要であると考えられている．この二つの予防を科学的根拠に基づいて実施して行くためには，アンチエイジング研究を一層充実させ，一般社会に還元することが必要である．今日の生命科学は，医学に限らず，薬学，栄養学，農学，工学，理学，生活科学，あるいはさまざまな人文科学分野の研究を統合したメガサイエンスとして大きく展開しつつある．今後のアンチエイジング医学の発展に期待していただきたい．

文　献

1) 藤田哲也，アンチエイジング（抗加齢）医学とは，アンチエイジング医学の基礎と臨床（日本抗加齢医学会専門医・指導士認定委員会編集），Medical View 社，東京，pp2-3（2004）
2) 渡辺慶一，アンチエイジングの現状と未来―抗加齢医療とサプリメント―，*Food Style* 21, **6**, 35-39（2002）
3) 秋下雅弘，エイジングの基礎 4，ホルモン，アンチエイジング医学―その理論と実践―（吉川敏一編集）診断と治療，東京，pp.50-55（2006）
4) Park JW. *et al.*, Oxidative status in senescence-accelerated mice. *J Gerontol A Biol Sci Med Sci*, **51**, B337-345（1996）
5) Yoshikawa T. *et al.*, *Neurosciences*, **16**, 603-612（1990）
6) Kaneko T. *et al.*, *Mutat Res*, **316**, 277-85（1996）
7) Kaneko T. *et al.*, *Free Radic Biol Med*, **23**, 76-81（1997）
8) Hayakawa M. *et al.*, *Mol Cell Biochem*, **119**, 95-103（1993）

第2章　バイオマーカーとタンパク質解析

有國　尚[*]

1　はじめに

　筆者らのグループは，生活習慣病関連実験動物を使用して，適応疾患を探索研究後，その疾患予防効能を確証する，動物疾患モデル系実験及び臨床試験を設計し，疾患（予防）マーカー探索のための大規模なタンパク質発現解析によって，生活習慣病の予防・早期診断・個別化治療のための病態診断に有用なバイオマーカーの開発などを目的に研究を行っている。近年，質量分析法と関連技術の著しい発展が見られ，その臨床応用が期待されている。我々は，SELDI-MS法と独自に開発したタンパク質分画法による大規模なタンパク質発現解析によって，病態診断に有用なバイオマーカーを探索する研究法及び技術を確立することにある。

　網羅的なタンパク質発現解析を用いて疾患のバイオマーカーを探索し，バイオマーカーを利用した鑑別診断法や新規の治療法開発を目指す研究は，臨床プロテオミクスとして確立（定着）されつつある。

　中でも，SELDI（Surface enhanced laser desorption ionization）法[1]を用いて疾患バイオマーカー候補を探索する試みは，欧米を中心に早期診断のための癌疾患マーカー探索として盛んで数多く報告されている。筆者らも，プロテオミクス解析法を用いたアプローチで疾患（特異的・予防的）バイオマーカーを探索し，早期診断法の開発やバイオマーカーを利用した医薬品や機能性食品のスクリーニングへの応用研究を行っている[2〜5]。

　本稿では，筆者らの研究室で行ったSELDI法を用いた消化管疾患を対照としたバイオマーカー探索研究について，その手法と解析方法について報告する。

　SELDI法は，ターゲットタンパク質をリテナント・クロマトグラフィーにより分画する（図1〜3）アルミ製のチップとMALDI-TOF-MS（マトリックス添加飛行時間型質量分析計）との組み合せによって，タンパク質の発現解析等を行うシステムである。このシステムは，米国のサイファージェン・バイオシステムズ社が開発し，販売されている。SELDI法から得られたデータの解析を中心にバイオマーカー探索とタンパク質解析について考察する。

---

[*]　Hisashi Arikuni　㈱ナノビオテック　代表取締役

アンチエイジングと機能性食品

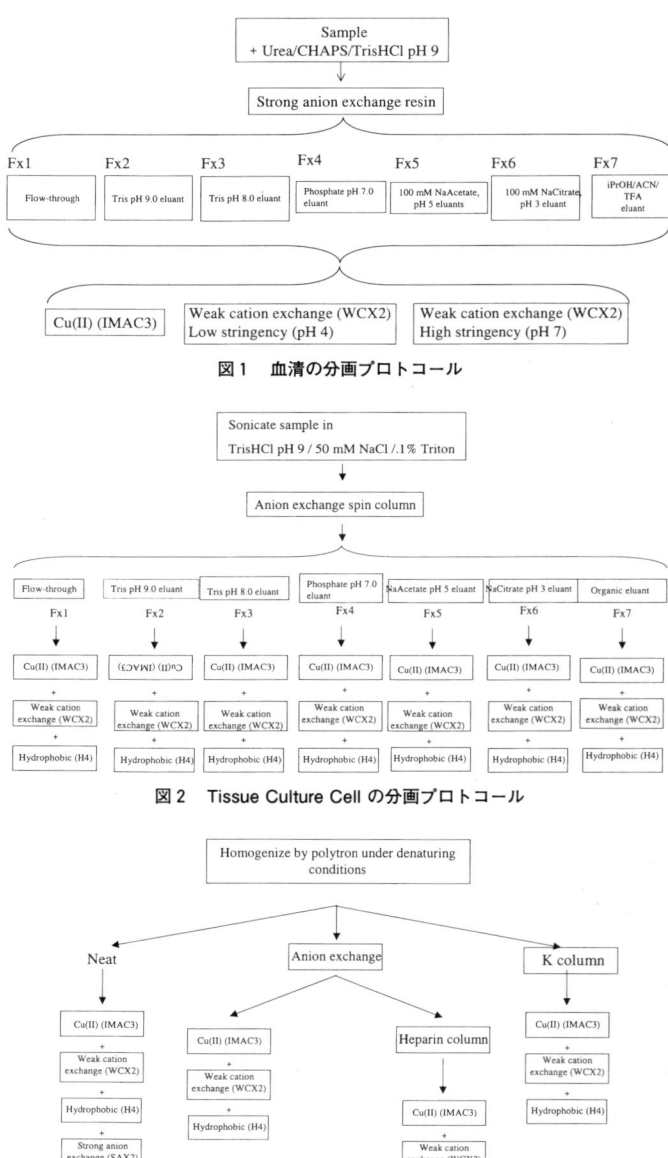

図1 血清の分画プロトコール

図2 Tissue Culture Cell の分画プロトコール

図3 Liver Tissue の分画プロトコール

2 プロテオミクス法による潰瘍性大腸炎患者血清におけるバイオマーカー探索

2.1 少数例を用いたパイロットスタディ

消化管疾患マーカー探索を網羅的に行うのに先駆けて，潰瘍性大腸炎マーカー候補タンパク質を探索するために，京都府立医科大学付属病院で潰瘍性大腸炎と診断された患者及び健常者の血清試料（ヒト血清の治験の使用許可：京都府立医科大倫理委員会）を用いて，タンパク質発現プロファイルのパイロットスタディを行った。

1）試料

供試されたヒト血清は，健常者：5例，患者：5例の計10症例である。

2）SELDI 解析のための試料の調整と方法

A）ヒト血清試料の前分画 （操作は全てロボットにより行う）

サンプルあたり20μlの血清を変性バッファーにより変性させ，陰イオン交換マイクロカラムに変性サンプルを添加し，6つの溶出フラクションに分画する。溶出条件はpH9, pH7, pH5, pH4, pH3, 有機溶媒，総溶出容量は1フラクションあたり200μlとする。

B）画血清サンプルのプロテインチップシステムによる発現解析実験

（各溶出フラクションをプロテインチップに添加する。溶出フラクションの添加量は10μlとし，これをプロテインチップ結合バッファーにて10倍希釈して添加する。プロテインチップの種類は陽イオン交換チップ，銅修飾チップとし，結合バッファー条件はpH4, pH7（陽イオン交換チップ），pH7（銅修飾チップ）とする。なお，1つのサンプルにつき2点アッセイを行った。

① サンプル捕捉をしたプロテインチップは洗浄バッファーにより3回，MilliQ 水により1回洗浄し，乾燥する。洗浄バッファーは結合バッファーと同じ組成とする。

② エネルギー吸収分子を添加する。エネルギー吸収分子にはCHCA（α-cyano-4-hydroxycinnamic acid），SPA（sinapinic acid）の2種を使用する。

C）測定・データ解析

① 測定をプロテインチップリーダー（Model PBS IIC）にて行う。測定分子量範囲は添加エネルギー吸収分子がCHCAの場合は3000〜10000m/z，添加エネルギー吸収分子がSPAの場合は3000〜10000m/zと10000〜30000m/zの2範囲で行う。

② データの解析はProteinChip Software，CiphergenExpress™ Data Manager にて行う。手順としてはベースライン補正，分子量校正，スペクトルの正規化処理をProteinChip Software 上で行った後，シングルマーカー解析および数本のマーカーを組み合わせた解析をProteinChip Software および CiphergenExpress™ Data Manager 上で行う。

概ね，サイファージェン社が提唱しているプロトコールに沿って実験を行った。サンプル調整および試料のチップへの添加は，SELDI法をより効率よく行えるように筆者らの研究室でカスタマイズされたロボットシステム（ベックマン社製BIO2000）を用いて行っている。

3）潰瘍性大腸炎シングルマーカーの探索

得られた質量分析計のスペクトルデータを患者及び健常者を比較解析することにより，マーカー候補を選抜した（図4，図5）。

試料調整した第3分画を陽イオン交換チップで測定したスペクトル中に患者群と健常者群との間で差のある約5,000Da，6,000Da近傍のタンパク質を見出すことが出来た。

このことは，SELDI法を用いたタンパク質発現解析により，潰瘍性大腸炎のバイオマーカー候補を選抜することが可能であることを示唆している。

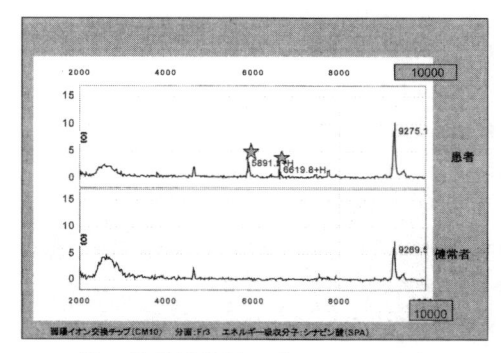

図4　潰瘍性大腸炎シングルマーカーの探索

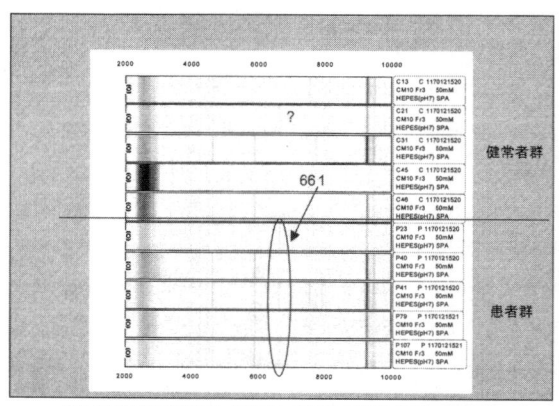

図5　潰瘍性大腸炎マーカー候補

第 2 章　バイオマーカーとタンパク質解析

しかしながら，少数症例を用いたタンパク質発現比較解析から得られる 1 つのバイオマーカー候補をバイオマーカーとして固定するには，ヒト血清試料の生物学的な多様性や統計処理上の問題点など困難がある。

2.2　多数症例を用いたバイオマーカー探索の試み

筆者らは，統計処理上の問題を回避するために多数例によるバイオマーカー探索に取り組んでいる。最近，解析法として，診断テストやスクリーニングの解析法として用いられているベイズの定理（関連した不確実性を評価するための確率を計算して評価する）の感受性と特異性に注目し，得られた質量分析計からのスペクトルデータを単純な比較解析を行うのではなく，比較解析から得られた複数のバイオマーカー候補を用いて数値化し，多変量解析やクラスタリングなどの統計処理により，バイオマーカーとする方法が用いられている[2]（図 6）。

2.2.1　多数例による探索と解析

少数例を用いたパイロットスタディと同様に，許可を受けた患者血清を用いた。

1) 試料

供試されたヒト血清は，健常者：44 例，患者：38 例の計 82 症例である。

2) SELDI 解析のための試料の調整と方法

実験は，少数例を用いたパイロットスタディと同様に行った。

3) 潰瘍性大腸炎マルチマーカーの探索

得られた質量分析計のスペクトルデータから得られたデータを以下に示す。

現時点では，最終的な解析結果は出ていないが，Biomarker Pattern^{TM} software（BPS）（サイファージェン社，USA）を用いた多変量解析の試みを示す。

腫瘍マーカー	疾患	感受性	特異性
PSA	前立腺がん	65%	35%
マルチマーカー		83%	97%
CA15.3	乳がん	23%	69%
マルチマーカー		93%	91%
CA125	卵巣がん	35%	98%
マルチマーカー		82%	92%

（出典：Canser research 64, 5882-5890, 2004
American Association for Cancer Research, 29 Mar. 2004）

図 6　腫瘍マーカーとマルチバイオマーカー

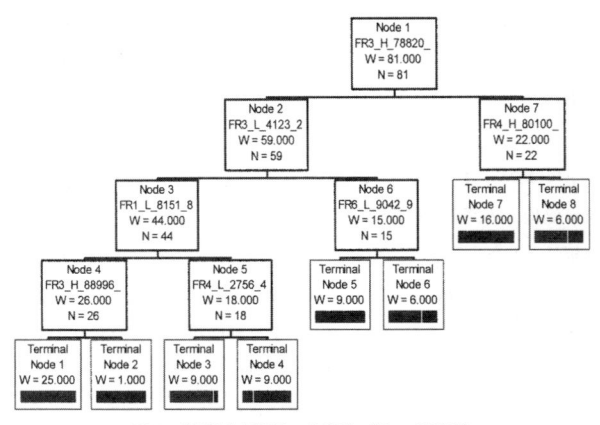

図7 潰瘍性大腸炎 決定木（1つの試み）

　この手法は，信頼性の高い結果を得るためには比較的大きなデータ群が必要である（1群30症例以上）。入力データとして，質量分析計から得られたこのタンパク質と考えられるスペクトルのピーク強度を用いる（ピーク強度の正規化や補正については，本稿では述べない）。各ピーク強度を2群間で有意に差のあるクラスターを作成し，さらにクラスター間の差について変量を解析して，決定木データ解析法によって図式化する（図7）。

　今回示した決定木解析は，1つの試みであって，最終結果ではないが，患者と健常者の2群比較から12個のバイオマーカー候補を選定し，その関係から診断ができるかどうか，仮定したものである。この決定木に従って，ブラインドした試料をテストすることができる。これを何度か繰り返すことにより，バイオマーカーとなるノードを固定化していくのが目的である。

　今後，さらに検討し潰瘍性大腸炎の診断マーカーを開発していく予定である。

3　バイオマーカー探索研究：最近の動向

　近年，プロテオミクス解析を応用した各種疾患のバイオマーカー探索が盛んである。

　バイオマーカーを臨床領域へ応用すること（クリニカル・プロテオミクス）が最大の目的であるが，疾患の鑑別診断や予防医学における臨床研究者の支援ツールという観点からも興味深い。特に，我々のグループは，予防医学の観点から疾病予防マーカーの探索について注目している。

第 2 章　バイオマーカーとタンパク質解析

3.1　疾病予防マーカーの探索

　機能性食品の従来の評価法の問題点として，試行錯誤的な手法が採用され，それに起因して，評価に膨大な時間・手間・コストが掛かり，往々にして科学的根拠が不明瞭であるということが指摘される。プロジェクトが目標とするのは科学的根拠に基づく汎用性のある評価法であり，特にヒト介入試験における評価法の確立を目標とする。この目的のため，疾患予防効能の指標となる疾病予防マーカーを特定し，更に本マーカーの定量を可能にする抗体チップを開発し，疾患予防効能評価法を確立することを予定している。従来法と比較して，ヒト介入試験の評価期間の画期的短縮化が図られ，簡便性，汎用性においても優れることが期待される。

　健常人は突然に疾病に罹患するのではなく，疾病を発病するまでには，疾病発症リスクが増大する過程が存在する。疾病予防マーカーとは，この発症リスク増大を測定する指標である。疾患予防マーカーを測定することにより，未病の段階で機能性食品が疾病発症のリスクを低減する効能を有するか否かを評価することが可能になる（図 8）。

　プロジェクトの研究課題として，①疾病予防マーカーの探索・同定及び②疾病予防マーカーの定量法の確立が挙げられるが，本項では，先ず疾病予防マーカーの探索・同定のための研究戦略を述べる。戦略の鍵は①疾病予防マーカー同定のツールとして機能性食品を利用すること，及び②体液中のタンパク質・ペプチドを疾病予防マーカーの候補として探索するが，SELDI TOF-MS 技術を利用して，タンパク質・ペプチドの網羅的解析を行うことである。探索・同定は以下の工程から成る（図 9）。①動物疾患モデル系において，ツールとして使用する機能性食品の疾病予防効能の立証，②動物体液中のタンパク質・ペプチドの中で，疾病発症リスク増大と共に，その存在量が変動し，かつツールとしての機能性食品摂取により，その変動が抑制されるものを，SELDI TOF-MS のマススペクトルのピークから抽出（図 10），③マススペクトルのピークに対応するタンパク質・ペプチドの精製・構造決定を行い，動物の疾病予防マーカーを同定，④動物

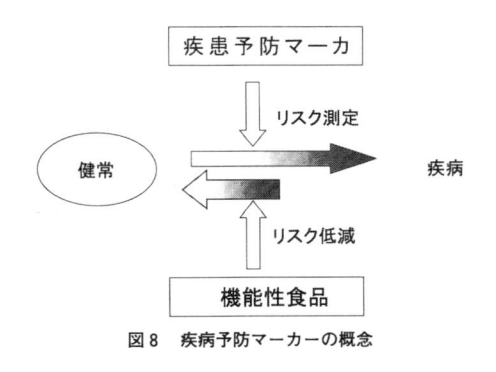

図 8　疾病予防マーカーの概念

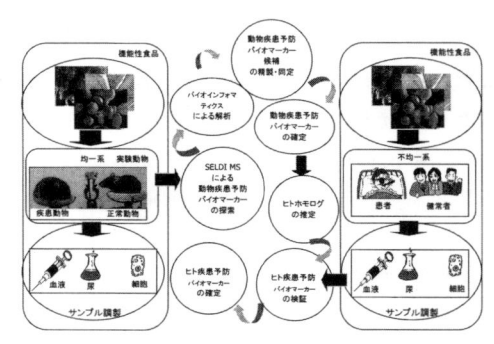

図9　疾病予防マーカー同定戦略

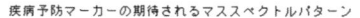

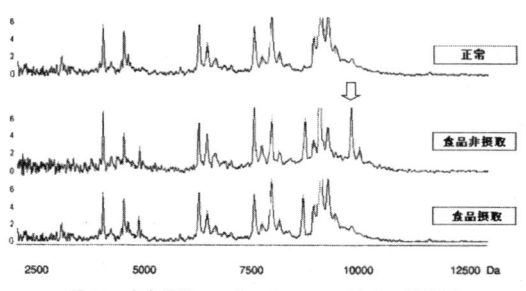

図10　疾病予防マーカーのマススペクトル模擬図

疾病予防マーカーに対応するヒト疾病予防マーカー候補（ヒトホモログ）の推定，⑤健常人及び疾病境界値志願者を対象にして，ヒト疾病予防マーカー候補の検証及び確定。

　先ず，ヒト疾病予防マーカーを同定するのに，動物疾病予防マーカーの同定を先に実施するという二段法を採用する理由として次の三点がある。①動物疾病モデルはヒトの場合と異なり，比較的短期間で正常状態から疾病の発症まで追跡することが可能であること，②ヒトの遺伝背景は不均一であり，統計解析的に有意な実験結果を得るためには，大規模な例数を確保する必要があるのに対し，動物疾病モデルでは，遺伝的背景は均一であり，比較的少数の例数で解析が可能であること，③動物疾病モデルにおいて疾病予防効能が立証された機能性食品をツールとして，疾病予防マーカーの同定に利用できること。但し，本アプローチでは，動物疾病予防マーカーと異なるヒト疾病予防マーカーについては同定から漏れ落ちるリスクの存在を留意する必要がある。

　疾病予防マーカーのスクリーニングは，①正常群，②機能性食品非摂取の疾病発症高リスク群

第2章 バイオマーカーとタンパク質解析

及び③機能性食品摂取の疾病発症高リスク群の3群比較で,疾病発症リスク増大と共に存在量が変動し,機能性食品摂取によりその変動が抑制される体液試料中のタンパク質・ペプチドピークを探索し,疾病予防マーカーを同定する。この際,疾病予防効能が確認されたツールとしての機能性食品を利用することにより,予防に連動しない疾病発症リスクマーカーを疾病予防マーカーから排除することが可能になる。

本研究では,体液試料中のタンパク質・ペプチドを網羅的に解析する手法として,質量分析法の一手法であるSELDI-TOF-MS技術を採用している。本技術は米国サイファージェン社により開発されたものであり,短時間に高分解能,高感度の解析が可能であり,MALDI TOF-MSと異なり定量性も確保されている。質量分析計で測定する前に,タンパク質を分画し,物性条件を一定にする技術(図1～3)を開発し,測定データの再現性を向上させることができ,癌等の疾病マーカー同定に実績を挙げつつあり[1],疾病予防マーカー同定にも有効に利用できることを期待している。

3.2 疾病予防マーカー測定法の開発

疾病予防マーカーを利用して機能性食品の効能評価法を確立するためには,疾病予防マーカーの迅速かつ正確な定量法の開発が必須である。本研究では,この目的に疾病予防マーカーに対する抗体を搭載する抗体チップの利用によるイムノアッセイ法を予定している。疾病予防マーカーが同定されれば,その精製品を利用して,モノクローナル抗体を作製し,抗体チップを作製する。また,抗体に捕捉された疾病予防マーカーの検出にSELDI TOF-MSを利用するが,本法を利用することにより,通常イムノアッセイには抗体あるいは抗原を蛍光あるいは放射標識する必要があるが,無標識のまま,高感度かつ定量的な疾病予防マーカーの検出が可能になる。

疾病予防マーカーの測定技術が確立されれば,予防マーカーか未病の段階での効能評価を可能にすること,並びに予防マーカーの高感度の検出能に基づき,機能性食品のヒト介入試験は評価期間の短縮と必要例数の低減において大幅な改善効果がもたらされ,機能性食品の新規開発は画期的に加速化されることが期待される。

文　　　献

1) T.W. Hutchens, *Rapid Commun. Mass Spectram*, **7**, 576 (1993)
2) Ueki, A., Arikuni, H. *et al.*, *Clin. Exp. Immunol.*, **129**, 556- (2002)

3) Shiwa, M, Arikuni, H *et al.*, BBRC
4) 有國，志和．ポストシークエンスタンパク質実験法，1，27-41（2002）
5) K.R. Kozak *et. al.*, PANS 100,12343-12348（2003）

第3章 疲労とバイオマーカー

青井　渉*

1　はじめに

　平成10年の国民生活基礎調査によると，約40～50％の成人（25～64歳）が日常生活において疲労を感じているという。また，昭和54年より行われている体力・スポーツに関する世論調査では昭和54年から平成16年までの間，国民の60％以上が肉体的疲労を感じており，50％以上が精神的な疲労を感じている。わが国には長年疲労が蔓延しているにもかかわらず，少なくとも見かけ上は日常生活における疲労を軽減させることができていないのが現状である。ひとくちに疲労といっても筋疲労，眼精疲労，全身倦怠感，関節痛など主訴は様々であるが，①器質的疾患および精神神経疾患を有するもの，②激しい運動や労働，残業過多など明確な原因があるもの，③これら①②に該当しない原因不明のもの，に大きく分類される。疲労は身体酷使，睡眠不足，心理的ストレス，慢性的ウイルス感染などによって引き起こされるが，疲労感や倦怠感の発現規序は複雑でわかっていない部分が多い。たとえば，身体を酷使するときに精神状態が良好であれば長時間の作業が可能であろうし，疲労感を感じても気分転換をおこなうことで簡単に改善することもある。また，カフェインやアルコールの摂取によって一時的に疲労感を麻痺させることもできる。疲労発現機構の複雑さが疲労の評価法と解決法の確立を困難にさせている理由のひとつであろう。

　日常生活を維持できないほどの病的な慢性疲労については，慢性疲労症候群という疾患概念として扱われるようになった。これは，一過性の肉体酷使による筋疲労や心理的ストレスによる疲労とは異なり，長期にわたって発熱や発痛などを伴う激しい疲労から抜け出せない状態である。近年，慢性疲労症候群の発症メカニズム解明にむけた研究が盛んに行われているが，疲労の発症および慢性化には免疫系や内分泌系，神経系の機能低下，恒常性の乱れが深く関与することがわかってきた（図1）。そのため，加齢に伴う高次脳神経機能や知的機能の低下，免疫機能の低下，あるいは内外環境因子が疲労の蔓延に拍車をかけることになり，高齢化社会における生活の質を維持する上で疲労問題は重要視されなければならない。また，日本人の多くはセロトニン輸送体やドーパミン受容体など情動を支配する遺伝子に特徴的な型をもつことが報告され[1,2]，ストレ

＊　Wataru Aoi　同志社大学　スポーツ医科学研究センター　講師

アンチエイジングと機能性食品

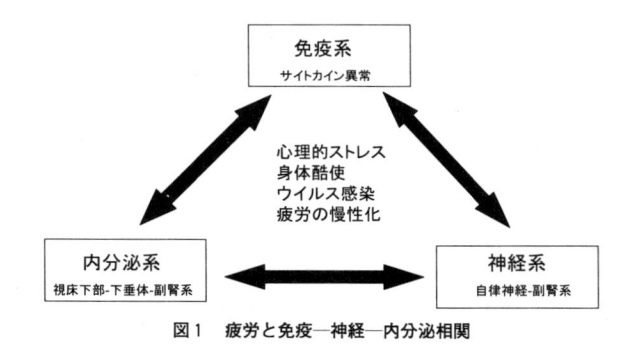

```
                    免疫系
                  サイトカイン異常
                   ↑
                   │
        心理的ストレス
        身体酷使
        ウイルス感染
        疲労の慢性化
                   │
    内分泌系  ←───────→  神経系
  視床下部-下垂体-副腎系        自律神経-副腎系
```

図1　疲労と免疫—神経—内分泌相関

ス感受性の高い内向的な国民気質であることが科学的にも証明されつつある。環境因子に加えてこのような遺伝的素因もわが国における疲労蔓延を誘発させている一因と考えることができる。スポーツ現場においても，生じた疲労をできるだけ早く取り除くことが質の高いトレーニングと競技能向上につながり，またオーバートレーニングを防止してスランプに陥るのを未然に防ぐことも可能になるであろう。このように我々は疲労と常に隣り合わせの生活を強いられており，疲労をうまく回避することが生活の質の向上につながる。そのためには，個々の身体の状態や置かれている環境を適切に把握して疲労を誘発する原因を突き止めることが重要であり，疲労を質的・量的に評価および判定を行うためのバイオマーカーを確立することが必要となる。

2　疲労の種類

2.1　慢性疲労

1998年の厚生省調査研究班による豊川保健所管内における調査では，15〜65歳の60%が疲労を感じており，その半数以上のヒトが半年以上続く慢性疲労状態であることを報じている。長期間にわたり倦怠感がひどく軽作業を行うのも困難であるとともに，微熱，関節痛，筋肉痛，咽頭痛などを発症しているにもかかわらず，感染や自己免疫疾患などの明らかな罹患所見は見つからない，といった不明瞭な慢性症候群が従来から見られることがあった。1988年に米国CDC（Center for Disease Control and Prevention）において，生活が著しく損なわれるような疲労を主症状とし，6ヶ月以上持続してあるいは再発を繰り返し，しばしば臥床しなければならない状態を慢性疲労症候群（CFS）として提唱された[3]。わが国においても1991年に日本の厚生労働省研究班によって診断基準が定められた[4]。その基準によると，明らかな疾病が見つからないが，6ヶ月以上の継続的あるいは断続的な強い疲労を主訴とし，微熱・悪寒・喉の痛み・リンパ節の腫れ・脱力感・筋肉の痛み・労作後の倦怠感・頭痛・精神神経症状・睡眠障害などの症状をもつ

第 3 章　疲労とバイオマーカー

表 1　CFS 診断基準

A．大クライテリア
1．生活が著しく損なわれるような強い疲労を主症状とし，少なくとも 6 ヶ月以上の期間持続ないし再発を繰り返す（50％以上の期間認められること）。この強い疲労とは，疲労が短期の休養で回復せず，しばしば臥床せねばならない程度のものを指す。
2．病歴，身体所見，検査所見で下記にあげられている疾患を除外する。ただし，精神疾患については下記以外の心身症，神経症，反応性うつ病などで CFS に専攻して発症した症例は除外するが，同時または後に発現した例は除外しない。とくにうつ病に関しては，両極性うつ病は直ちに除外し，単極性のものは精神病変であることが明らかになった時点で除外することとし，それまでの診断不確定の間は反応性うつ病と同じ扱いをする。

B．小クライテリア
ア）．症状クライテリア（以下の症状が 6 ヶ月以上にわたり持続または繰り返すこと）
　1）微熱（37.2 〜 38.3℃）ないし悪寒
　2）咽頭痛
　3）頸部あるいは腋窩リンパ節の腫脹
　4）原因不明の筋力低下
　5）筋肉痛ないし不快感
　6）軽い労作後に 24 時間続く全身倦怠感
　7）頭痛
　8）腫脹や発赤を伴わない移動性関節痛
　9）精神神経症状
　10）睡眠障害
　11）発症時，主たる症状が数時間から数日以内に発現
イ）．身体所見クライテリア
　1）微熱
　2）非浸出性咽頭炎
　3）リンパ節の腫大（頸部，腋窩リンパ節）

以上のうち，
大クライテリア 2 項目＋症状クライテリア 8 項目以上
大クライテリア 2 項目＋ 6 項目＋身体所見クライテリア 2 項目以上のいずれかを満たす場合，CFS と診断する。上記基準で大クライテリア 2 項目は満たすものの小クライテリアで診断基準を満たさない場合は CFS 疑診例とする。
CFS と診断されたもののうち，感染症が確診され，それに続発して発症したものを感染後 CFS とする。

表 2　Performance Status による疲労・倦怠の程度

0：倦怠感がなく平常の生活ができ，制限をうけることなく行動できる。
1：通常の社会生活ができ，労働も可能であるが，疲労感を感ずるときがしばしばである。
2：通常の社会生活はでき，労働も可能であるが，全身倦怠のためしばしば休息が必要である。
3：全身倦怠のため，月に数日は社会生活や労働ができず，自宅にて休息が必要である。
4：全身倦怠のため，週に数日は社会生活や労働ができず，自宅にいて休息が必要である。
5：通常の社会生活や労働は困難である。軽作業は可能であるが，週のうち 50％以上は自宅にて休息が必要である。
6：調子の良い日には軽作業は可能であるが，週のうち 50％以上は自宅にて休息している。
7：身の回りのことはでき，介助も不要ではあるが，通常の社会生活や軽労働は不可能である。
8：身の回りのある程度のことはできるが，しばしば介助がいり，日中の 50％以上は就床している。
9：身の回りのこともできず，常に介助がいり，終日就床を必要としている。

ものとされている（表1）。また，疲労の程度をより客観的に診断できるよう Performance Status を用いた疲労度の評価法が掲げられている（表2）。

CFS発現のメカニズムの詳細は明らかにされてないものの，慢性感染症，免疫異常，内分泌異常，代謝異常，精神神経疾患などが関与していると考えられている。なかでも免疫系の異常は顕著であり，CFS患者では血清コルチゾールやNK細胞活性の低下が頻繁に見られ，免疫抑制およびストレスに対する感受性や抵抗力の低下が起きている[5]。さらに，ILやIFN，TGFβなどのサイトカイン産生異常，単球機能異常，自己抗体産生なども認められている。一方で，CFS患者では微熱，関節痛，筋肉痛，咽頭痛などの症状を頻繁に伴うこと，また欧米各地でCFS集団発生がみられたこともあり，CFS発症に感染症の関与が指摘されている。実際に，EBウイルス感染やヘルペスウイルスの再活性化がCFS移行の引き金になることや，クラミジアやマイコプラズマなど細菌感染によりCFSが発症するケースが報告されている[6～8]。また，アレルギー歴を持つCFS患者が多いことも免疫系とCFSの密接な関係を支持している。

CFS患者では血清コルチゾールの減少とACTH（adorenocorticotropic hormone：副腎皮質刺激ホルモン）の増大がみられ，視床下部・下垂体・副腎系の異常がしばしば認められる[9]。さらに，尿中カテコールアミン上昇，抗利尿ホルモンの低下，プロラクチン，成長ホルモン，DHEA-S (dehydroepiandrosterone sulfate：デヒドロエピアンドロステロン硫酸抱合体) などの分泌異常などもみられることがある。このような，内分泌異常もCFSにおいて頻繁にみられる症状である。また，脳血流の低下や神経伝達物質の生合成低下が報告されており，神経系の機能低下も認められる[10, 11]。特に意欲，集中力，不安感の制御や，自律神経系の調節に関与するブロードマンの9/46dおよび10野の前帯状回における機能低下が関係している。

2.2 運動による疲労

運動誘発性疲労は，筋そのものが疲労して収縮するのが困難な状況である末梢性疲労と，身体活動を続ける意欲やモチベーションの低下などを呈する中枢性疲労に大別される。末梢性疲労の原因としてはエネルギー基質の枯渇と疲労物質の蓄積があげられる。運動時における筋収縮の主なエネルギー源は糖質と脂質である。通常，両者はほぼ均等な割合で利用されるが，運動強度が高くなるにつれ，筋グリコーゲンなど糖質が筋収縮のエネルギーに利用される割合が多くなる。そのため，高強度の運動が長時間におよぶ場合，貯蔵グリコーゲン量が減少して筋収縮のためのエネルギーを産生できなくなる。したがって，運動前の筋細胞内グリコーゲン備蓄量が，疲労遅延と持久力延長を左右する因子になる。また，筋収縮能を調節する代表的因子として乳酸が広く認知されている。筋運動により生成する乳酸は，生理的条件下では直ちに乳酸イオンと水素イオンに解離する。ヒトの骨格筋の筋形質中のpHは安静時で7.0～7.1程度であるが，強度の高い

運動を疲労困憊まで行うと 6.4 近くまで低下することがある。この水素イオンの蓄積による pH 低下は解糖系律速酵素であるホスホフルクトキナーゼの活性を抑制し，糖代謝を阻害してエネルギー産生効率を低下させる。また，pH の低下は興奮収縮連関における筋小胞体からのカルシウムイオンの放出および取り込みを阻害して収縮蛋白の機能を阻害する。乳酸以外にも，ATP 消費の増大に伴うプリン代謝亢進によりアンモニア（アンモニウムイオン）の産生増大が認められる。骨格筋におけるアンモニアの蓄積は，解糖系を亢進させて乳酸生成を増大させるとともに酸化的リン酸化を抑制して ATP 産生を阻害する。そのため，筋収縮を阻害して疲労を招くことになる。

運動後に起こる遅発性筋損傷は主観的筋疲労と必ずしも相関しないが，筋損傷を誘発する伸張性収縮運動は短縮性収縮運動と比較して筋出力や筋持久力低下が見られることや筋損傷時には興奮収縮連関の機能低下を伴うことから両者は関連性のある因子であると考えられる。遅発性筋損傷は，運動時における物理的負荷や酸化ストレス，カルシウムイオンの蓄積などが原因となり，蛋白分解酵素の活性化や食細胞浸潤を伴う炎症が引き起こされることにより起こる。筋損傷時には，筋細胞からの CPK や LDH などの酵素の漏出，損傷筋組織や循環血中における炎症性サイトカインやケモカインの増大，筋肉痛などが認められる。

一方，運動による中枢性疲労については脳内セロトニンと神経伝達機構についての検討がなされている[12]。分岐鎖アミノ酸（バリン，ロイシン，イソロイシン）は骨格筋でエネルギー源として利用され，身体活動の増大に伴って利用度が増す。したがって，運動することによって血液中の分岐鎖アミノ酸が減少するため，脳血管関門でのアミノ酸輸送における競合アミノ酸であるトリプトファンとの比（血中トリプトファン濃度／分岐鎖アミノ酸濃度）が変動し，脳内へ移行するトリプトファン量が増大する。トリプトファンは脳内神経伝達物質で中枢性疲労の指標となるセロトニン（5-hydroxytryptamine：5-HT）合成の材料となるため，脳内へのトリプトファン移行が多くなると疲労感が誘発されると考えられている。このような，運動中のアミノ酸動態の変動が長時間運動による疲労感の発現に関与していると考えられている。

過剰なトレーニング負荷によって運動能力や競技成績が低下して容易には元に戻らない状態をオーバートレーニング症候群という。主な症状としては，運動能力の低下や意欲の低下とともに自律神経系や免疫機能の異常もみられる。さらに，手足のしびれや胸痛，不眠，うつ症状などもみられることがあり慢性疲労症候群の症状に類似する。オーバートレーニング症候群を大きく分類すると，交感神経を刺激して起こるバセドー病的オーバートレーニングと副交感神経を刺激して起こるアジソン病的オーバートレーニングとに分けられる。バセドー病的オーバートレーニングは刺激に対する興奮過敏や交感神経の優位性によって特徴付けられる。選手本人が気づきやすく，適切な処置により 1〜2 週間で回復可能である。一方，アジソン病的オーバートレーニング

は，機能の低下，身体の虚弱，気力の減退などで特徴付けられるが，通常の生活ではたいして問題もなく識別が難しい。これを取り除くには数週間～数ヶ月といった長い月日を要することも特徴である。マラソンなど長期的にわたって過激な運動を行うことで，抑うつ傾向，慢性疲労の進行，月経異常などの症状がみられるが，これらは視床下部・下垂体・副腎系の不適応によるものと考えられることが多い。血中グルココルチコイドレベルや脳内 CRH（corticotropin releasing factor：副腎皮質刺激ホルモン放出因子）の慢性増加は脳幹のノルアドレナリンやセロトニンなどアミノ作動性神経を破綻させ，情動・意欲の障害，活動性の低下，自律神経や内分泌失調へと導く[13]。また，脳内 CRH が過剰になると LHRH 神経が抑制され，激運動による無月経にある女性において黄体ホルモン（LH）の分泌頻度低下と分泌量低下が認められる。この LH の低下は男性でも起こり精子合成低下などの不妊症にも関係している。

2.3　心理的ストレスによる疲労

　我々は日常生活の諸問題で心理的ストレスを受けると疲労感を感じる。逆に，精神的苦痛が取り除かれたり，精神的高揚や快楽にさらされると疲労発現が遅延されたり疲労感が取り除かれたりする。このように精神状態は疲労感と強く結びつき，心理的ストレスによる疲労は個々の環境や気質に強く影響を受ける。精神的に高揚したり興奮状態にあると，視床下部・下垂体・副腎系が活性化されてコルチゾールが分泌されるとともに，交感神経系が活性化されてカテコールアミンが分泌される。このような内分泌変化は心理ストレス，身体的ストレスともに認められ，両者のもたらす疲労発現機構には多くの共通点があることを示唆している。疲労は末梢での筋疲労が直接大脳で認知されるわけではなく，既存の疲労度，自立神経系の機能，社会心理的ストレス要因（不安，抑うつ，混乱，脅迫，怒り，悲哀など）など多くの因子が疲労の閾値を変化させる。心理的ストレスによる疲労は肉体的疲労と異なり，特にうつ状態などでは睡眠障害に陥ることが多い。特徴的な所見としては，入眠潜時の延長およびレム睡眠潜時の短縮が指摘されており，健常者が 90～120 分であるのに対し，抑うつ患者ではその半分以下になる。また，健常者のレム睡眠周期が 90 分であるのに対し，抑うつ患者では短縮している傾向にある。睡眠は疲労のリセットに最も寄与するものであり，睡眠障害は疲労感を増強させる。疲労の慢性化において心理ストレスの影響は極めて大きい。

2.4　ウイルス感染による疲労

　激しい疲労感とともに発熱，咽頭痛，筋肉痛などの症状を伴うことがある。また，ウイルスなどの急性感染後に CFS に移行するケースがあったり，欧米の各地において CFS の集団発生が観察されたりしたことなどから，疲労の発現にウイルス感染が関与しているのではないかと推察さ

第3章　疲労とバイオマーカー

れている。

　ヒトヘルペスウイルスはこれまでに8種類が同定されているが，HHV-8を除く7種類のウイルスにほとんどのヒトが感染しているといわれている。平常は不活性化状態で体内に潜伏しているが，免疫異常時などに再活性化して皮膚表面に出現することがある。EBウイルスやHHV-6，HHV-7がCFS患者において再活性化していることが報告されており[7, 8, 14]，疲労の発現や慢性化にヘルペスウイルスが関与することが示唆されている。さらに，スコットランドで集団発生したCFS様患者においてエンテロウイルスが単離され，疲労の原因因子として注目されたりした。ArchardらはCFS患者の筋生検において，エンテロウイルスの持続感染が認められたことを報告している[15]。また，このような持続感染しているエンテロウイルスは変異タイプのものであり，同時にミトコンドリアの損傷を伴うことも示唆されている。その他，レトロウイルスやBVDなどがCFS患者において検出されるという報告もみられ[16, 17]，普遍性はないもののウイルス感染がCFSあるいは器質的・精神的疲労に結びつくことが考えられている。

2.5　眼精疲労

　眼精疲労は視作業を続けることによって起こり，視覚情報処理系が明視しようと無駄な調整を繰り返しているのが意識されるようになったときに起こる症候群である。毛様体筋や外眼筋などの眼疲労とは異なり，眼部や前頭部，側頭部の不快感，頭痛，目眩，肩こり，動悸など一連の症候群である。眼精疲労の発症には，屈折異常や調節異常などの視器要因，疾病や障害，心的ストレス度などの内環境要因，光の性質，温度，音などの外環境要因が関与し，これらのバランスの乱れにより発生するといわれている。

3　疲労のバイオマーカーと診断

　疲労のメカニズムは複雑で，どのように発現するのか，またどのような機構で慢性化に陥るのかについて分かっていない部分が多い。そのため，他の疾病との判別が困難となったり，対処法のわからないうちに慢性疲労を患ったりすることも多々ある。したがって，疲労を適切に反映するバイオマーカーがあれば，これを用いて疲労の進行度や疲労の種類，疲労の原因を診断する上で非常に有用である。さらに，これらマーカーを用いることにより，疲労の予防および改善に有効な食品，薬，医療用機器などをスクリーニングすることが容易になり，抗疲労ツールの開発に役立てることができる。疲労のメカニズムについては未知な部分が多いが，近年免疫系，神経系，内分泌系，代謝系と疲労の関係が明らかになってくるとともに，ホルモンやサイトカインをはじめとする物質や生理学的応答が疲労と相関することがわかってきた（表3）。

表3 疲労のバイオマーカー

血液中マーカー	ホルモン：コルチゾール，ACTH，プロラクチン，カテコールアミン，DHEA-S サイトカイン：TNFα，IL8，IL1，IL6，IFN，TGFβ トリプトファン／分岐鎖アミノ酸比 アシルカルニチン Natural killer 細胞活性 乳酸，アンモニア，カリウム（特に肉体疲労時）
唾液中マーカー	ヘルペスウイルス クロモグラニンA アミラーゼ
生理学的マーカー	心電図 脈波 脳血流

3.1 乳酸

乳酸は運動強度が高まると解糖系が亢進して生成増大する。生成された乳酸は水素イオンと乳酸イオンに直ちに解離される。そのため，乳酸の生成により筋内pHは低下し，エネルギー代謝を阻害するために，しばしば疲労物質と考えられてきた。しかし，水素イオンと乳酸イオンは解離したあとそれぞれ別々の運命をたどる。乳酸イオンはミトコンドリア内に取り込まれると，エネルギー基質としてTCAサイクル，電子伝達系を経て水と二酸化炭素に代謝される。すなわち，Lactate shuttle の概念[18]にもあるように，活動筋において生成された乳酸イオンはそのまま筋収縮のエネルギーとして利用されたり，血中へ放出されて全身を循環し，非活動筋や脳などの組織において取り込まれてエネルギーとして利用されたりする（図2）。一方，水素イオンの蓄積，エネルギー代謝を阻害し筋収縮能を低下させる。したがって，筋疲労を招くのは乳酸イオンではなく，同時に発生する水素イオンの蓄積によるものである。通常，血液中において測定する乳酸は乳酸イオンであるので，筋組織におけるpHの低下や疲労を必ずしも反映しているとは限らない。しかし，筋組織における緩衝作用や乳酸イオン消失速度が同等あれば，間接的に筋組織中のpHや筋疲労度を評価する目安にはなるのではないかと考えられる。

運動時には乳酸と同様に血中アンモニアやカリウム濃度の増大も認められる。身体活動が増大するとプリン代謝が増大しアンモニア（アンモニウムイオン）が血中に増えてくる。また，筋細胞膜におけるNa-Kポンプの活性が低下し，細胞内へのカリウム取り込み能が減弱することで血中カリウム濃度が増大する。

3.2 ホルモン

ストレスに関連する代表的なホルモンは副腎皮質から放出されるコルチゾール（グルココルチ

第3章 疲労とバイオマーカー

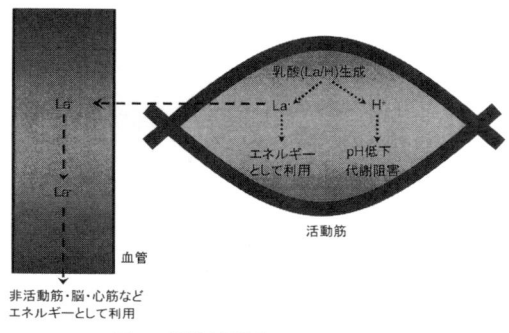

図2 乳酸の運命と Lactate shuttle

コイド）である．これは，視床下部の CRF によって下垂体前葉から分泌される ACTH が副腎皮質に作用して血中に放出される（図3）．コルチゾールは肝臓や筋肉に作用してグリコーゲンや蛋白の分解を促進し，緊急事態に備えて脳にグルコースを供給しようと糖新生を促す．また，リンパ球に作用して免疫能を低下させる．コルチゾールの増加は心理的ストレス，身体的ストレスいずれにおいても見られる現象で，刺激を繰り返すことでストレスに適応してくると反応性が鈍くなる．したがって，急性疲労や疲労初期を反映するマーカーとして有用であると考えられる．また，コルチゾールと同様に副腎髄質や交感神経から放出されるカテコールアミンも同様の動態を示す．血中カテコールアミン濃度とともに唾液中のクロモグラニン A やアミラーゼを用いてストレス度のマーカーとして用いられることがある．また，ノルアドレナリンが免疫抑制サイトカインを活性化させて NK 細胞活性を低下させることも確認されている[5, 19]．一方，CFS 患者など慢性疲労においては血中コルチゾールの減少がしばしば観察される．ACTH 試験を行うと，低用量での副腎感受性の亢進と高用量での最大反応性低下がみられ，視床下部・下垂体・副腎系の破綻がおきていることが報告されている[20]．

その他，DHEA-S の疲労時における動態も注目されている．DHEA-S は特に脳内に存在する神経ホルモンで，GABA 受容体やグルタミン酸受容体に作用して，学習能力を高めたりする作用を有している．CFS 患者では血中の DHEA-S 濃度が減少しており，これに関連して尿中 17-KSS の減少が認められることが示唆されている[21]．

3.3 サイトカイン

がん治療においてインターフェロンを使用すると全身倦怠感がみられる．このようにある種のサイトカインを大量投与すると強い疲労感が誘導されたり，疲労時にはいくつかのサイトカイン濃度の上昇がみられたりすることから疲労とサイトカインの密接な関係が考えられている[22]．風

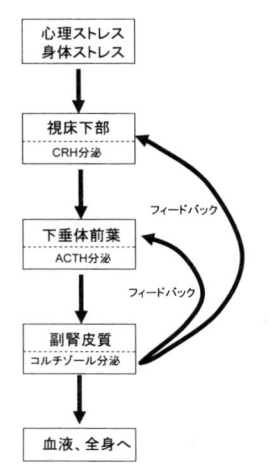

図3 ストレスと視床下部—下垂体—副腎

邪などのウイルス感染時に咽頭痛，関節痛，発熱を伴うことがあるが，これは炎症性サイトカインによる影響が大きい。発痛部位では食細胞の浸潤とともに TNFαや IL8，IL6 などの産生が認められる。発熱は，IL-1βが血管内皮細胞に作用することでプラスタグランジン E2 の産生が亢進し，発熱中枢に作用して発熱が起こることがわかっている。感染を伴う疲労においてはこのような炎症性サイトカインの血中濃度が増大すると考えられる。また，強制水泳運動により疲労させたラットの脳脊髄液を通常の安静ラットの脳室内に注入すると疲労の転移が起こることが報告されている[23]。この疲労転移の原因となる物質が TGFβ3 であることが同定された。TGFβ3 は免疫抑制サイトカインの一種であり，受容体の多い神経細胞に作用して神経伝達機構であるグルタミン酸—グルタミンリサイクルを阻害すると考えられている。TGFβ3 は CFS 患者の脊髄液中への蓄積が認められ，運動誘発性疲労だけでなく様々な疲労におけるマーカーとなることが示唆されている。

3.4 セロトニンとトリプトファン

　中枢性疲労には不明な点が多いが，発現メカニズムのひとつに脳内セロトニン（5-HT）の関与が考えられている。5-HT は脳神経で合成されたあと，大脳皮質や海馬などにおける神経末端からシナプス間隙に分泌され，神経伝達を調節することで睡眠，疲労感，食欲，情動などを制御する。5-HT の合成は基質となるトリプトファン量に依存するため，血液中から脳血管関門を通って脳内へ流入するトリプトファン量によって調節されると考えられている。脳血管関門におけるトリプトファン輸送は分岐鎖アミノ酸と同じアミノ酸輸送体を介して行われる。そのため，血

中の分岐鎖アミノ酸濃度が低下すると，競合輸送されるトリプトファン量が増大し，脳内における 5-HT の合成が高まるということになる。すなわち，循環血中の［トリプトファン濃度／分岐鎖アミノ酸濃度］が大きいほど，セロトニン合成の増大につながり疲労感を高めるという仮説が考えられている。実際に CFS 患者の中には血中に遊離トリプトファン濃度の増大が報告されている[24]。

3.5 アシルカルニチン

カルニチンは長鎖脂肪酸がミトコンドリアに運ばれる際に働く必須酵素で，欠乏すると脂質代謝が抑制されて ATP 産生効率が低下する。特に脂肪酸の結合したアシルカルニチンが CFS 患者の血液中に少なく，疲労との関連があることが報告されている[25]。アシルカルニチンの体内動態を観察してみると，前帯状皮質 24 野および前頭皮質 9 野においてアシルカルニチンの取り込みが低下しており，情動や意欲，コミュニケーションの低下と関連している可能性が示唆されている。「ストレス太り」という言葉があるように慢性疲労時には体脂肪の蓄積がしばしば観察されるが，摂食中枢の破綻や末梢での脂質代謝異常におけるアシルカルニチンの関与が注目されている。

3.6 自律神経活動

激運動や心理的ストレスによる疲労時には交感神経活動が亢進し，ノルアドレナリンの分泌が高まる。そのため，心拍数の増大や基礎代謝，体温の増大がみられる。また，心電図波形を用いて自律神経活動を評価する方法も臨床や研究現場においてなされている。心室脱分極ピークを示す R-R 間隔の時系列スペクトル解析において，低周波成分は主に交感神経機能を反映し，高周波成分は副交感神経機能を反映することが明らかになっている。また，脈波を計測することで自律神経活動を簡易的に評価する試みもなされている[26]。脈波は心臓から末梢血管に向けて伝播される血液脈動をとらえたもので，伝播過程では血圧や血管抵抗，血管弾性などに修飾されるため血行動態に関する多くの情報が含まれている。臨床の現場においては，指尖容積脈波計を用いて血管を流れるヘモグロビン濃度を測定することで血流の容積変動を検出し，動脈容積脈波を間接的に評価する方法が用いられている。さらに，最近は容積脈波を微分して得られる加速度脈波を用いた評価法が提案されている。加速度脈波は自律神経機能や末梢血液循環動態を非侵襲的に評価する指標として有用であり，実際にこれを用いて疲労度と交感神経活動の相関が認められている。

3.7 ヘルペスウイルス

新たな疲労の診断法としてヘルペスウイルスを指標としたものがある。これは，疲労を患うと体内に潜伏している単純ヘルペスウイルスⅠ型（HSV-1）が活性化し，唇などに発現される機構に着目したものである。疲労時におけるHSV-1の発現には，サイトカインによるヘルペスウイルスの再活性化と免疫低下による増殖が関与している。労働などのストレスによってヘルペスの再活性化や唾液中のウイルス量が増大すること，またCFS患者の唾液中にもヘルペスウイルス量が増大することがわかっている。また，上述のようにEBウイルスやHHV-6，HHV-7などのヒトヘルペスウイルスもストレスや疲労によって再活性化するため，唾液中におけるバイオマーカーとして有用であると考えられる。

3.8 遺伝子マーカー

DNA chipを用いた網羅的解析によりCFS患者における遺伝子マーカー探索の試みがなされている。DNA chipはポストシークエンスのゲノム機能科学において代表的な解析ツールであるが，これには数千～数万単位のオリゴあるいはcDNAプローブを盤上に貼り付けられており，試料から抽出したRNAをハイブリダイズさせることによって短時間で多くの遺伝子発現を網羅的に解析することができる。これまでに，CFS患者における白血球を用いて変動遺伝子を解析した報告がいくつかみられ，免疫関連，細胞周期やアポトーシス関連，神経調節に関与するような遺伝子の発現に変動が認められている[27,28]。また，変動遺伝子の中には機能のわかっていないものも多く含まれ，これらの機能解析を行うことが疲労発現の解明に繋がるかもしれない。ただし，これらの変動遺伝子の種類は必ずしも報告によって結果が一致していない。これは，DNA chipの種類によってハイブリダイズ効率が異なること，mRNAレベルの発現は時々刻々と変動することなどが関連していると考えられる。したがって，疲労関連遺伝子マーカーの探索と確立のためには，DNA chipの技術が進むとともに，プロテオミクスによる蛋白レベルでの解析を待つ必要がある。

4 おわりに

国民の多くが精神的あるいは肉体的疲労を感じ，不快な日常生活を営んでいる一方で，これを取り除くべく様々な疲労回復法が提案されている（表4）。薬物療法以外にも理学療法，抗疲労食品の摂取，音楽療法，アロマテラピーなどの代替医療が行われ，疲労軽減に成果をあげている。しかし，これら効果についてのメカニズムやどのような疲労にどのような処方が良いのかなど疲労回復法のガイドラインの確立には至っていないのが現状である。疲労には免疫系，神経系，内

第3章 疲労とバイオマーカー

表4 抗疲労療法

薬物療法	・マイナートランキライザー		・自律神経調整薬
	・抗うつ薬		・漢方薬
食品	・水分補給		・タウリン
	・糖質補給		・酒
	・アミノ酸（BCAA）		・茶
	・抗酸化成分		・ブルーベリー
理学療法	・マッサージ		・磁気治療
	・温熱療法		・アクティブレスト
その他	・音楽療法		・笑い
	・アロマテラピー		

分泌系が相互に絡み合い，どのように疲労が発現し，また慢性化するのかについて不明な部分が多い。また，主観的疲労度と種々の生理学的／生化学的マーカーが必ずしも相関しておらず，このことも疲労の評価を複雑にしている。そのため，疲労のバイオマーカーとして常に一定の動態を示すものは少なく，疲労の程度や種類，原因によって異なる。時々の疲労をより適切に反映するバイオマーカーの特定には，さらなる疲労のメカニズム解明が必要である。今後，特に脳・神経科学分野における研究が進むとともに，疲労感の発現や制御に関するメカニズム解明において新たなアプローチが可能になるであろう。一方で，原因遺伝子の特定や，プロテオーム，メタボローム技術を駆使した新たなマーカーの探索作業も行われており，近い将来に疲労関連マーカーが飛躍的に増えるのではないかと期待する。疲労の発症機構や適切な疲労評価マーカーは，より効率的な疲労予防法，抗疲労戦略の創出につながり，質の高い生活を伴った高齢化社会への一助になると考えられる。

文　　献

1) MK. Shimada *et al., Biochem. Biophys. Res. Commun.,* **316**, 1186 (2004)
2) T. Suzuki *et al., Am. J. Med. Genet. B. Neuropsychiatr. Genet.,* **121**, 7 (2003)
3) GP. Holmes *et al., Ann. Intern. Med.,* **108**, 387 (1988)
4) 木谷照夫ほか，日本内科学会誌，**81**, 573 (1992)
5) SD. Siegel *et al., J. Psychosom. Res.,* **60**, 559 (2006)
6) R. Glaser *et al., Am. J. Med.,* **105**, 35S (1998)
7) BZ. Katz, *Pediatr. Ann.,* **31**, 741 (2002)

8) CMA. Swanink *et al., Clin. Infect. Dis.,* **20**, 1390 (1995)
9) AJ. Cleare, *Endocr. Rev.,* **24**, 236 (2003)
10) K. Yoshiuchi *et al., Clin. Physiol. Funct. Imaging.,* **26**, 83 (2006)
11) 渡辺恭良，疲労の科学，講談社，p5 (2001)
12) JD. Fernstrom *et al., J. Nutr.,* **136**, 553S (2006)
13) R. Meeusen *et al., Eur. J. Appl. Physiol.,* **91**, 140 (2004)
14) WC. Reeves *et al., Clin. Infect. Dis.,* **31**, 48 (2000)
15) LC. Archard *et al., J. R. Soc. Med.,* **81**, 326 (1988)
16) E. DeFreitas *et al., Proc. Natl. Acad. Sci. USA,* **88**, 2922 (1991)
17) T. Nakaya *et al., Microbiol. Immunol.,* **43**, 679 (1999)
18) GA. Brooks. *Biochem. Soc. Trans.,* **30**, 258 (2002)
19) IJ. Elenkov *et al., Pharmacol. Rev.,* **52**, 595 (2000)
20) MA. Demitrack *et al., J. Clin. Endocrinol. Metab.,* **73**, 1224 (1991)
21) H. Kuratsune *et al. Int. J. Mol. Med.,* **1**, 143 (1998)
22) A. Tomoda *et al., Psychiatry Res.,* **288**, 101 (2005)
23) K. Inoue *et al., Brain Res.,* **846**, 145 (1999)
24) AA. Badawy *et al., J. Psychopharmacol.,* **19**, 385 (2005)
25) MG. Jones *et al., Clin. Chim. Acta.,* **360**, 173 (2005)
26) 山口浩二，綜合臨床，**55**，No 1，57 (2006)
27) H. Fang *et al., Pharmacogenomics.,* **7**, 429 (2006)
28) N. Kaushik *et al., J. Clin. Pathol.,* **58**, 826 (2005)

第4章 老化メカニズムとバイオマーカー

清水孝彦[*1], 白澤卓二[*2]

1 はじめに

　老化を制御している遺伝子は遺伝性早老症の解析から明らかになってきた。ウエルナー症候群やハッチンソン・ギルフォード症候群などの遺伝性早老症患者の遺伝子解析により，DNA修復酵素や組み換え修復に必要なヘリカーゼ遺伝子や，角膜の裏打ちタンパク質であるラミンAが原因遺伝子として単離された（表1）[1]。これらの遺伝子が正常な老化プロセスに重要な役割を果たしていることが明らかにされつつある。更に，老化モデルマウスの解析からDNA修復関連

表1　遺伝性早老症と老化モデルマウス

遺伝性早老症	原因遺伝子	遺伝子の機能
ウエルナー症候群	WRNヘリカーゼ遺伝子	組み換え修復
ハッチンソン・ギルフォード症候群	ラミンA遺伝子	核膜裏打ちタンパク質
コケイン症候群	CSA遺伝子、CSB遺伝子	転写共役型DNA修復
ブルーム症候群	BLMヘリカーゼ遺伝子	DNA修復酵素
色素性乾皮症	XP遺伝子	DNA修復酵素
毛細血管拡張性失調症	ATM遺伝子	細胞周期チェックポイント制御
ダウン症候群	第21番染色体トリソミー	原因遺伝子不明

老化モデルマウス	老化形質	原因遺伝子の機能
SAMP系マウス	促進老化、全身性変化	多遺伝子系
MnSOD欠損マウス	拡張性心筋症、神経変性	活性酸素の分解
Cu/ZnSOD欠損マウス	加齢性筋萎縮、加齢黄斑変性	活性酸素の分解
Klothoマウス	骨粗鬆、全身性の多彩な変化	カルシウム代謝関連遺伝子
Ercc1欠損マウス	全身性の多彩な老化	DNA修復関連酵素
テロメラーゼ欠損マウス	不妊、造血障害	テロメア延長
Ku80欠損マウス	全身性の多彩な老化	DNA修復関連酵素
p53変異マウス	全身臓器の退縮	遺伝子変異の検出
Rad50変異マウス	ガン、造血障害、全身性の多彩な老化	DNA修復関連酵素
Zmpste24欠損マウス	全身性の多彩な老化	プレラミンAメタロプロテアーゼ
TTDマウス（Xpd変異マウス）	ガン、全身性の多彩な老化	DNAヘリカーゼ（DNA修復酵素）
Top3β欠損マウス	腎炎、リンパ腫肥大	DNAトポイソメラーゼIII
SIRT6欠損マウス	リンパ球減少、骨減少症	DNA修復
ラミンA変異マウス	全身性の多彩な老化	核膜裏打ちタンパク質
Bub1b変異マウス（Hypomorph）	全身性の多彩な老化	紡錘糸形成チェックポイント制御
PolgA変異マウス	全身性の多彩な老化	ミトコンドリアDNAポリメラーゼ

[*1] Takahiko Shimizu　東京都老人総合研究所　老化ゲノムバイオマーカー研究チーム　研究員
[*2] Takuji Shirasawa　東京都老人総合研究所　老化ゲノムバイオマーカー研究チーム　研究部長

酵素の欠損や変異が老化プロセスを早めてしまうことが明らかになっている（表1）[1, 2]。抗酸化酵素 MnSOD や Cu/ZnSOD の欠損が加齢に伴って出現する老年性疾患を高頻度に発症することもモデルマウスの解析から明らかになっている（表1）。また黒尾等は，Klotho 遺伝子が欠損したマウスが全身性の多彩な老化症状を示すことを明らかにした（表1）[3]。Klotho マウスはカルシウム代謝異常が認められることから，老化プロセスにおけるカルシウムホメオスターシスの役割が明らかにされつつある（表1）。さらに高酸素ストレスに感受性で，かつ短寿命な *mev-1* 線虫の解析からミトコンドリア呼吸鎖複合体IIに変異が発見され，ミトコンドリア機能と老化制御の関わりも研究されている[4]。

一方，これまでに線虫，ショウジョウバエ，出芽酵母，マウスなどの長寿命モデル動物で寿命を制御する遺伝子が明らかにされている。線虫の寿命は数週間，ショウジョウバエの寿命は数ヶ月で寿命制御遺伝子のスクリーニングに適している。一方，出芽酵母には分裂寿命があり，細胞分裂寿命のスクリーニングに適している。これらのモデル実験系でこれまでに多くの寿命制御遺

表2　モデル動物における代表的な長寿命ミュータント

モデル	ミュータント	遺伝子
線虫	age-1	PI3キナーゼ
	daf-2	インスリン様因子受容体
	clk-1	DMQ (CoQ前駆体)水酸化酵素
	isp-1	呼吸鎖複合体III
	hsf-1	熱ショック転写因子
	aak-2	AMPキナーゼ触媒サブユニット
	daf-15	Raptor of TOR (Target of rapamycin)
	sir-2 (tg)	タンパク質脱アセチル化酵素
ショウジョウバエ	methuselah	Gタンパク共役型受容体
	InR	インスリン様因子受容体
	chico	IRS-1（インスリン受容体基質）
	Indy	sodium carboxylate cotransporter
	Rpd3	ヒストン脱アセチル化酵素
	Sir2 (tg)	タンパク質脱アセチル化酵素
	dTOR	Target of rapamycin (TORシグナル)
	Puckered	JNK脱リン酸化酵素（JNKシグナル）
	ecdyson-R(+/-)	幼若ホルモン受容体
出芽酵母	Sir2 (tg)	タンパク質脱アセチル化酵素
	Sch9	AKT/PKB
	Fob1	rDNA複製フォーク阻害タンパク質
	Tor1	Target of rapamycin (TORシグナル)
マウス	p66shc(-/-)	シグナル伝達アダプター分子
	FIRKO	インスリン受容体（脂肪細胞）
	IGF-1R(+/-)	IGF-1受容体
	dwarf mice	GH欠損によるIGF-1低値
	klotho(tg)	カルシウムホメオスターシス
	C/EBP beta(ノックインマウス)	核内転写因子（脂肪細胞分化）
	Catalase(ミトコンドリアtg)	カタラーゼ（ミトコンドリア発現）
	Clk-1(+/-)	DMQ (CoQ前駆体)水酸化酵素

第4章 老化メカニズムとバイオマーカー

伝子が単離されてきた（表2）[5]。マウスはこれらのモデル動物に比べ寿命が数年と長いため，変異体のスクリーニングや寿命制御遺伝子の単離には適していない。しかし，ノックアウトマウスやトランスジェニックマウスなど，遺伝子機能や病態を個体レベルで解析するには適している。従って，線虫やショウジョウバエなどのモデル動物で発見された寿命制御遺伝子の機能を検証するシステムとして寿命研究に応用されている。これまでにいくつかの遺伝子改変動物でマウスの個体寿命が延長することが検証されている（表2）[6]。特にインスリン様シグナルは種を越えて保存された寿命シグナルであることがマウスでも示唆されている[6]。

2　インスリンシグナルと寿命制御

　寿命制御遺伝子の中で保存されたインスリンシグナルが最も注目されている。研究室で実験に使っている野生型線虫（N2，図1A）は，20℃で飼育すると，最大寿命が21日前後なので，10日目には中年特有の表現系を示すことが知られている。実際，顕微鏡で観察すると，10日目には消化管の周りの脂肪組織が急に黒ずんで目立つようになる（図1B）。この症状は脂肪細胞にトリグリセライドの蓄積が増加するためで，ヒトにおける中年太りの内臓脂肪の蓄積によく似た症状である。代表的な長寿線虫 *daf-2* 変異体（図1C）は最も遺伝解析が進んでいる変異体である。*daf-2* 線虫は耐性幼虫（dauer）になりやすいことから *daf*（dauer formation，耐性幼虫化）

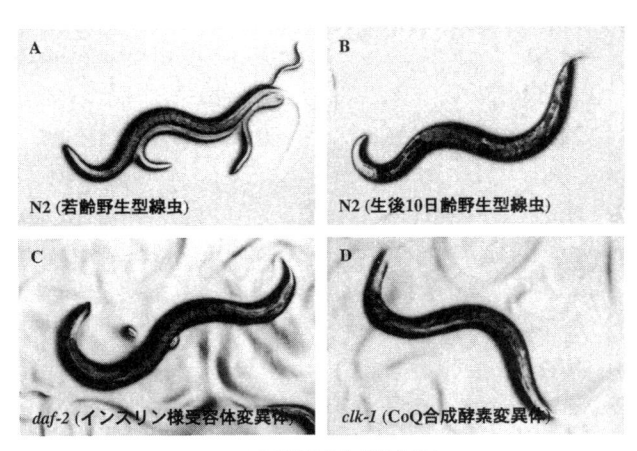

図1　野生型線虫と長寿命線虫
　A：野生型線虫（N2）の寿命は21日　B：線虫は3日で成虫になるが，10日ですでに中年になり，消化管周囲の脂肪が蓄積してくる　C：長寿命変異体である *daf-2* はインスリン様受容体遺伝子に変異が発見された。活発に運動を続けながら，2倍の寿命を全うすることができる　D：長寿命変異体である *clk-1* 変異は運動リズムが遅くなっている。寿命は1.5倍の寿命を全うする。

45

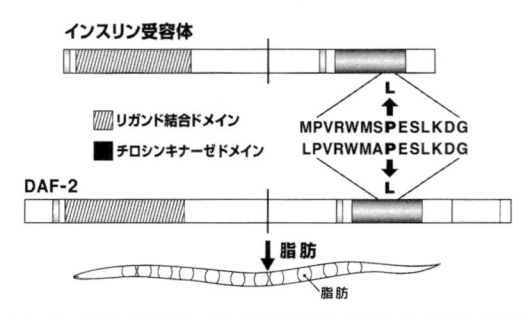

図2 ヒトインスリン受容体とdaf-2遺伝子産物（DAF-2）における長寿命変異

ヒトインスリン受容体（上段）もDAF-2（下段）も細胞外にリガンド（インスリン）に結合するリガンド結合ドメイン，細胞内にチロシンキナーゼドメインを認める。長寿命変異によりチロシンキナーゼドメインのアミノ酸が，プロリン（P）からロイシン（L）に置換する。daf-2変異体では変異のために寿命が延伸して腸管の周りに脂肪が蓄積する（文献[8]から引用改変）。

シリーズの名前が付いている。しかし，運動やリズムは正常で，一定温度（高温）で飼育する限り，耐性幼虫化せずに，寿命は1.5倍～2倍に延伸することが報告されている[7]。1997年にKimura, Ruvkan等によりdaf-2長寿命線虫の原因遺伝子がインスリン受容体相同遺伝子であることが判明した[8]。線虫のインスリン様受容体遺伝子の構造をヒトのインスリン受容体遺伝子と比較すると，インスリンが結合するリガンド結合ドメインとチロシンキナーゼ触媒活性ドメインは比較的保存されていることが分かる（図2）[8]。しかし，線虫にはC末端にヒトゲノムにないドメイン構造が存在する。この領域はヒトゲノムでは，IRS-1，IRS-2というインスリン受容体の基質となる分子と相同性を示す（図2）。また，daf-2遺伝子とヒトゲノムの相同性を検索すると，インスリン受容体遺伝子とIGF-1（インスリン様増殖因子1）受容体遺伝子が同様に相同性を示すことから，線虫のdaf-2遺伝子はヒトゲノム上のインスリン受容体遺伝子，IGF-1受容体遺伝子，IRS-1遺伝子，IRS-2遺伝子の祖先遺伝子（プロトタイプ遺伝子）であることが分かる。長寿変異体age-1ではインスリンの下流シグナルのPI3キナーゼ遺伝子に変異が発見された[9]。最近になり，ショウジョウバエでもInR, chicoなどのインスリンシグナル関連分子の遺伝子変異が報告されている（表2）[10, 11]。

線虫のDAF-2分子は細胞表面に発現し，リガンドと結合する構造を有する（図3）。ヒトのインスリン受容体のリガンドはインスリンで，IGF-1受容体におけるリガンドはIGF-1である。しかし，線虫におけるDAF-2のリガンドは未だに特定されていない。いくつかのリガンド候補がこれまでに報告されているが，DAF-2受容体がフェロモンや栄養を感知していることから栄養関連の環境因子と関連したリガンドがdaf-2受容体に結合するものと推測されている。図3に示すように，DAF-2シグナルの下流には，AGE-1（ヒトゲノムではPI3キナーゼ），AKT-1,2（ヒ

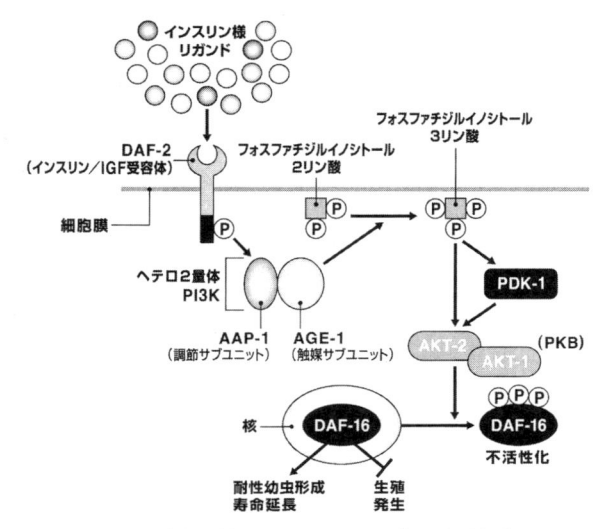

第4章　老化メカニズムとバイオマーカー

図3　寿命を制御するインスリンシグナル伝達経路
線虫における DAF-2 のリガンドは数種類あると考えられるが，哺乳類のインスリンとの相同性は認めない．しかし，インスリンの細胞内シグナルは線虫と哺乳類の間でよく保存されている．AGE-1 は PI3 キナーゼ，DAF-16 はフォークヘッドファミリーの転写因子で FOXO ファミリーの転写因子が哺乳類のホモログ遺伝子産物である（文献52）から引用改変）．

トでも AKT-1,2），DAF-16（ヒトでは FOXO ファミリー転写因子）を介して，リモデリング耐性幼虫化を制御している遺伝子群，生殖・発生を制御している遺伝子群，および寿命を制御している遺伝子群の ON/OFF 制御をしている．これらの分子機構は，DNA チップなどの解析により明らかになりつつある．

3　インスリンのシグナル伝達経路は種を越えて保存され，個体寿命を制御する

マウスでも成長ホルモンの分泌不全のために血中 IGF-1 濃度が低い小人症モデルマウス（dwarf mice）が長寿の表現形を示すことが報告されている（表2）[12]．IGF-1 受容体遺伝子は分子進化的にはインスリン受容体遺伝子と同様に daf-2 遺伝子から分子進化した相同遺伝子と考えられることから，哺乳動物においてもインスリン様シグナルが寿命を制御している可能性が示唆されている（表2）．実際，IGF-1 受容体欠損ヘテロマウスが長寿命であることが報告され，IGF-1 シグナルがマウスの個体寿命を制御していることが明らかとなっている（表2）[13]．一方，脂肪細胞で特異的にインスリン受容体を欠損したモデルマウス[14] や daf-2 で見出された変異で改変され

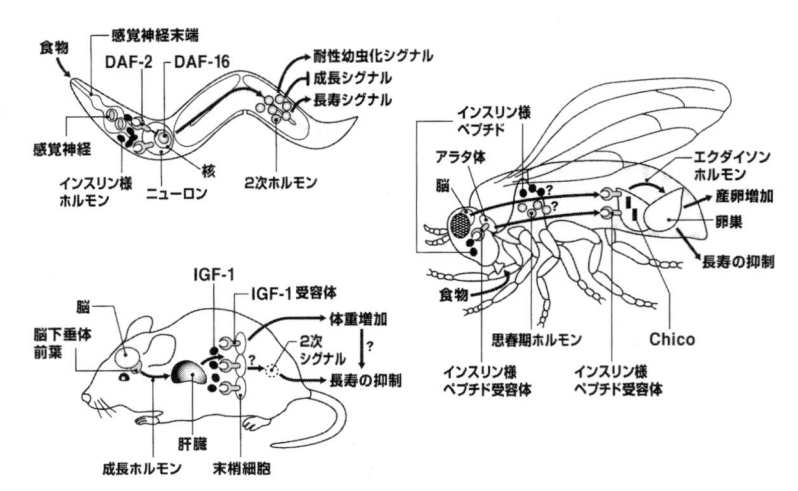

図4 線虫，ショウジョウバエ，マウスにおけるインスリン様受容体シグナルと寿命

線虫では，*daf-2*長寿変異体で細胞内インスリンシグナルが抑制されている．ショウジョウバエの変異体である*InR, chico*では同様にインスリンシグナルが抑制され，その結果，個体寿命が延伸している．一方，矮小マウスでも，成長ホルモンが抑制されているために，IGF-1が抑制され，個体寿命が延伸している（文献52）より引用改変）．

たモデルマウス[15, 16]で酸化ストレス耐性や個体の寿命延長が報告され，インスリン受容体シグナルの下流にも長寿命シグナルが保存していることが示唆されている（表2）．さらに最近，老化遺伝子として知られていたKlotho遺伝子を過剰発現させたKlothoトランスジェニックマウスがインスリン，およびIGF-1抵抗性を示すことで，長寿命になることが報告された（表2）[17]．マウスにおいてもインスリン/IGF-1シグナルが個体寿命を制御することが実験レベルで確認された（図4）．

4 カロリー制限と個体寿命延長の分子機構

これまでの基礎実験から，酵母，マウス，魚など幅広い動物種で摂取カロリーを制限すると寿命が1.4倍から1.9倍に延長することが知られている（図5）．そこで，DNAチップを使って，カロリー制限したときに本当に細胞内あるいは組織内に抗加齢性変化がもたらされているかどうか，遺伝子発現の観点からカロリー制限の低下メカニズムを解析したデータを紹介する（図6）．カロリー制限を加えない普通食を摂取したマウスでは加齢に伴いストレス応答遺伝子の発現が増強していた（図6下）．このストレス応答遺伝子発現の増加は，加齢に伴う筋肉細胞内ストレス

第4章　老化メカニズムとバイオマーカー

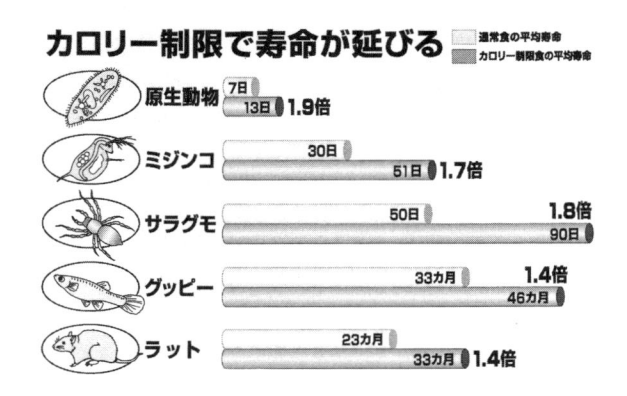

図5　カロリー制限で種々の動物の寿命が延伸する
原生動物，ミジンコ（プランクトン），サラグモ（節足動物），グッピー（魚類），ラット（哺乳動物）でカロリー制限（ラットの場合は 60%～70%）すると個体寿命が 1.4 倍から 1.9 倍に延長する。

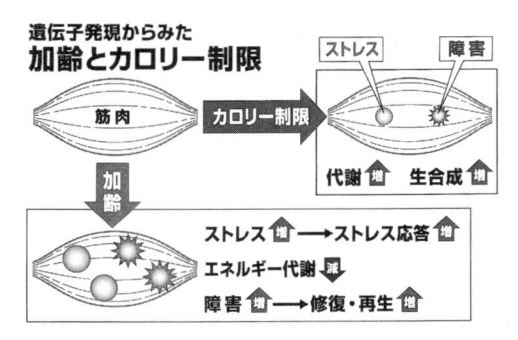

図6　カロリー制限による個体寿命延長の分子機構
老齢およびカロリー制限を加えたマウスの筋肉組織における遺伝子発現の変化。筋肉が老化するとストレス応答遺伝子や，DNA 修復酵素群の遺伝子発現が亢進する。一方，カロリー制限を加えたマウスはストレス応答遺伝子や DNA 修復酵素遺伝子の加齢による発現亢進は認められない。

の増大が引き金になっていると考えられる。これまでにも，加齢に伴い筋肉組織内で内因性のストレスが増大すると報告されている[18]。ある意味では，加齢そのものがストレスの実体であるとの見方をする研究者もいる。一方で DNA 修復酵素の発現も加齢に伴い増強してくる（図6下）。この変化も同様に DNA の傷害が加齢に伴い筋肉内で増加してくることを示唆するものである。筋肉を収縮させるときには筋組織では大量の ATP を必要とするが，加齢に伴い ATP 産生能やエネルギー代謝は低下することが知られている。実際に加齢したネズミの筋組織ではエネルギー

代謝に係わる酵素の遺伝子発現が減少していることが確認できる（図6）。一方，カロリー制限したネズミの筋肉ではこれらの加齢に伴う遺伝子発現増強が見られないことから，摂取カロリーを制限すると，加齢に伴うストレスの増大や，DNA の傷害が減弱するものと推察される。カロリー制限群の筋組織の DNA チップ解析では，代謝や生合成に必要な遺伝子発現が見られるが，これは摂取カロリーが制限されているために必要な栄養素の一部は自ら生合成しなければならないためであると考えられる。

最近，カロリー制限による寿命延長に関連する分子として，タンパク質脱アセチル化酵素である Sir2 および Rbp3 が注目されている。Sir2 は寿命制御遺伝子として酵母で発見され，線虫でも Sir2 の過剰発現で長寿命になることが報告された（表2）[19]。さらにショウジョウバエでも Sir2 の過剰発現変異体[20] と Rbp3 の変異体[21] が長寿命となることが明らかとなり，種を越えた共通の寿命制御機構の存在が示唆されている（表2）。Sir2 の哺乳類ホモログである SIRT1 はヒストンに加えて，p53，PGC-1α，Foxo1 も基質にし，活性を調節していることが判明している。また，SIRT 6 欠損マウスが老化様の症状を呈して死亡することも報告され（表1）[22]，哺乳類での Sir2 ファミリーの役割も解明されつつある。

5 低体温，低インスリン血症，高 DHEAS 血症が長寿のバイオマーカーである

線虫，マウスのモデル動物からインスリン様シグナルの抑制と個体の長寿形質との関連が示唆される。それでは，霊長類やヒトではインスリンと個体寿命は関連しているのであろうか？ 図7にカロリー制限したサルのバイオマーカーのデータ（図7，上段）とボルチモア長期縦断研究での高齢期男性のバイオマーカーのデータ（図7，下段）を示す[23]。サル，ヒト共に，低体温，低インスリン血症，高 DHEAS（ジヒドロエピアンドロステロン硫酸塩）血症が長寿に関連することを示している。前の2つのバイオマーカーは身体および細胞内代謝が低下している状態を反映しているマーカーと考えられるが，DHEAS は別名，若返りホルモンとも呼ばれる副腎ホルモンであり，その生理作用は未だに不明である。インスリンは細胞内代謝を調整していることが知られているので，インスリンの低下は細胞内シグナルの低下を意味する。原因がインスリン受容体の変異であれカロリー制限であれ，最終的に細胞内代謝が最低限に近いレベルに押さえられた状態が個体の長寿化と関連すると考えられる。この様にインスリンシグナルと個体寿命は種を越えて関連していて，インスリン様シグナルが哺乳動物でも個体寿命のコントロールに関わっている事が示唆される。

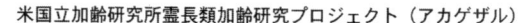

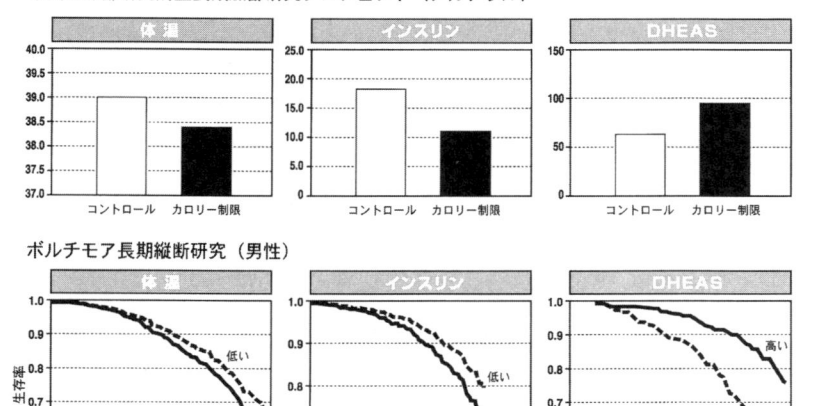

第4章 老化メカニズムとバイオマーカー

図7 カロリー制限を受けたアカゲザルとボルチモア長期縦断研究における長寿バイオマーカー
米国立加齢研究所におけるアカゲザルを用いたカロリー制限実験におけるバイオマーカー。カロリー制限を受けたサルは自由摂取群のサルに比べ，低体温，血中低インスリン値，血中高 DHEAS 値を示した（上段）。一方ボルチモア長期縦断研究でも，ボルチモア市に住む65歳以上の男性を25年間追跡調査した結果，低体温，血中低インスリン値，血中高 DHEAS 値が長寿のバイオマーカーであることが確認された（下段）（文献23）から引用改変）。

6 ミトコンドリア機能と寿命制御機構

1995年に Hekimi らが，線虫 *C. elegans* において咽頭ポンピング，スイミング，脱糞等のリズム（ウルトラディアンリズム）が遅くなり，寿命が約1.5倍にまで延長する個体群を発見した（図1D）[24]。この線虫の変異を決定づける遺伝子を生体内リズム異常に関わるものとしてクロック遺伝子群（*clk*）と命名した[24]。1997年には Hekimi らにより *clk-1* 遺伝子が同定され，ホモログが酵母からヒトまで生物界に広く存在することを明らかにした[25]。では，何故 *clk-1* 遺伝子が欠損するとリズムの遅く，長寿の表現型が出現するのであろうか？ 線虫，酵母（ホモログは *coq7/cat5*）の研究からクロック-1（*coq7/clk-1*）がミトコンドリアでの酸化的リン酸化反応による ATP 合成に必要な補酵素ユビキノン（CoQ または UQ）を合成するのに必要であることが明らかにされた（図8）。

ミトコンドリアでは酸化的リン酸化反応により，酸素が消費されると同時に ATP が合成されている（図9）。この反応はミトコンドリアの内膜に存在する呼吸鎖複合体Ⅰ，Ⅱ，Ⅲ，Ⅳ，Ⅴ

図8 マウスのユビキノン合成経路

クロック-1遺伝子産物はデメトキシユビキノンから5-ヒドロキシユビキノンの生合成に必要である。5-ヒドロキシユビキノンはユビキノンの前駆体である（文献26）から引用改変）。

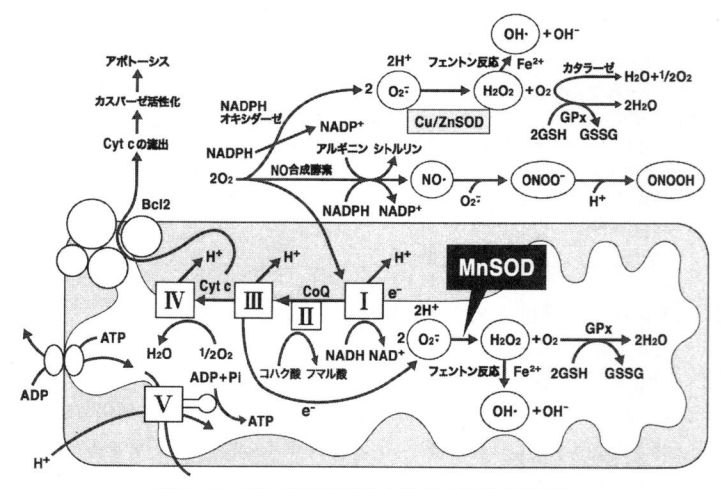

図9 ミトコンドリア呼吸鎖と活性酸素処理システム

ミトコンドリア内膜には酸化的リン酸化に関与した蛋白複合体I, II, III, IV, Vが局在している。糖代謝で発生したNADHやコハク酸から供与された電子を伝達することによりエネルギー（ATP）を産生している。電子伝達分子であるユビキノン（CoQ）からスーパーオキサイド（O_2^{-}）が発生することが知られている。MnSODはミトコンドリアのマトリックスに局在し，ミトコンドリアで発生したO_2^{-}をH_2O_2とO_2に変換する。一方，Cu/ZnSODは細胞質に局在し，細胞質で発生したO_2^{-}をH_2O_2とO_2に変換する。I：呼吸鎖複合体I，II：呼吸鎖複合体II，III：呼吸鎖複合体III，IV：呼吸鎖複合体IV，V：呼吸鎖複合体V，GSH：還元型グルタチオン，GSSG：酸化型グルタチオン，OH・：ヒドロキシラジカル，NADPH：還元型ニコチンアミドアデニンジヌクレオチドリン酸，$NADP^+$：酸化型ニコチンアミドアデニンジヌクレオチドリン酸，NADH：還元型ニコチンアミドアデニンジヌクレオチド，NAD^+：酸化型ニコチンアミドアデニンジヌクレオチド，GPx：グルタチオンペルオキシダーゼ，CoQ：コエンザイムQ，Cyt c：シトクロムC，NO：一酸化窒素，ONOO-：ペルオキシ亜硝酸イオン，ONOOH：ペルオキソ亜硝酸（文献53）より引用改変）。

第4章 老化メカニズムとバイオマーカー

で連鎖して反応が惹起されている。呼吸鎖複合体間では反応の伝達の際に電子の伝達が行われるが，複合体Ⅰから複合体Ⅲ，あるいは複合体Ⅱから複合体Ⅲへの電子伝達はユビキノンとよばれる電子伝達分子により介在されている。また，複合体Ⅲから複合体Ⅳへの電子伝達はチトクロームCとよばれる電子伝達分子によって介在されている。長寿命線虫 clk-1 から単離されたクロック-1 遺伝子はユビキノン合成酵素に翻訳される事が判明した（図8）[25]。clk-1 長寿変異体ではクロック-1 遺伝子の変異のために酸化的リン酸化反応が抑制され，活性酸素の産生も抑制されていることが指摘されている[26]。しかしながら，マウスで clk-1 遺伝子を欠損すると胎生致死になることから，寿命を延長させるためには酸化的リン酸化反応の完全欠損ではなく，部分的抑制が必要であることが示唆されている[27]。実際，clk-1 欠損ヘテロマウスで寿命延長が報告され，種を越えて clk-1 遺伝子の減少が個体寿命を延伸することが示された（表2）[28]。一方，RNA干渉法を用いて酸化的リン酸化酵素の活性を抑制すると野生型線虫も長寿になることから，ミトコンドリアの呼吸鎖反応が抑制されると線虫が長寿化することが確認された[29]。これまで，カロリー制限により個体寿命が長寿化される事が実験的に示されていたが，インスリンシグナルの抑制やミトコンドリアにおけるエネルギー産生の抑制・活性酸素産生の抑制は，いずれもカロリー制限でもたらされる細胞内代謝低下と共通の生理学的作用を引き起こしていると示唆されている。

7 フリーラジカルと老化

個体老化の進行は活性酸素種（Reactive Oxygen Species；ROS）によるタンパク質やDNA，脂質などの生体成分への酸化ストレスの蓄積が原因するというフリーラジカル理論が広く支持されている。空気中に存在している基底状態の酸素分子（O_2）は，2つの最外軌道において電子が同じ方向のスピンを持って1つずつ入っており，三重項の酸素（$^3O_2$）といわれている。これは不対電子を持つフリーラジカルであるため，弱いながらも電子を与えやすい物質から電子を引き抜こうとする性質を有しているが，この三重項酸素は細胞成分との反応性は低い。生体に障害を与えている酸素傷害はおもに酸素の還元分子種であるスーパーオキサイド（$O_2^{\cdot-}$），過酸化水素（H_2O_2），ヒドロキシラジカル（$\cdot OH$）および励起分子種である一重項酸素（$^1O_2$）などによって発現する（図10）。これらの活性酸素種は，前述の三重項酸素より反応性が高く，細胞のタンパク質やDNA，脂質などの生体成分を無差別に酸化する（図11，12）。

活性酸素の中でも老化で重要な役割を果たしていると考えられているのが，細胞が日常的に呼吸することによりその副産物としてミトコンドリアで発生しているスーパーオキサイドである（図9）。細胞内外にはスーパーオキサイドを過酸化水素と酸素に分解するスーパーオキサイドディスミュターゼ（SOD）と呼ばれる抗酸化酵素がある（図11，12）。哺乳類SODでは細胞質型

アンチエイジングと機能性食品

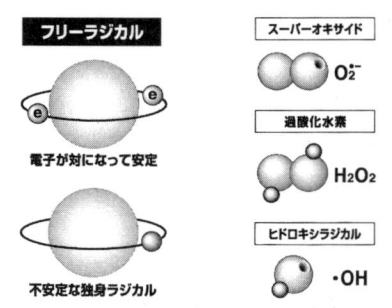

図10 フリーラジカルと活性酸素種

電子が不対（対になっていない状態）であると相手の分子から電子を奪うのでフリーラジカルと呼ばれる。生体内で核酸，タンパク質，脂質などに傷害を与えるフリーラジカルは主に活性酸素種である。スーパーオキサイド($O_2^{\cdot -}$)，過酸化水素（H_2O_2），ヒドロキシラジカル（・OH）が主な活性酸素種である。

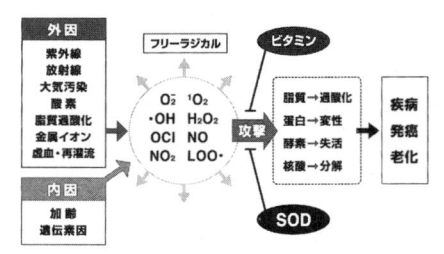

図11 活性酸素による生体障害

紫外線や酸素などにおける外因と加齢などによる内因により過剰な活性酸素が発生すると，脂質，タンパク質，核酸などの生体成分を酸化し，分解や変性が生じ，疾病や老化が進行する。生体内にはSODなどの抗酸化酵素や，ビタミンなどの抗酸化物質が存在し，活性酸素による酸化ストレスを防いでいる。

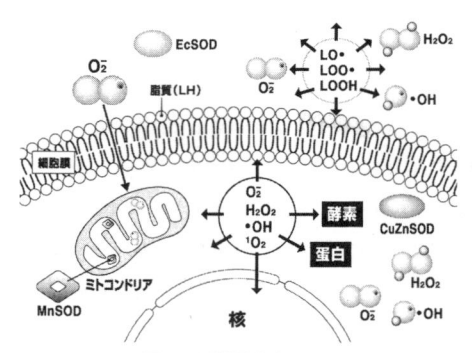

図12 活性酸素とSOD

哺乳類の細胞内外にはスーパーオキサイド（$O_2^{\cdot -}$）を過酸化水素と酸素に分解するスーパーオキサイドディスムターゼ（SOD）が発現している。哺乳類SODは細胞質型 Cu/ZnSOD（SOD1）とミトコンドリア型 MnSOD（SOD2），および細胞外型 ECSOD（SOD3）の3種類の遺伝子が存在する。3種類のSODにより産生された$O_2^{\cdot -}$は処理されている。

第4章 老化メカニズムとバイオマーカー

Cu/ZnSOD（SOD1）とミトコンドリア型 MnSOD（SOD2）と細胞外型 ECSOD（SOD3）の3種類の遺伝子が存在する（図12，表3）。SOD により産生された H_2O_2 はカタラーゼやグルタチオンパーオキシダーゼにより水と酸素に分解され完全に無毒化される（図13）。しかし，細胞内で SOD などの抗酸化酵素群の生理活性が不十分で，活性酸素が十分に分解されなかったり，活性酸素を分解する能力以上の量の活性酸素が発生すると，処理されなかった活性酸素がミトコン

表3　SOD 欠損マウスの表現型

酵素	遺伝子名	局在	活性中心		欠損モデルマウスの表現型
Cu/ZnSOD	sod1	細胞質	Cu/Zn	文献33	発生，発達は正常 神経切断後のニューロンの脆弱性上昇
				文献34	パラコートに対する脆弱性 雌の卵巣機能不全による産出仔の減少
				文献35	発生，発達は正常，sFSH, LH の減少 雌の卵巣機能不全による産出仔の減少
				文献36	騒音感受性難聴
				文献37	紫外線による白内障感受性
				文献38	肝硬変，肝臓ガンの頻度亢進 肝臓における過酸化脂質亢進，短寿命
				文献39	加齢による骨格筋萎縮
				文献40	ドルーゼン形成を伴う加齢黄斑変性
MnSOD	sod2	ミトコンドリアマトリクス	Mn	文献41	生後10日までに死亡 成長遅延，拡張性心筋症，ケトン体増加
				文献42	生後10日までに死亡 成長遅延，脂肪肝，大脳基底核の変性 進行性の運動障害，拡張性心筋症
ECSOD	sod3	血漿	Cu/Zn	文献43	発生，発達は正常 100%酸素下での脆弱性

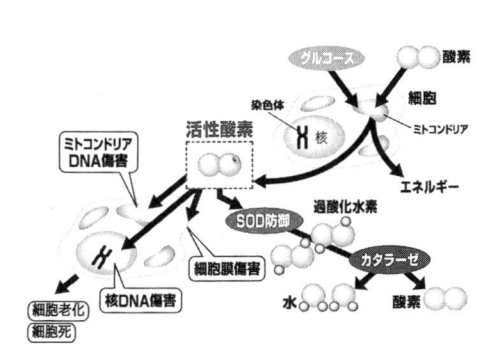

図13　活性酸素と生体防御機構

　ミトコンドリアで酸素が消費される際にスーパーオキサイド（O_2^{-}）が発生する。O_2^{-} は SOD により過酸化水素に変換されるが，過酸化水素は更に主にカタラーゼによって水と酸素に分解される。もし，O_2^{-} が処理されないと，ミトコンドリアや核の DNA を傷害したり，細胞膜を過酸化したりして，細胞は老化したり，死んでしまう。

ドリアのDNAを傷害したり，細胞膜の脂質を酸化し過酸化脂質を産生したり，最終的には，核のDNAを傷害し老化の症状を引き起こすと考えられる（図13）。

8 活性酸素に対する防御機構

これまでに，活性酸素種を処理する酵素の欠損マウスが数多く作製されている。H_2O_2を水に変換するカタラーゼの欠損マウス[30]やグルタチオンペルオキシダーゼの欠損マウス[31, 32]は明白な形態異常を示さない。一方，$O_2^{\cdot-}$を処理するCu/ZnSODの欠損マウスは若齢期に異常は認められないが，高齢期に様々な老年性疾患を呈する[33〜40]。またミトコンドリアに局在するMnSOD欠損マウスは重篤な異常により新生児期に死亡する[41, 42]。ECSOD欠損マウスは顕著な症状を呈しない[43]。各SODを全身で欠損させたノックアウトマウスの主な表現型を表3に示す。これまでのヒトの遺伝学的研究から，Cu/ZnSODの1アミノ酸変異は家族性筋萎縮性側索硬化症を発症することが知られている[44]。またMnSOD遺伝子の一塩基多型は心疾患との関連が示唆されている[45, 46]。一方，ECSODは通常ヘパリンと結合して間質に留まっているが，ヘパリン結合ドメインに1アミノ酸置換があるヒト症例ではヘパリンと結合しないため，ECSODの血漿中の濃度が10倍に上昇する報告がある[47]。これまでにMnSOD欠損マウスは他のSOD欠損マウスと比較すると強い表現型を示しており，これはミトコンドリアに局在するMnSODが欠損すると蓄積した$O_2^{\cdot-}$によるミトコンドリア酸化ストレス傷害がマウスの病態発症に深く関わっていることを示唆している。このように個体が生存していく上で，ミトコンドリア$O_2^{\cdot-}$の処理が重要であることがわかっている。しかしMnSOD欠損マウスは生後早期に死亡するため，活性酸素種の成体での長期的な解析が困難であった。我々は臓器特異的にMnSODを欠損させ，臓器毎に活性酸素に対する防御機構を破綻させることで，長期的な活性酸素による酸化ストレスの病理的影響を調べる研究を開始した。様々な組織での選択的なMnSOD欠損マウスを解析することで，活性酸素による臓器障害を個体レベルで解析することに成功した。

9 組織特異的MnSOD欠損マウスの作製

1995年にLiらはMnSOD欠損マウスを作製し，ホモマウスは拡張性心筋症を伴い生後早期に死亡することを報告した[41]。その後，SOD活性を有する低分子化合物MnTBAPによるレスキューが行われ平均寿命を延命したが，神経系の変性で死亡することが明らかになった。驚いたことに心臓の拡張型心筋症は発症しておらず，心臓の臓器障害はMnTBAPによって抑制したが，新たに神経系の障害がもたらされることが明らかとなった[48]。このような背景の中では，

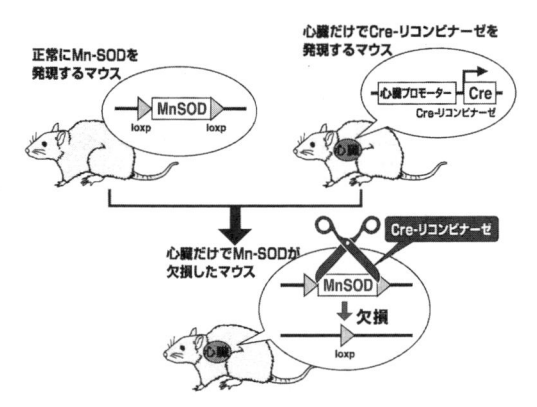

第 4 章　老化メカニズムとバイオマーカー

図 14　Cre-loxp システムを用いた心臓・骨格筋特異的 MnSOD 欠損マウスの作製
MnSOD flox マウスと心臓・骨格筋特異的に Cre リコンビナーゼを発現する MCK プロモーター Cre トランスジェニックマウスを交配し，心臓・骨格筋特異的 MnSOD 欠損マウスを作製した。

　MnSOD 欠損マウスを用いた慢性的な酸化ストレスを長期に渡って解析することが困難であった。そこで，我々は Cre-loxp システムを用いて組織特異的に MnSOD が欠損するモデルの作製に取りかかった。MnSOD 遺伝子のエクソン 3 の両側に flox 配列を挿入したコンストラクトを作成し，常法に従って MnSOD flox マウスを作製した[49]。まず始めに，Cre-loxp システムの評価を行うために全身で Cre リコンビナーゼを発現する CAG-Cre マウスと MnSOD flox マウスを交配し，全身性の MnSOD 欠損マウスの作製を試みた。その結果，予想通り，ホモマウスは胎生致死となり，C57BL/6 バックグランドでの MnSOD 欠損マウスの表現型を再現できた[49]。このことは，MnSOD flox マウスと様々な組織で Cre リコンビナーゼを発現する種々の Cre トランスジェニックマウスと交配することで，理論上あらゆる組織特異的 MnSOD 欠損マウスの作製が可能となることを示唆した（図 14）。次に我々は，肝臓特異的 MnSOD を欠損させるために，Albumin-Cre マウスと MnSOD flox マウスを交配し，肝臓特異的 MnSOD 欠損マウスを作製した。全身性の MnSOD 欠損マウスは脂肪肝も呈するため，肝臓特異的 MnSOD 欠損マウスも脂肪肝を発症すると予想していた。しかしながら，予想に反し，肝臓特異的 MnSOD 欠損マウスは全く正常に生育し，肝臓に生化学的，組織化学的異常は認められなかった[49]。この結果は，MnSOD の肝臓での役割が予想したよりも小さいことを意味し，肝臓では MnSOD 以外の活性酸素処理システムが臓器障害を防ぐ役割を担っていることを示唆した。また全身性欠損マウスと肝臓特異的欠損マウスの表現型の違いは，組織障害の発症が全身性の影響と組織固有の障害の影響を別々に考慮に入れる必要性を示唆した。従って組織別々に MnSOD を欠損させる本システムを用いて，臓器毎の MnSOD の役割と酸化ストレスの影響を調べる必要性がある。

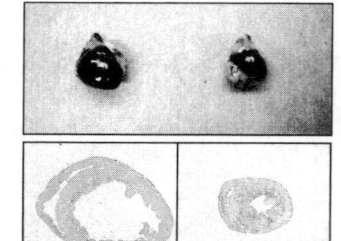

10　心臓・骨格筋特異的 MnSOD 欠損マウス

　MnSOD flox マウスと心筋・骨格筋特異的に Cre リコンビナーゼを発現する Muscle creatin kinase（MCK）プロモーター Cre トランスジェニックマウスを交配し，心筋・骨格筋特異的 MnSOD 欠損マウスを作製した（図14)[50]。欠損マウスは生後 6 ヶ月までに死亡し 4 ヶ月時の心臓は著しく拡大し肥大を伴わない拡張型心筋症を示した（図15）。この月齢の 1 日運動量を自走行装置で測定すると欠損マウスの活動性は著しく低下していた。これらの結果より心筋・骨格筋特異的 MnSOD 欠損マウスは活動性低下を伴う進行性の拡張型心筋症を呈することが判明した。組織学的所見として心筋細胞の不整配列，細胞の膨化，変性像が明らかとなった。アポトーシスを検出する TUNEL 染色では明らかな差が認められず，アポトーシスというよりはむしろ変性による組織学変化であった。電子顕微鏡ではミトコンドリアのサイズが小さくなり，数が増加していた。またクリステは中央に収束するような異常構造を示していた。これらはミトコンドリア内での呼吸機能障害を示唆すると考えられ，心筋凍結切片の呼吸鎖酵素活性染色を行った。呼吸鎖複合体 II であるコハク酸デヒドロゲナーゼ（SDH）活性は著しく低下しているのに対し，呼吸鎖複合体 IV であるシトクローム C オキシダーゼ（COX）活性は変化が認められず，選択的な呼吸機能障害が生じていることが判明した（図16）。活性低下の原因を解明するためにミトコンドリア呼吸鎖の構成要素をタンパク質レベルで調べた結果，呼吸鎖複合体 I，II，III，および V のサブユニットの量が有意に減少していた。一方，呼吸鎖複合体 IV のサブユニットは野生型マウスの量と同等であった。さらに RT-PCR により呼吸鎖複合体 II サブユニットの mRNA 量を調べたところ，mRNA 量は野生型マウスの mRNA 量と同レベルに保持されていた。これらの結果

図15　心臓・骨格筋特異的 MnSOD 欠損マウスは拡張性心筋症を発症する
　心臓・骨格筋特異的 MnSOD 欠損マウス（左パネル，左）の心臓（右パネル，左）では，対照マウス（左パネル，右）の心臓（右パネル，右）に比べて左心室の有意な拡張が認められた。

第4章　老化メカニズムとバイオマーカー

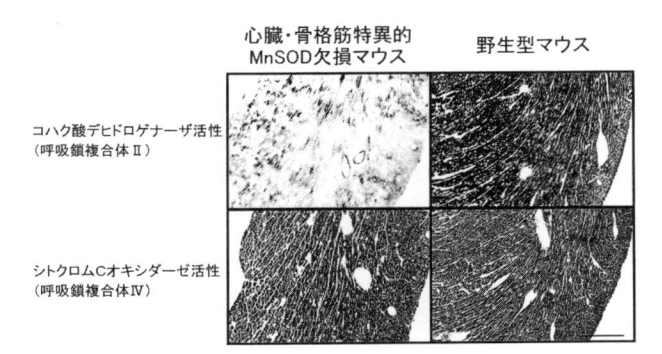

図16　心臓・骨格筋特異的 MnSOD 欠損マウスは選択的にミトコンドリア呼吸鎖複合体Ⅱの活性が消失する
心臓凍結切片での呼吸鎖複合体Ⅱ（上段）と複合体Ⅳ（下段）の活性染色。心臓・骨格筋特異的 MnSOD 欠損マウスは選択的に呼吸鎖複合体Ⅱの活性が消失した。骨格筋も同様の結果であった。

は，活性酸素による翻訳後修飾によって呼吸鎖複合体Ⅱサブユニットの変性，および分解が亢進したことを示唆した。さらにその低下した呼吸鎖複合体Ⅱサブユニットは代償的補填がなされることはなく，このことが不可逆性の機能不全に陥り加齢性変化を引き起こすと予想された。さらに MnSOD 類似物質 MnTBAP を投与し，レスキュー効果を調べた。MnTBAP を生後8週から毎日腹腔内投与し4週後の心筋の収縮力，強制運動耐久力，自発的活動性を測定した。すると全ての測定において部分的な回復が認められた。これらの結果は MnTBAP のような抗酸化剤が治療に有用であることを示唆した。

11　臓器障害と酸化ストレス

肝臓は MnSOD が欠損しているにも関わらず，臓器障害が全くなかった。このことは，肝臓は活性酸素に対して強い耐性を有しているか，もしくは MnSOD 以外の活性酸素防御機構の存在が示唆された。対照的に，心臓・骨格筋特異的 MnSOD 欠損マウスは心筋収縮力の低下，運動能力，活動性の低下を認め，拡張型心筋症を伴い心不全で生後半年までに死亡した。心臓では活性酸素による傷害のため，ミトコンドリア呼吸鎖活性の著しい低下が認められた。このように肝臓と心臓は酸化ストレスに対する感受性が大きく異なることが明らかとなり，個体老化を調べるためには，個別臓器毎の活性酸素に対する感受性を詳細に解析する必要がある。現在，本モデルマウスを用いて種々の組織特異的 MnSOD 欠損マウスを作製し，解析を進めている[51]。それぞれのマウスの表現型を明らかにすることで，臓器毎の活性酸素の病理的役割が解明でき，個体老化の分子メカニズム解明が進むと考えている。また複雑な老化現象を特定の臓器障害に限定で

き，特異的なバイオマーカー探索が進むことも期待できる。

12 おわりに

近年のモデル動物や遺伝性早老症の遺伝学的・分子生物学的研究から，1つの遺伝子によって，個体寿命と個体老化が制御されていることが明らかとなった。特にインスリン様シグナル，ミトコンドリア機能，および活性酸素に関連する遺伝子群の解析が進み，分子レベルで寿命や老化を論じることができるようになった。さらに本稿では紹介出来なかったが，DNA 修復に関連する遺伝子群の多くも寿命・老化を制御している。複雑な個体老化を単純なモデル生物を使うことで，メカニズム解明が大きく進展した。生理的老化は環境因子の影響も強く，遺伝子だけでメカニズムを解明することは難しいと考えられるが，寿命制御遺伝子と老化制御遺伝子の解析が進むことで，ヒトを含めた哺乳類の個体寿命，老化機構の解明がさらに進むことが予想される。今後もモデル動物の有用性は益々，高まっていくと思われる。

文　献

1) P. Hasty *et al.*, *Science*, **299**, 1355 (2003)
2) D.B. Lombard *et al.*, *Cell*, **120**, 497 (2005)
3) M. Kuro-o *et al.*, *Nature*, **390**, 45 (1997)
4) N. Ishii *et al.*, *Nature*, **394**, 694 (1998)
5) C. Kenyon, *Cell*, **120**, 449 (2005)
6) L. Partridge *et al.*, *Cell*, **120**, 461 (2005)
7) C. Kenyon *et al.*, *Nature*, **366**, 461 (1993)
8) K.D. Kimura *et al.*, *Science*, **277**, 942 (1997)
9) T.E. Johnson, *Science*, **249**, 908 (1990)
10) M. Tatar *et al.*, *Science*, **292**, 107 (2001)
11) D.J. Clancy *et al.*, *Science*, **292**, 104 (2001)
12) A. Bartke & H. Brown-Borg, *Curr Top Dev Biol*, **63**, 189 (2004)
13) M. Holzenberger *et al.*, *Nature*, **421**, 182 (2003)
14) M. Bluher *et al.*, *Science*, **299**, 572 (2003)
15) T. Baba *et al.*, *J Biol Chem*, **280**, 16417 (2005)
16) T. Shirasawa & T. Shimizu, *Seikagaku*, **78**, 181 (2006)

17) H. Kurosu *et al.*, *Science*, **309**, 1829 (2005)
18) C.K. Lee *et al.*, *Science*, **285**, 1390 (1999)
19) H.A. Tissenbaum & L. Guarente, *Nature*, **410**, 227 (2001)
20) B. Rogina & S.L. Helfand, *Proc Natl Acad Sci USA*, **101**, 15998 (2004)
21) B. Rogina *et al.*, *Science*, **298**, 1745 (2002)
22) R. Mostoslavsky *et al.*, *Cell*, **124**, 315 (2006)
23) G.S. Roth *et al.*, *Science*, **297**, 811 (2002)
24) A. Wong *et al.*, *Genetics*, **139**, 1247 (1995)
25) J.J. Ewbank *et al.*, *Science*, **275**, 980 (1997)
26) D. Nakai *et al.*, *Aging Cell*, **3**, 273 (2004)
27) D. Nakai *et al.*, *Biochem Biophys Res Commun*, **289**, 463 (2001)
28) X. Liu *et al.*, *Genes Dev*, **19**, 2424 (2005)
29) A. Dillin *et al.*, *Science*, **298**, 2398 (2002)
30) Y.S. Ho *et al.*, *J Biol Chem*, **279**, 32804 (2004)
31) Y.S. Ho *et al.*, *J Biol Chem*, **272**, 16644 (1997)
32) J.B. de Haan *et al.*, *J Biol Chem*, **273**, 22528 (1998)
33) A.G. Reaume *et al.*, *Nat Genet*, **13**, 43 (1996)
34) Y.S. Ho *et al.*, *J Biol Chem*, **273**, 7765 (1998)
35) M.M. Matzuk *et al.*, *Endocrinology*, **139**, 4008 (1998)
36) K.K. Ohlemiller *et al.*, *Audiol Neurootol*, **4**, 237 (1998)
37) A. Behndig *et al.*, *Free Radic Biol Med*, **31**, 738 (2001)
38) S. Elchuri *et al.*, *Oncogene*, **24**, 367 (2005)
39) F.L. Muller *et al.*, *Free Radic Biol Med*, **40**, 1993 (2006)
40) Y. Imamura *et al.*, *Proc Natl Acad Sci USA*, in press (2006)
41) Y. Li *et al.*, *Nat Genet*, **11**, 376 (1995)
42) R.M. Lebovitz *et al.*, *Proc Natl Acad Sci USA*, **93**, 9782 (1996)
43) L.M. Carlsson *et al.*, *Proc Natl Acad Sci USA*, **92**, 6264 (1995)
44) D.R. Rosen *et al.*, *Nature*, **362**, 59 (1993)
45) S. Hiroi *et al.*, *Biochem Biophys Res Commun*, **261**, 332 (1999)
46) L. Valenti *et al.*, *J Med Genet*, **41**, 946 (2004)
47) J. Sandstrom *et al.*, *J Biol Chem*, **269**, 19163 (1994)
48) S. Melov *et al.*, *Nat Genet*, **18**, 159 (1998)
49) T. Ikegami *et al.*, *Biochem Biophys Res Commun*, **296**, 729 (2002)
50) 清水孝彦, 白澤卓二, 医学のあゆみ, **217**, 763 (2006)
51) H. Misawa *et al.*, *Neurobiol Dis*, **23**, 169 (2006)
52) L. Partridge & D. Gems, *Nat Rev Genet*, **3**, 165 (2002)
53) D.C. Wallace & S. Melov, *Nat Genet*, **19**, 105 (1998)

第5章 メタボリックシンドロームとバイオマーカー

内藤裕二*

1 はじめに

2005年に発表されたわが国の診断基準によると，中年男性の4分の1はメタボリックシンドロームと診断されるようである。シンドロームとは症候群のことであるが，本シンドロームは将来の心血管病の危険が高い，極めて深刻な状態であるとされている。メタボリックシンドロームなる概念は，心血管病予防に向けた介入試験の高危険群として位置づけられている。内臓脂肪蓄積が基盤となって発症するため，最も簡単かつ重要なバイオマーカーは内臓脂肪量である。本稿では，メタボリックシンドロームにおけるバイオマーカーを中心に解説した。

2 メタボリックシンドロームとは？

日本内科学会を含む8学会の委員で構成された診断基準検討委員会が策定したわが国のメタボリックシンドローム診断基準が2005年4月に発表されている[1]。従来の，疾病の捉え方やその治療法の探索は，できるだけ単独の病態に整理していきその原因を掘り下げることにより，分子レベル，遺伝子レベルで解明して治療法を確立するといったストラテジーが本道であると考えられてきた。たとえば，家族性高脂血症にみられるように高LDL血症は動脈硬化の進展，心血管合併症のリスクファクターであり，よってコレステロール合成酵素阻害剤が開発，臨床応用されてきた。さらに，高血圧，喫煙などの冠動脈疾患のリスクファクターが同定されていった。しかし，LDLが単独で発症を規定しているのではないことはもちろん，LDLが高くなくても心血管病を発症することは日常臨床でよく経験することであった。

そのような中で，高トリグリセリド血症，低HDL血症，さらに高血糖，高血圧など身近な生活習慣病が一個人に複数合併するいわゆるマルチプルリスクファクターの重要性が強調されるようになってきたわけである。高血圧症単独で外来治療中の患者さんよりも，若干血圧が高く，若干血糖が高く，脂質代謝異常がある一見健康そうな肥満気味中年男性が心血管病で倒れることが，社会医学的にも問題となっているのである。「死の4重奏」（上半身肥満，耐糖能障害，高トリグ

---

* Yuji Naito 京都府立医科大学 生体機能分析医学講座 助教授

リセリド血症，高血圧），「内臓脂肪症候群」（内臓脂肪蓄積，耐糖能異常，高脂血症，高血圧）などの症候群が注目されてきた。メタボリックシンドロームを疾患概念として確立する目的は，「飽食と運動不足によって生じる過栄養を基盤に益々増加してきた心血管病に対して効率よい予防対策を確立すること」である。従って，メタボリックシンドロームの第1の臨床的帰結は心血管病であり，診断は心血管病予防のために行うものである必要がある。

6,255人を平均13年間追跡した米国 The Second National Health and Nutrition Examination Survey (NHANES II) の調査研究ではウエスト周囲径のデータがないためBMI 30以上を用いたNCEP基準を用いているが，メタボリックシンドローム群はメタボリックシンドロームのない群に比べ，年齢，性別を補正した冠動脈疾患死亡のハザード比は1.82，総死亡のハザード比も1.4と高値であった（図1）[2]。

ただし，内臓脂肪蓄積はしばしばインスリン抵抗性を伴い，両者は併存する場合が多い。よってメタボリックシンドロームは，2型糖尿病の発症リスクも高い。内臓脂肪蓄積とインスリン抵抗性のいずれが上流に存在するかについては，検討委員会でも検討され，本シンドロームで見られるのは内臓脂肪蓄積によって生じるインスリン抵抗性であると考えられている。このような背景により，今回の8学会検討委員会から発表された診断基準を表1に示した。基本は内臓脂肪蓄積であり，それにプラスして脂質代謝異常，高血圧，高血糖の2項目以上が見られるものとなった。

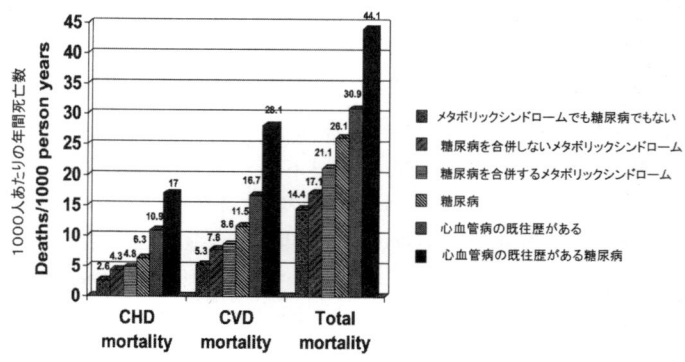

図1 メタボリックシンドローム，糖尿病に有無別にみた冠動脈疾患死亡率（CHD），心血管病死亡率（CVD），総死亡率の比較[2]

第5章 メタボリックシンドロームとバイオマーカー

表1 わが国のメタボリックシンドローム診断基準

内臓脂肪（腹腔内脂肪）蓄積	
ウエスト周囲径	男性 ≧ 85cm 女性 ≧ 90cm
（内臓脂肪面積　男女とも ≧ 100cm² に相当）	
上記に加え以下のうち2項目以上	
高トリグリセライド血症 かつ／または 低 HDL コレステロール血症	≧ 150mg/dl <40mg/dl 男女とも
収縮期血症 かつ／または 拡張期血症	≧ 130mmHg ≧ 85mmHg
空腹時高血糖	≧ 110mg/dl

（日本内科学会雑誌，94(4)，188-203（2005）より引用）

3 メタボリックシンドロームのバイオマーカー

　メタボリックシンドロームが内臓脂肪を基盤として進展する疾患群であるため，その時期に応じたバイオマーカーを考慮する必要がある．単純に考えれば，内臓脂肪の蓄積が抑制できれば，メタボリックシンドロームから心血管病予防の第一歩になるわけである．

3.1　内臓脂肪蓄積

　内臓脂肪蓄積はメタボリックシンドロームにおいて主要な役割を担っており，わが国の診断基準では必須項目である．わが国では肥満症診断基準に示されているがごとく，臍高レベル腹部CTスキャンによって判定した腹腔内脂肪面積100cm²以上が男女共通した内臓脂肪蓄積のカットオフ値である．それに対応するウエスト周囲径が検討され，診断基準にある男性85cm，女性90cmが設定された（図2）．この基準値は，CTによる評価よりも，一般臨床医や健康診断の場で用いることができ，臨床的な有用性が高い．ただし，数字だけがひとり歩きしないように注意することも必要で，将来的には改定される可能性もある．特に，この基準は女性には甘い基準になっており，NCEP-ATPIIIやIDFといった国際的基準ではアジア人の場合，男性90cm以上，女性80cm以上となっている．久山町のコホート研究においても，この国際基準値の妥当性が見いだされており，今後，わが国のデータによりシンドロームの定義は見直されていくものと考えられる．なお，ウエスト周囲径は，立位，軽呼気時，臍レベルで測定する．脂肪蓄積が著明で臍が下方に偏位している場合には肋骨下縁と前上腸骨棘の中点の高さで測定する．

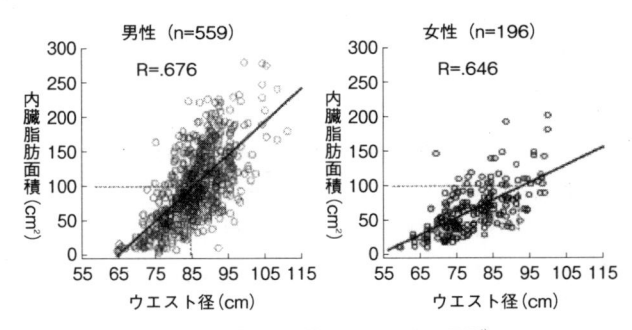

図2　内臓脂肪面積とウエスト径の関係[4]

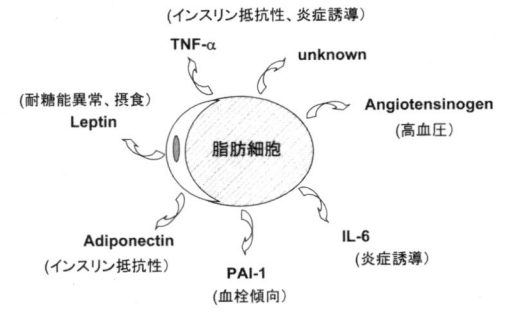

図3　種々の脂肪細胞由来生理活性物質（アディポサイトカイン）とその作用

　動物実験モデルなどが盛んに利用されるようになってきているが，内臓脂肪量の測定がGold standardとなっていることは明らかである．体重に対する比率で示したほうが内臓脂肪蓄積をより正確に反映していると考えられる．

　さて，内臓脂肪蓄積より早期に判定できる血清バイオマーカーは存在するのであろうか．遊離脂肪酸，plasminogen activator inhibitor-1（PAI-1），アディポネクチンなどの様々な生理活性物質などが注目されているところである[3]（図3）．内臓脂肪の絶対量よりも，内臓脂肪細胞の機能によってメタボリックシンドロームを早期に判定できるものが臨床的有用性も高いわけで，それが，心血管合併症のリスク予測因子になっていればさらに有難いことになる．

　脂肪細胞由来アディポサイトカインのなかでもアディポネクチンは善玉サイトカインとして最も注目されているバイオマーカーである．アディポネクチンの血中濃度は肥満者とくに内臓脂肪蓄積により低下し，減量によって増加する（図4）[4]．さらに，肥満度が同じであっても，心筋梗塞や狭心症といった動脈硬化性疾患，および糖尿病で血中アディポネクチン濃度は低下する．ヒト血清中のアディポネクチンはさまざまな多量体構造で存在しており，なかでも300 kDa以

第5章 メタボリックシンドロームとバイオマーカー

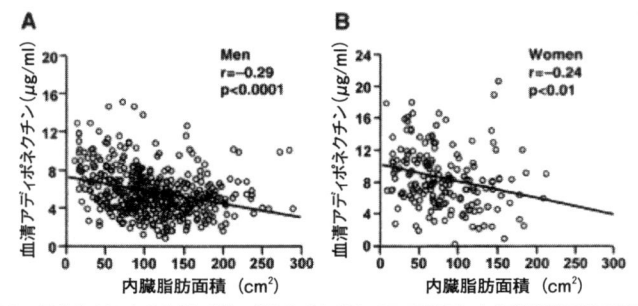

図4 日本人661名の血漿アディポネクチン値とCTで測定した内臓脂肪面積の相関[4]

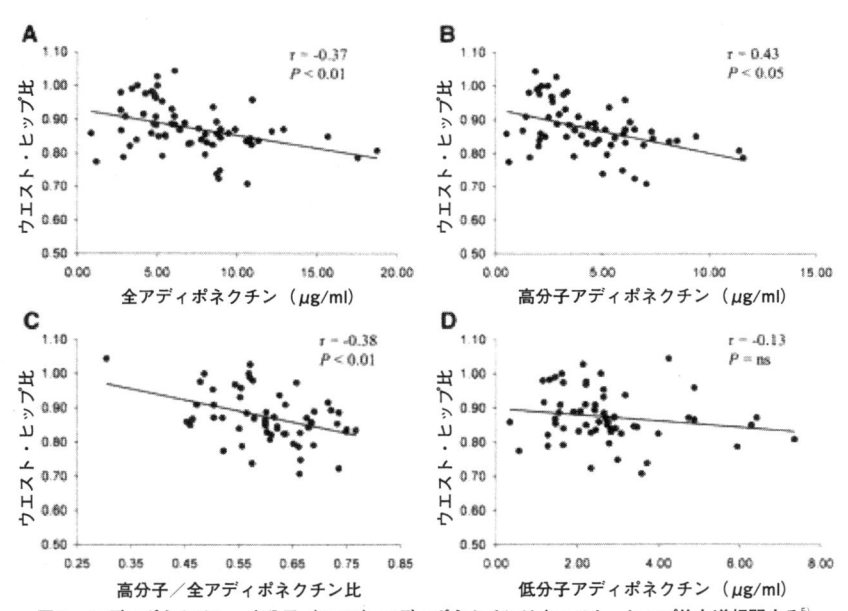

図5 アディポネクチン，高分子（HMW）アディポネクチンはウエスト・ヒップ比と逆相関する[5]

上の12-18量体から形成される高分子（HMW）アディポネクチンは最も生理活性が高いアイソフォームと考えられている（図5）[5]。心血管病発症，糖尿病発症，メタボリックシンドロームの有意な危険因子ではないかと研究が進められている。残念ながら多くの研究が横断的研究であり，前向き試験によって確認されたものではなく，疾病予防バイオマーカーになりうるかについての結論はでていない。

アディポサイトカイン分泌異常のメカニズムの一つとして脂肪細胞，脂肪組織における酸化ス

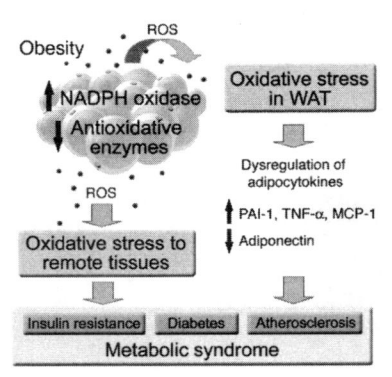

図6　脂肪細胞，組織における酸化ストレスとメタボリックシンドローム[6]

トレスの関与が注目されている（図6）。ヒトおよびマウスにおいて酸化ストレスマーカーである血中 thiobarbituric acid-reactive substances（臨床検査での LPO に相当する）や尿中 8-epi-prostaglandin-F2a が肥満度とともに上昇することが報告されている[6]。脂肪組織における酸化ストレスの亢進状態は，NADPH 酸化酵素の活性化と抗酸化酵素の発現低下の結果であった。その結果，アディポサイトカイン分泌異常が生じており，肥満マウスに対して NADPH 酸化酵素阻害剤を投与することによりその異常は是正される。この結果は極めて興味深く，脂肪細胞に移行しやすい抗酸化剤にメタボリック症候群を是正できる可能性を示していると同時に，酸化修飾タンパク質などの酸化ストレスマーカーが早期のメタボリック症候群のバイオマーカーとなりうる可能性があり，今後の研究成果を期待したい。

3.2　インスリン抵抗性

インスリン抵抗性はメタボリックシンドロームの多くの症例に見られ主要な要因と考えられている。インスリン抵抗性はメタボリックシンドロームの上流因子として捉えられている。しかし，インスリン抵抗性の診断は容易でない。日本糖尿病学会の糖尿病治療ガイドでは，簡便なインスリン抵抗性指標の一つとして早朝空腹時の血中インスリン値と血糖値から計算される HOMA-R（homeostasis model assessment）をあげている。空腹時血糖が 140mg/dl 以下の場合には，他の方法で求めたインスリン抵抗性の値とよく相関するとされている。

HOMA-R = IRI（μU/mL）×空腹時血糖値（mg/dL）/405

HOMA-R 値：1.6 以下…正常

HOMA-R 値：2.5 以上…インスリン抵抗性の疑い

空腹時 IRI は 2〜10μg/dl が正常であり，それを超える場合，インスリン抵抗性をインスリ

第5章 メタボリックシンドロームとバイオマーカー

ン過剰分泌で代償していると考える。空腹時は正常でも，食後高血糖に対して代償するために2時間値のインスリン追加分泌の上昇する場合もあり，指標として採用する論文も多い。どちらも，分泌不全を伴う場合は必ずしも有効な指標とならない。糖負荷試験，グルコースクランプ法，insuline torelance test（ITT）などもあるが専門的であり，詳細は成書を参考にしていただきたい。

インスリン作用の障害は，肝臓，骨格筋，脂肪細胞などの標的臓器における受容体以下のシグナル伝達機構の障害によるインスリン感受性の低下によりもたらされる（図7）。なかでも，インスリン刺激による糖取り込みの75％以上は骨格筋によるものである。したがって，筋肉のインスリン感受性の低下は，個体の糖処理に影響する重要な因子である。このインスリン抵抗性の出現にも，内臓脂肪の役割は大きい。内臓脂肪は代謝上活発な組織であり，増加した内臓脂肪から放出された多量の遊離脂肪酸は門脈を介して直接肝臓に流入して，インスリン受容体のリサイクリングを抑制し，肝臓におけるインスリンクリアランスの低下をもたらす。さらに，内臓脂肪では tumor necrosis factor-α やレジスチンといったアディポサイトカインの発現も亢進しており，肝臓，骨格筋，脂肪細胞においてインスリン受容体や insulin receptor substrate（IRS）-1 のチロシンリン酸化を阻害し，インスリンのシグナル伝達を障害してインスリン抵抗性の出現に関与している可能性がある。特に，アディポネクチンとTNF-αは互いに発現量を調節し，インスリン抵抗性獲得メカニズムにおける役割は重要である[7]。

インスリン感受性の gluocose transporter である GLUT4 の骨格筋での遺伝子発現，蛋白質量は，肥満者でも一般的には低下しないとされている。しかし，GLUT4の量的変化がなくても糖取り込みは変化することより，GLUT4自体の活性や細胞膜への translocation の異常などが注目されている。たとえば，運動はトレーニング効果として，インスリン受容体を介するシグナルとは別

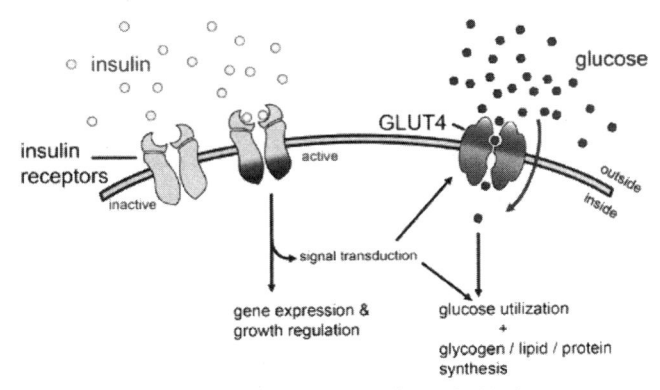

図7　骨格筋のインスリンシグナルの伝達経路

経路で GLUT4 を細胞膜へ translocate させ，その結果インスリン抵抗性改善作用を発揮する。

インスリン抵抗性の原因を肝臓に求める考え方もある[8]。Cai ら[8] は，肝臓において nuclear factor-κB（NF-κB）が慢性的に低レベルでの活性化が持続する transgenic mice（LIKK）を作製し，肝臓における炎症反応の活性化が局所的，全身的インスリン抵抗性を惹起することを報告している。さらに，この肝臓における NF-κB 活性化には門脈循環から供給される遊離脂肪酸の果たす役割が大きいとされている。

インスリン抵抗性とアンチエイジングとの関連では，ホルモンの与える影響が大きい。つまり，過食と運動不足による内臓脂肪蓄積が注目されてきたが，エイジングに伴うホルモンレベルの変化も肥満を助長する要因の一つとなることが解明されてきている。インスリン抵抗性を改善させる働きのあるインスリン様成長因子(IGF-1)，テストステロン，Dehydroepiandrosterone(DHEA)などのホルモンはエイジングにより減少するが，反対に抵抗性を上げる作用をもつコルチゾンは加齢とともに増加し，肥満を助長する。実際に，米国では DHEA での抗肥満作用を臨床レベルで評価しようとする試みもある。

3.3 動脈硬化症

心血管病の予防のためには動脈硬化症のバイオマーカーは重要である。メタボリックシンドロームでは高トリグリセリド血症を伴うことが多いが，トリグリセリドそのものの血管内皮傷害性は極めて少ない。おそらくトリグリセリド豊富なリポ蛋白分画のなかでも，レムナントリポ蛋白にその細胞障害性，向動脈硬化性があると考えられている。臨床的には，apoB-100 に対する抗体を用いた remnant-like lipoprotein particle（RLP）がバイオマーカーとして測定されている。実際に，RLP は血管内皮細胞における内皮依存性血管拡張反応を低下させ，接着分子(ICAM-1, VCAM-1) 発現を亢進させる。また，このような細胞応答のシグナル伝達には細胞内酸化ストレスが重要であることも報告されている。

肝臓におけるトリグリセリド（TG）合成の増加の結果，血液中には TG-rich VLDL が増加し，リパーゼによって TG が分解された結果 small-dense LDL が増加することも見いだされている。small-dense LDL は易酸化性が亢進し，動脈壁に蓄積しやすく，さらにスカベンジャー受容体を介してマクロファージに取り込まれやすく，泡沫細胞形成を促進する。

動脈硬化症を評価する血清因子としてはコレステロール値と炎症マーカーである高感度 CRPが有用であるとされてきた。1600 人弱の成人を 12 年以上前向きに経過観察した Edinburgh Artery Study[9] の結果でも，炎症マーカーは重要であり，特に CRP はその測定時点での動脈硬化の程度の判定に，インターロイキン 6（IL-6）は動脈硬化の進展予測マーカーとして有用であったとされている。ワイン常飲者には心血管合併症が少ないことが知られているが，40 人の健

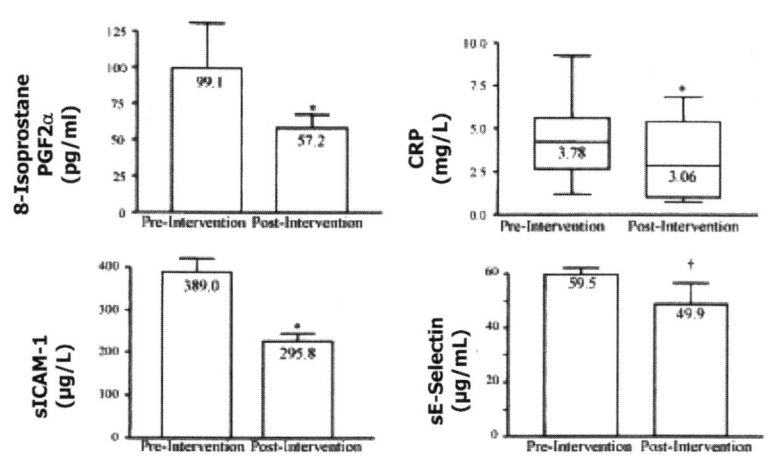

図8　カロリー制限と運動療法による介入試験後の血中炎症性バイオマーカーの変動[11]

常成人がエタノール換算で30g／日のワインを28日間飲用すると，血清高感度CRP，可溶性VCAM-1，ICAM-1などが低下することも報告されている[10]。さらに，このような動脈硬化に関する炎症マーカーは，運動や食事制限といったライフスタイルの介入試験によっても変動する（図8）[11]。いずれにしても，いくつかの炎症マーカーを併用して臨床試験を行うことは，将来の心血管病予測にとっては有用である可能性が高い。

4　メタボリックシンドロームに有効な機能性食品因子

メタボリックシンドロームの予防には食事制限と運動療法に勝るものはない。食事療法の基本は，エネルギー摂取制限と食事の質の問題である。食事制限は25kcal／日を目安にして1,200〜1,800kcal／日，現体重の7％減を目指す。食事の質の問題としては，複合糖質を主に摂取し，ショ糖などの単純糖質摂取を制限する必要がある。すなわち，同じエネルギー摂取であっても，できる限り血糖上昇が少なく，インスリン上昇反応の少ない低グリセミックインデックス食品を選択すればよい。さらに食物繊維の摂取不足は現代人では明らかである。目標値は25g／日とされているが，多くの日本人では不足気味であり，若者では10g／日以下の人も少なくない現状である。食物繊維の摂取は，食後血糖上昇を予防し，食後のインスリン反応を低下させ，高中性脂肪血症を予防することが期待される。脂肪摂取の問題点がメタボリックシンドローム発症に直結している。脂肪酸の組成としては，飽和脂肪酸含量が少なく，不飽和脂肪酸含量が比較的多い食品を選択する必要がある。飽和脂肪酸の少ない脂肪として，オリーブ油，ナタネ油は比較的オレイ

ン酸を多く含んでおり，サフラワー油，コーンオイルにはリノール酸が比較的多く，リノレイン酸はカボチャに多い。一方，海藻類，イワシ，サバなどの魚類にはアラキドン酸，EPA，DHAなどの多価不飽和脂肪酸が多く含まれている。以上をまとめると，メタボリックシンドロームを予防するための食事の基本形は，日本食，地中海食であると言える。表2に滋賀医科大学柏木教授がまとめたメタボリックシンドロームの栄養治療の原則を示した[12]。

さて，近年，メタボリックシンドローム予防についての機能性食品成分の役割について注目が集まっている。しかし，C57BL/6マウスを用いた寿命実験でも，抗酸化剤のコエンザイムQ10やαリポ酸には寿命延長作用はなく，40％程度のカロリー制限が有意に寿命を延長させている。メタボリック症候群の確実な動物モデルは存在しないが，高脂肪食負荷などにより内臓脂肪蓄積モデルを作製して，食品因子の有効性を評価する研究は盛んに行われている（図9）。食品因子の研究ストラテジーとしては，①脂肪細胞の分化を刺激することにより成熟脂肪細胞数を増加させる，②肥満した白色脂肪細胞の増殖を抑制したり，アポトーシスを誘導したり，成熟細胞に逆戻りさせる，③前駆脂肪細胞の分化を褐色脂肪細胞に向かわせる，④TNF-a等によるアディポサイトカイン産生異常を是正する，⑤肝臓や骨格筋に作用してインスリン抵抗性を改善させるなどが考えられている。

北海道大学宮下和夫教授らは，海藻脂質の研究から抗肥満作用を有するカロテノイドの一種であるフコキサンチンを同定し，白色脂肪細胞におけるUCP蛋白質発現誘導といった作用機構を報告している[13]。興味深い作用機構であり，今後の展開が期待される。多くの天然物のなかにはこのような抗肥満作用を有するものがあることが予想される。われわれは，現在血清プロテオー

表2　メタボリックシンドローム〜栄養治療の原則

1. 低エネルギー食
   肥満の程度によるが20〜25kcal/kg・IBW/日を目標
   体重の推移を観察する。現体重の7％減を目標にする。
2. 脂肪摂取の問題：
   飽和脂肪酸の制限，ω3不飽和脂肪酸摂取，肉より魚，
   オリーブ油（1価不飽和脂肪酸は代謝的に中性）
3. 糖質の質，量摂取の問題：
   低GI食（低インスリン反応食），複合糖質，適切量の
   果物，砂糖など単純糖質摂取の制限
4. 高食物繊維食
   （20〜25g／日）
5. 抗酸化ビタミンを含むビタミン，ミネラルの十分な摂取
6. 高血圧合併患者の場合
   塩分制限（6g／日以下），カリウムに富む野菜の摂取
7. 高LDL-C血症合の症例の場合
   コレステロール制限食（300mg／日以下）

第5章 メタボリックシンドロームとバイオマーカー

未熟脂肪細胞を成熟脂肪細胞に分化させる。

アディポサイトカイン分泌異常を是正する

肥大した脂肪細胞を小さくさせる、アポトーシスを誘導する

前駆脂肪細胞の分化を褐色脂肪細胞に向かわせる

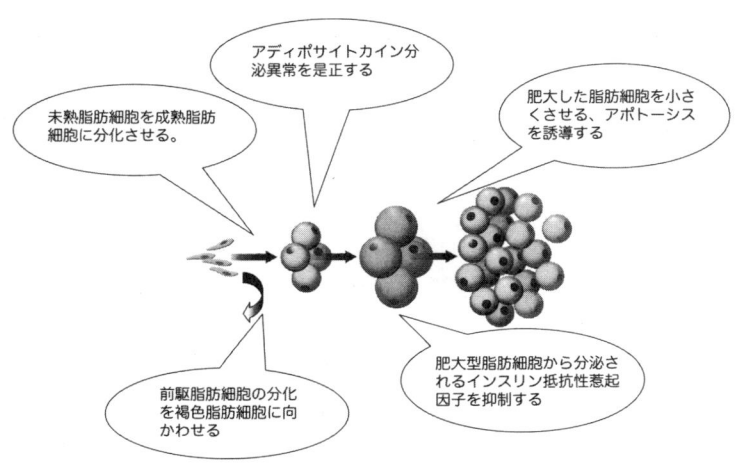

肥大型脂肪細胞から分泌されるインスリン抵抗性惹起因子を抑制する

図9　脂肪細胞に対する食品因子によるアプローチ

ム解析を進めており，メタボリックシンドローム動物モデルに対しての介入試験を実施しつつ，内臓脂肪蓄積抑制に代わる新しいバイオマーカーの同定に取り組んでいる。このようなバイオマーカーの同定は，メタボリックシンドロームの早期発見につながるだけでなく，食品因子によるヒト介入試験においてもその有効性をより早期に科学的手法によって確認することができる。今後の展開に期待していただきたい。

5　遺伝素因

遺伝素因をバイオマーカーと考えることには問題があるのかもしれないが，最近の遺伝子多型の研究成果を紹介しておく。なかでも，β3アドレナリン受容体（β3AR）遺伝子変異がもっともよく研究され，すでに遺伝子診断が実施されている。β3ARは，主に白色脂肪組織と褐色脂肪組織の細胞表面に存在し，アドレナリン（エピネフィリン）の刺激を受ける役割をしている。しかし，β3アドレナリン受容体に変異があるとアドレナリンの刺激を受けることができなくなり，さらに脳の満腹中枢から出る刺激も受け取れなくなり，褐色脂肪組織にも，満腹中枢からの刺激が伝わらないために，エネルギーがうまく消費されず肥満につながるわけである。また，β3ARは白色脂肪組織では皮下脂肪には少なく，主に内臓脂肪に存在していて，中性脂肪を遊離脂肪酸に変えて，エネルギーを消費しやすくする役目がある。そのため，β3ARに変異があると，内臓脂肪がたまりやすく，リンゴ型肥満，メタボリック症候群を引き起こしやすくなるわけである。この遺伝子変異はピマインディアンの肥満・糖尿病研究により発見されたものである

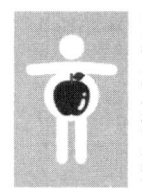

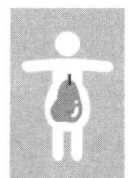

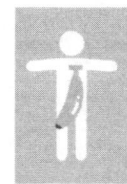

図10　遺伝子変異と肥満
（http://www.ci-labo.com より引用）

が，日本人にも約1/3にこの変異があり太りやすい体質といえる。β3ARの遺伝子に変異のある人はそうでない人に比べて基礎代謝量が1日あたり約200kcal少ないとされており，摂取エネルギーを200kcal減らしてみるか，200kcal程度消費する（約6000歩）ことが対策として有用とされている。

日本人の肥満に関する遺伝子多型としては，β3AR以外にも，UCP1やβ2ARなどが有用である（図10）。UCP1多型は日本人の25％に変異がみられ，主に女性で臀部や下腹部に脂肪がつきやすい洋なし型に多いことがわかっている。β2ARに変異がある人は，日本人16％にみられ，カロリー消費が高く，背が高く筋肉があまりないバナナ型と呼ばれている。

6　おわりに

いまメタボリックシンドロームは話題である。わが国における心血管病を予防するためには本症候群に対する積極的な介入が必要なことは理解できる。メタボリックシンドロームなる名前がマスコミのおかげでかなり周知のものとなってきた。しかし，その対策をはじめとして医学的見地からの検証はそう多くはない。診断基準も今後，改定が予想される。安全性を考慮すれば，カロリー制限を含めた「食育」が必要なことは理解できる。また，いくつかの機能性食品因子に期待が集まっていることも事実である。しかし，種々の介入試験がいかに科学的手法によって評価されているかといったことも重要ではないかと考える。

第5章 メタボリックシンドロームとバイオマーカー

文　　献

1) メタボリックシンドローム診断基準検討委員会：メタボリックシンドロームの定義と診断基準，日本内科学会雑誌，**94**，188-203（2005）
2) Malik S., Wong ND., Franklin SS. *et al.*, *Circulation*, **110**, 1245-50（2004）
3) 藤田幸一，船橋徹，アディポサイトカインの概念，細胞，**38**，224-227（2006）
4) Ryo M., Nakamura T., Kihara S. *et al.*, *Circulation J*, **68**, 975-981（2004）
5) Lara-Castro C., Luo N., Wallace P. *et al.*, *Diabetes*, **55**, 249-259（2006）
6) Fukuhara S., Fujita T., Shimabukuro M. *et al.*, *J Clin Invest*, **114**, 1752-1761（2004）
7) 柏木厚典，エイジングによる疾患1．メタボリックシンドローム，アンチエイジング医学―その理論と実践―（吉川敏一編集）診断と治療，東京，pp.64-71（2006）
8) Cai D., Yuan M., Frantz DF. *et al.*, *Nature Medicine*, **11**, 183-190（2005）
9) Tzoulaki I., Murray GD., Lee AJ. *et al.*, *Circulation*, **112**, 973-983（2005）
10) Estruch R., Sacanella E., Badia E. *et al.*, *Atherosclerosis*, **175**, 117-123（2004）
11) Roberts CK., Won D., Pruthi S. *et al.*, *Diabetes Res Clin Pract*, 2006, Apr 6（Epub ahead of print）
12) 柏木厚典，エイジングの予防と治療1．メタボリックシンドローム，アンチエイジング医学―その理論と実践―（吉川敏一編集）診断と治療，東京，pp.200-208（2006）
13) Maeda H., Hosokawa M., Sashima T. *et al.*, *Int J Mol Med*, **18**, 147-152（2006）

第6章　眼科とバイオマーカー：加齢黄斑変性の危険因子

今村　裕[*]

　眼科領域において各疾患におけるバイオマーカーの検索は極めて重要である。何故なら，眼科疾患の多くは加齢や全身疾患と密接な関連があるからである。糖尿病網膜症，腎性網膜症，高血圧性網膜症などは全身の異常を直接反映する眼底疾患である。したがって，血糖値，血圧はこれらの疾患の最も単純なバイオマーカーとも考えられる。今回，いくつかの代表的な眼科疾患の中から，特に高齢化社会で非常に生活の質を脅かす可能性の高い加齢黄斑変性（AMD）のバイオマーカーにつき概説したい。尚，バイオマーカーは生体情報のうち定量化できるものと定義し，単に血液データにとどまらず疾患の進行度あるいは発症のリスクを予測できると思われるパラメータをすべて含めて考えた。

1　はじめに

　加齢黄斑変性のバイオマーカーを論ずる前に，まず本疾患の臨床症状などの特徴を概説する。本疾患は，先進諸国の高齢者の視力低下の主因であり，我が国でも高齢者の視力障害の原因として非常に重要な疾患である。臨床的な特徴としては，ドルーゼンと呼ばれるしみ状の変化が網膜の中心部に生じる。さらに，黄斑部に脈絡膜新生血管（CNV）が約10％の患者に発生する。CNVが発生したAMDのことを滲出型（ウェットタイプ）と呼び，一方，血管が生えず網脈絡膜の萎縮をきたすものを萎縮型（ドライタイプ）という。典型的な症状は変視症を自覚することであり，物が歪む，中心部が暗いといって眼科を受診する患者が多い。通常，ドルーゼンの段階では無症状のことが多い。検診などの眼底検査で自覚症状がないのにも関わらず，黄斑部の異常を指摘され眼科を受診される患者もある。本疾患は75歳以上の成人の約3割に存在し，そのうちの6～8％が進行型であり重篤な視力障害をきたす。米国のデータでは，全米の中で800万～1千万人の人間がなんらかのAMDの所見があると推定されている。また，175万人が進行型に罹患していると考えられる。さらに，人口の高齢化にともない先進諸国では患者数は増大すると考えられている（写真1，2）。

　＊　Yutaka Imamura　慶應義塾大学　医学部　眼科学教室　講師

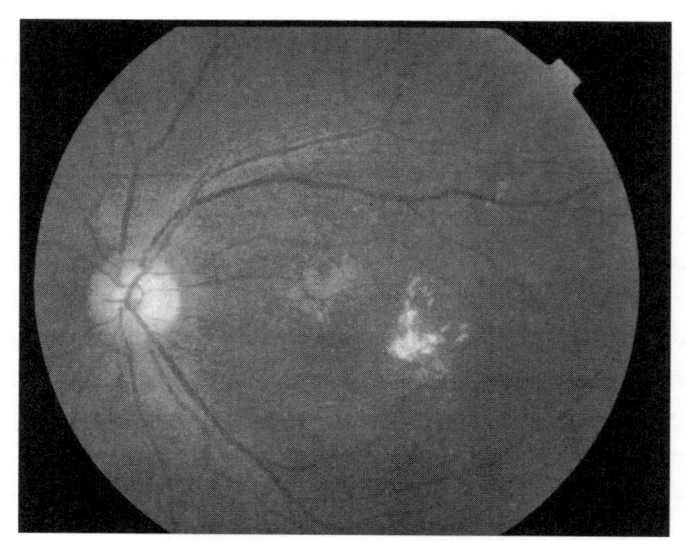

図1　脈絡膜血管を伴う加齢黄斑変性の臨床像
　ブルッフ膜を貫通し，網膜色素上皮下または網膜下に新生血管が発生する。患者は歪み（変視症）を訴えることが多い。光線力学療法，抗血管新生剤の投与の適応となる。

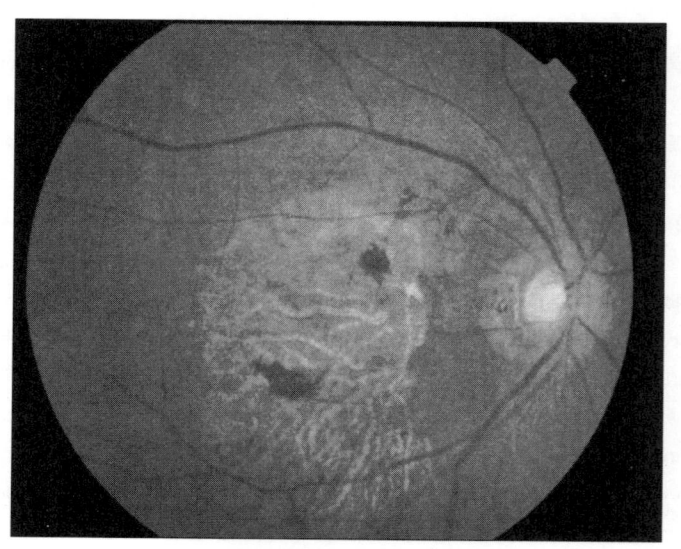

図2　進行型加齢黄斑変性の終末病巣
　このように広範な網脈絡膜萎縮に陥り，視力予後は不良である。この段階にいたらせないようにする予防医学的アプローチが重要である。

第6章　眼科とバイオマーカー：加齢黄斑変性の危険因子

2　病態整理

本疾患の病態生理は現時点では明確ではないが，酸化ストレスや炎症，環境因子，生活習慣，遺伝子異常などが発症に関連する重要な因子と推定されている。環境因子としては，各種疫学調査で加齢及び喫煙がほぼ確実な危険因子である。この他，ヒスパニック系や有色人種に比べ白色人種がAMD，特にウェットタイプの発症頻度が高い。さらに，食生活も関連がある。肥満者，及び脂肪食の摂取は発症に正の関連がある。この他，抗酸化物，ナッツ，魚，オメガ3脂肪酸の摂取は発症の予防的効果があることがわかっている。高血圧，高脂血症，光線被爆もおそらく危険因子である。

3　遺伝子の要因[1]

遺伝子検査がAMDの発症リスクを予測できるという仮説の下にAMDの関与する遺伝子の検索がなされている。まず，AMDの遺伝因子を論ずるに際し意味があるものは，AMDには家族暦が発症のリスクであるという知見がある。SEDDONらの調査ではAMD患者の血縁者は対象と比べて2.4倍発症リスクが高かった。また，滲出型AMDの血縁者のリスクは3.1倍であった。また，双子間でのAMDの罹患率の研究もなされている。AMDの米国における双生児研究で一卵性双生児では55％で一致，進行性AMDでは18％で一致，二卵性双生児では25％で一致，進行期AMDでは6％で一致という結果であった。遺伝率はAMD全体では46％，進行性AMDでは71％となっている。次に，連鎖解析について概観したい。多くの研究がなされているが，染色体1q25～31と10q26が原因遺伝子推定部位と考えられている。次に，原因遺伝子の報告を概観する。AMDは，黄斑部の変性疾患であるため遺伝性黄斑疾患の原因遺伝子や網膜色素変性の原因遺伝子が候補となりうる。しかしながら，多くのこれらの原因遺伝子とAMDとは関連がついていない。代表例は以下である。TIMP3（染色体q）：Sorsby's fundus dystrophyの原因遺伝子。本疾患はAMDと告示するため38家系のAMD患者についてTINP3遺伝子の有無が検索されたが，結果は陰性であった。ベスト病の原因因子VAMD2（染色体11q）：網膜色素変性の原因遺伝子，RDS（染色体6p）も関連がなかったこの他，関連がなかった遺伝子としてADPRT1，EPHX1，GLRX2，LAMG1，LAMG2，LAMG3，OCLM，PRELP，RGS16，TGFB2，EFEMP1，GPR75，IL1A，FIBULIN2，GPX1，IMPG2，RDS，AhR，NAT2，CYP2E1，CAT，FIBULIN4，VMD2，A2M，MGST1，CKB，CYP1A1，CYP 1 A2，APOH，ITGB4，CYP2D6，FIBULIN1，TIMP3がある。

関連性のあった遺伝子：2006年4月にサイエンス誌で3つの論文が補体H因子（complement

factor H）と AMD との関連を報告した。CFH は補体活性経路を抑制する。報告された研究では 422 番目のアミノ酸がヒスチジンからトリプトファンに変異する多型が AMD と強く連鎖することを報告した。しかし，この多型が患者及び感情者に出現する頻度は報告により異なっている。本 CFH の多型は我が国の AMD 患者においても追試された。その結果，146 名の漏出型患者と 105 名の健常者で 61 箇所の多型が比較された。驚くべきことに，前述の報告で確認された Y402H 多型は白色人種では 45％に認められたのに対し日本人ではわずか 4％だった。しかも，患者群と対象群とでは有意な差は認められなかった。この事実は，同じ AMD という疾患でも人種によって感受性の高い遺伝子は異なり健常者の中においても多型の頻度が 10 倍以上異なることを示した。最近，CFH と共通した生物学的経路を担う 2 つの遺伝子と AMD との関連が報告された。Factor B（BF）と complement component 2（C2）の遺伝子は染色体 6 p500 塩基離れるだけの遺伝子である。BF の多型（L9H）と C2 の多型（E318D）は発症リスクの低下（オッズ比 0.36）に関連することが示された。この他，2 つの報告が PLEKHA 1 /LOC387715 の多型と AMD との関連を報告した。しかし，この遺伝子の機能は未知である。そのほか，関連の報告された遺伝子は以下である（Fibulin5, CST3, CX3CR1, TLR4, VEGF, LRP6, MMP9, HLA Genes, APOE, ABCA4, HEMICENTIN-1, PON1, ELOVL4, VLDLR, ACE, SOD2）。

　PON1 は paraoxonase をコードしており LDL の酸化を防ぐ機能を持っている。我々は本遺伝子の多型が有意に日本人 AMD 患者に多いことを報告したが，白色人種での追試では明らかな差はなくまた多型の頻度そのものも大きく異なっていた。この事実は AMD に関しては人種による感受性遺伝子の違いが厳然と存在していることを意味している。

　このような遺伝子多型の検査は AMD の病態を理解し発症リスクを予測するのに有用であると思われるが，人種によって結果が違うこと，遺伝子以外に環境因子が大きな意味を持つことなどから実際の臨床の現場で患者に説明するのはまだデータの蓄積が不十分であると思われる。今後，我が国においても独自に疾患感受性遺伝子の検索がされることが望まれる。

4　薬物内服と AMD 発症リスク

　米国のグループから高コレステロール治療剤（スタチン）の内服と AMD 発症に関する興味深い論文が出ている。871 名の AMD 患者と 11717 人の対象群においてスタチン内服の有無が調べられた。この結果，スタチン内服をしていたのは AMD 群で 11％，対象群で 12.3％であった。これを年齢，性別，人種で補正したところ AMD と高コレステロール治療との間に負の相関がみられた（オッズ比 0.79）。著者らは，本データをもとにスタチンの AMD に対する予防効果を見る臨床試験を計画すべきだと提唱している。また米国からの報告であるが，ホルモン補充療法を

第6章　眼科とバイオマーカー：加齢黄斑変性の危険因子

受けている女性において AMD への罹患率が調べられた。65 ～ 84 歳の 1458 例の女性参加者が解析されホルモン補充療法を受けている女性は大型ドルーゼンの発症リスクが有意に低い（オッズ比 0.5）事が示された。ただし，初期黄斑症および進行型 AMD とホルモン使用との関連は見られなかった。ホルモン補充療法は，抗加齢医療の中でもエビデンスが多く注目されている治療法である。今回，女性のみが調査の対象であったが男性においてもこのような調査がされることが望まれる。加齢疾患の代表である AMD にホルモン治療のエビデンスが得られたことは非常に興味深い。これらの結果から，血中のコレステロール及び性ホルモン濃度が AMD の新しいバイオマーカーになりえることを示唆している。

5　高感度 CRP と AMD[2]

多くの調査で CRP 高値と AMD との相関が報告されている。CRP（C- 反応性蛋白）は，感染症，炎症の指標であるが，心筋梗塞などの原因となる動脈硬化症が慢性炎症性疾患として捉えられるようになり，従来，炎症がないと判定していた正常範囲の CRP 値を高感度で検出する高感度 CRP が注目されている。CRP が動脈血管の炎症部位のみならず内臓脂肪の脂肪細胞からも生成されるサイトカインの一つであるインターロイキン-6，TNF-α（腫瘍壊死因子）の刺激により肝臓で合成される蛋白質である。高感度 CRP が 0.55mg/L 以下の人と比較して，2.11mg/L 以上の人の心筋梗塞の発症率が 3 倍になるという報告がある。梗塞性疾患の発症を予測する指標として，生活習慣病の患者，冠動脈危険因子のある人に重要な検査になっている。AMD 患者は循環器疾患で死亡する可能性が高い。また疫学調査によって差はあるが，高血圧を合併する患者が多い。したがって動脈硬化を促進させる因子は AMD の進行度と相関するバイオマーカーになる可能性がある。

6　クラミジア感染と AMD[3]

性行為感染症の原因として知られる Chlamydia trachomatis（クラミジア・トラコマチス）は，リケッチアに類似した病原体により起こるもので，同じクラミジア属に属した菌による疾患として，トラコーマ，オウム病，クラミジア肺炎などが知られている。クラミジア感染の既往は動脈硬化の危険因子として知られている。AMD 患者でクラミジア抗体値が高いという報告がいくつかなされており，AMD の病態を考える上で興味深い。

7 おわりに

以上,眼科疾患の代表的加齢疾患である AMD に関して,遺伝子異常を含むバイオマーカーについて概観した。AMD は高血圧,肥満,といったメタボリックシンドロームと合併することがしられている。本稿で紹介した CRP やクラミジア感染は動脈硬化促進の代表的危険因子であり,AMD の病因が網膜のみに起因するのではなく,全身の代謝異常が関与することを示唆している。AMD は進行すると網膜および脈絡膜の萎縮が生じ,有効な治療が難しくなる。予防医学的アプローチが進行型への移行を防ぐために重要であり,臨期の進行度と関連するマーカーが同定されることが望まれる。

文　　献

1) Haddad SH. *et al.*, The Genetics of age-related macular degeneration: a review of progress to date. Surv of Ophthalmol, **51**, 316-363 (2006)
2) Seddon JM. *et al.*, *Association between* C-reactive protein and age-related macular degeneration. *JAMA*, **291**, 704-710 (2004)
3) Kalayugu MV. *et al.*, Serological association between Chlamydia pneumoniae infection and age-related macular degeneration. *Arch Ophthalmol*, **121**, 478-482 (2003)

第7章 口腔とバイオマーカー

梁　洪淵[*1]，斎藤一郎[*2]

1　はじめに

　生活の質を高く保ちながらいつまでも若々しく過ごすことをアンチエイジング医学のひとつのゴールとするなら，その達成には「口の健康」を維持することが極めて重要である。人をはじめとする動物は歯を失い噛めなくなると，老化のスピードが高まるのは良く知られている。加えて良く噛むことにより脳が活性化されることは周知であるが，このような咀嚼を介し唾液も多く分泌され，この唾液は単なる水ではなく，さまざまな抗酸化物質，成長因子や抗菌物質，生理活性物質など，全身の健康を司る成分が多種多様に含まれている。このことから唾液の分泌促進はアンチエイジングに欠くことの出来ない課題であり，口腔の機能を維持し十分な唾液を分泌させることが，口腔から全身を考えるアンチエイジング医学の基本となる。高齢者の死因の上位に肺炎があげられ，70歳以降では誤嚥性肺炎で亡くなる方が急増することが知られており，口の中が清潔に保たれ十分な唾液で微生物などを排除することができればリスクを軽減することが出来る。

　口の重要な役割としてもうひとつ挙げたいのが「話す」機能である。話し相手のいない独り暮らしの高齢者の老化のスピードが早いことはよく知られており，このことから食べる，話すなど，口をよく使う人は心身ともに健康でアンチエイジングを実践しているともいえる。

　「どのようなときに健康を感じるか」というアンケートを取ると，「食欲があり食事がおいしい」，「ほかの人と楽しく交流ができる」，「毎日朗らかに暮らせる」などの口腔にかかわる行為が大きな割合を占めることから，抗加齢医学において口腔顎顔面領域を専門とする歯科医学の果たす役割は大きい。

　現在の医学・歯学は臓器，疾患に細分化され特化することで発展してきた。しかしながら，新たな領域である抗加齢医学では体全体を視野に入れ，脳，骨，目，肌，筋肉，血管，口腔などか

[*1]　Koufuchi Ryo　鶴見大学　歯学部　高齢者歯科学講座　助手
　　　鶴見大学　歯学部附属病院　アンチエイジング専門外来
[*2]　Ichiro Saito　鶴見大学　歯学部　口腔病理学講座　教授
　　　鶴見大学　歯学部附属病院　アンチエイジング専門外来

ら思考に至るまでの横断的な対応が不可欠であり、その実践には他分野を包括した総合的な理解が求められている。更に近年の科学技術の発達に伴い、老化や寿命を制御するメカニズムの解明が飛躍的に進み、これらの研究からの様々な成果が老化度の診断や予防をはじめとする対処法に取り入れられている。

このことから歯科医学においても口腔から考える全身の健康状態の把握や、その対処が不可避である。本稿ではアンチエイジング医学における口腔の役割を概説すると共にこれらの機能を評価するための検査法について紹介する。

2 口腔の機能

生命維持に不可欠な摂食嚥下機能においても、複雑な高次機能が連携している。咀嚼運動自体は脳幹にプログラムがあり、末梢からの感覚情報により作動することが知られているが、摂食時には嗅覚、視覚を介して食欲が亢進され、視覚による摂食可能か否かの判断やその食物の摂取方法等さまざまな条件を判断した上で開始される知覚的、認知的な行為は大脳が司る。更に摂食は催眠作用、体温の上昇など様々な全身的な生理機能にも影響を与え、その変化が視床下部にある摂食・満腹中枢に伝わることは広く知られている。

最近では摂食時に aFGF (acid fibroblast growth factor) の分泌が誘導され、その aFGF は記憶を司る海馬を刺激することも報告されており、咀嚼を含む摂食行為と記憶力との関連も示唆されている[1]。更に口腔は精妙な感覚器を備え、特に味覚は舌や口腔粘膜に存在する味蕾を構成する細胞で受容され脳に伝えられる。味覚情報は摂取した食物が有害か無害かの判別に極めて重要な役割を担っているが、その味覚の感受性はさまざまな環境要因により制御されており、近年、脂肪細胞から分泌されるレプチンの上昇により甘味に対する感受性が鈍くなることも示され[2]、この機序は肥満による生活習慣病の成立における相乗的な増強因子として注目されている。

咀嚼は大脳皮質の運動野を刺激することが知られている。最近では記憶力との関連も示唆されている。また、咀嚼・咬合により脳における血流量が増加するほか、全身の代謝も促進される。さらに、動物実験において咀嚼筋運動により、老化の原因の一つである酸化ストレスが軽減することも示されている。

最近では糖尿病の血糖コントロールが積極的な歯周病治療により改善されたとの報告もあり、歯周炎局所で産生された TNF-α が末梢に反映されインスリン抵抗性等を惹起し、歯周病の治療により 2 型糖尿病患者の HbA1c が平均で 0.8%、有意に減少することやインスリン抵抗性 (homeostasis model assessment insulin resistance index：HOMA 指数) の改善を促すことが示されている[3]などさまざまな病態との関連が報告されている。このように疾病の改善に向けた口

第 7 章　口腔とバイオマーカー

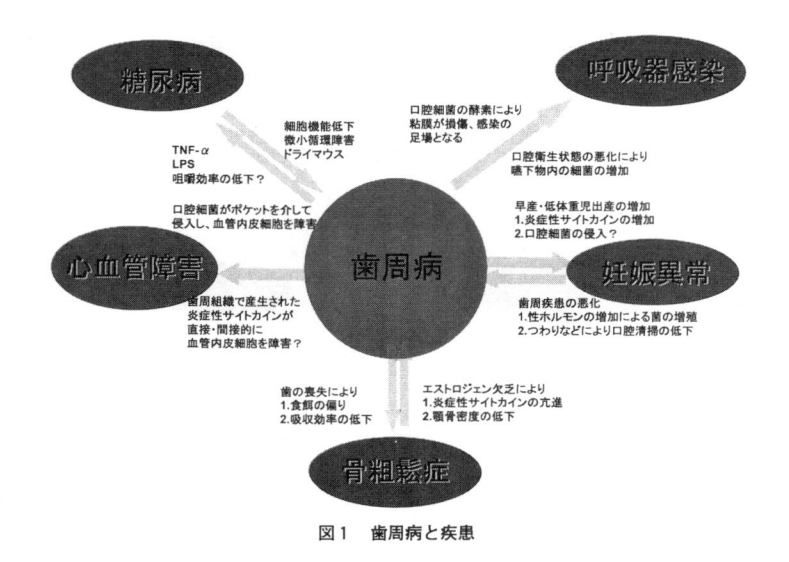

図1　歯周病と疾患

腔機能の理解が必要となってくる（図1）。

3　唾液の役割

　大脳皮質に対し咀嚼はその運動野を刺激することは明らかで，末梢と中枢を連携する強力な神経ネットワークが存在している。咀嚼・咬合を介した脳への血流の上昇は様々な実験で証明され，血流のみならず全身の代謝を促進することも示されている。このことから咀嚼は血流の上昇を介し脳の機能の活性化に有効であり，更に唾液分泌の促進をも促す重要な機能である。

　一日約 1500cc 分泌される唾液は単なる水分ではなく，生体の恒常性に重要な種々の成長因子や生理活性物質，抗菌物質，免疫グロブリンなどが多種多様に含まれている他，洗浄，溶解，消化，解毒，粘膜保護作用を有している。神経成長因子：NGF（nerve growth factor）や上皮成長因子：EGF（epidermal growth factor）がノーベル賞を受賞した Montalcini と Cohen により顎下腺から単離されたことは有名であるが，その後 Fischer らは迷路学習障害のある老化ラットに NGF を投与することにより学習能力の改善が認められたと報告している[4]。NGF は脳の老化過程で残存する前脳基底部のコリン作動性ニューロンを肥大化させ機能の改善に働くことが明らかにされた（図2）。

　このような例からも成長因子を含む唾液分泌の促進は，アンチエイジング医学にも欠くことの出来ない課題である。加えて唾液は種々のホルモン，ストレス物質，抗酸化物質，酸化ストレス

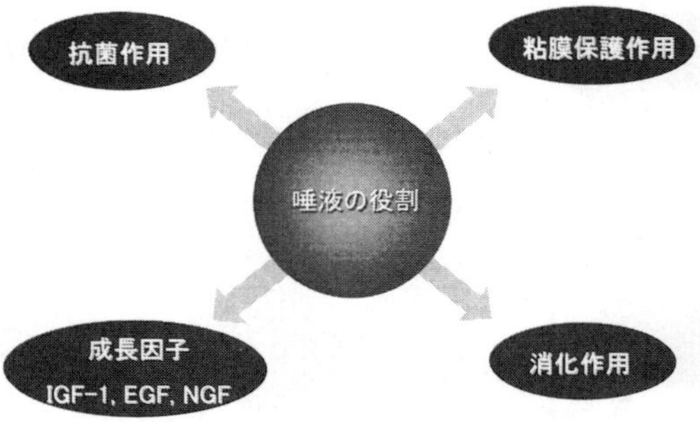

図2　唾液の役割

度などを評価する検査材料としても有用であり、これらを用いることにより非観血的な検査が可能になる。

ドライマウス（口腔乾燥症）は、唾液の分泌量が減少し、唾液の質が変化する疾患と定義されている。本症を介してう蝕や前述した歯周病のリスクが上がるだけでなく感染症、誤嚥性肺炎、上部消化管の障害、摂食嚥下機能の低下など、さまざまな全身的な疾患の原因になり、QOLにも多大な影響を与える（図3）。ドライマウス患者数の詳細な本邦での疫学調査はないが、少なくともドライアイと同数の800万人という報告がある。更に、欧米の疫学調査では、国民の約25％がドライマウスに伴う様々な症状をもつという報告[5]から算出すると、日本では3,000万人の潜在患者がいることになる。

本症の原因は多様でありまた複合的であるが、その大半は生活習慣から高血圧症を発症し降圧剤の服用で本症を発症するなど薬剤性のドライマウスが多く、その他にも糖尿病、高脂血症、動脈硬化など抗加齢医学の対象となる生活習慣病に起因することが知られている。更に食習慣や加齢に伴う筋力の低下など本症の原因は複合的である。加えて本症の多くがさまざまなストレスを抱えており、精神的ストレスによるドライマウスも少なくない（図4）。このように日常的な生活習慣を介して発症するケースが多いことから、食事指導を含むライフスタイルの提案がドライマウスへの対処に極めて重要であり、アンチエイジング医学によるアプローチが必要となる。

4　重金属と歯科治療

口腔領域におけるアンチエイジング医学の特殊性には重金属の診断と対処がある。なぜ歯科が重金属汚染なのかといえば、歯科治療でかつて多用されていたアマルガムや現在も使用されている歯科用金属の存在がその理由である。

第 7 章　口腔とバイオマーカー

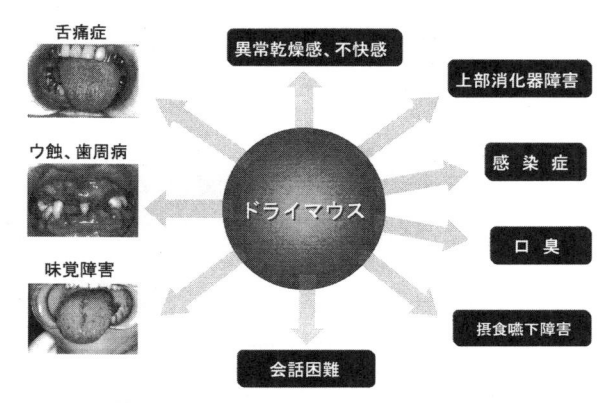

図3　ドライマウスに起因する病態：QOL の低下

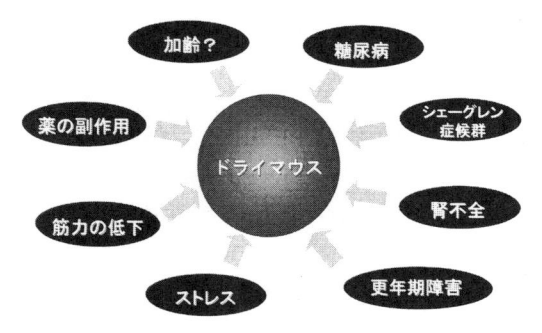

図4　ドライマウスの原因

　重金属とは文字通り比重が重い金属のことであり，白金，金，銀，銅，鉄，鉛，クロム，カドミウム，水銀，亜鉛，ヒ素，コバルトなどで，人体に必要不可欠なものと水銀や鉛など人体に悪影響を及ぼすものがある。重金属が体内に蓄積されると，フリーラジカルの産生が促進されるなど，さまざまな機序で疾患の発症や全身のエイジング（老化）が早まることが知られている。
　最近「妊婦は胎児への影響を考慮し，金目鯛などの魚の摂取量を控えるように」と厚生労働省からの勧告が発表され，さらに「マグロの摂取量も見直す方向」との内容が提示されている。
　注意が必要とされている魚は，すべて食物連鎖により生き残った大きな魚である。多量な水銀摂取による症状はしびれ，頭痛，運動失調，難聴，視覚障害など様々な神経症状であり胎児に対する影響は知られているが，極微量でも体内に蓄積されることにより種々の病態の成立に関与する。最近，特に問題となっているのがアマルガムを代表とする歯科用金属である。アマルガムは100年以上前より歯科材料の主流として使用されてきたが，汚染問題や昨今の技術の進歩により，

より良い材料が開発され，今ではほとんど使用されなくなった。しかし，アマルガムがまだ充填されている患者は相当数に及ぶであろう。

歯科材料で使用される金属には，クロム，鉄，コバルト，マンガン，ニッケル，亜鉛，銅，白金，金，銀等の合金が使用されている。

白金，金，銀は貴金属でこの金属の含有量が多いほど高価となり人体に影響を及ぼすことが少ないと言われている。しかし，かつて低価格にするためにニッケル，コバルト，クロムなどの金属を積極的に使用した時期があり，現在でも義歯で使用される金属の主流をなしている。これらの金属は酸化されやすく化学的に不安定なためフリーラジカルを発生し，さらに唾液や咬合等により金属が溶出しやすい。つまりアマルガム以外の歯科用金属でも微量ながらも有害金属が人体へ蓄積される可能性は十分にある。

体内の有害金属がどの程度蓄積しているかは，その個体の排出能力や感受性に依存することから安全域の設定は困難である。その根拠としてはかつての安全域でも子供の知能発達と血液中の鉛量とで逆相関があったとの報告がなされている[6, 7]。以上のことから我々は有害金属汚染を毛髪，尿，血液を用いて評価している。毛髪は体内の有害ミネラルの蓄積度を推測する材料としては血液検査と異なり非侵襲的であることから簡便である。加えて，毛髪検査値は血液検査値と比較して体内の水銀，鉛，ヒ素など有害物質をよりよく把握できるとされている。

毛髪検査により体の中に不要な有害金属が検出された場合は，その原因の一つとして歯科用金属を想定し，当該金属が使用されているか否かを歯科医師が口腔内を診査し可能性のある金属の除去を行うことになるが，これは歯科独自の職域となる（図5）。

蓄積された有害金属の体外への排出にはいくつかの方法がある。有害金属と結合能のある物質を含んだ食品，アミノ酸の摂取，食物繊維を多く含んだ食物や尿や便として排出する方法，水分を摂取することにより尿や汗として排出する方法なども簡便な排出方法である。体内に蓄積された水銀等はキレート剤を使用することで積極的に体外除去が可能である。キレート結合により金

微量汚染が危惧される歯科用金属

種類	含有物	病態
鉛	排気ガス	高血圧
水銀	魚	免疫力低下
	アマルガム	
カドミウム	喫煙	癌
アルミニウム	制汗剤	記憶障害
	アルミホイル	

ニッケル
ベリリウム
コバルト

図5　有害金属の汚染経路と病態

属を体外に排出させる治療法であるが，そのキレート剤には一般に鉛には EDTA（ethylene diamine tetra acetic acid），水銀，ヒ素に DMSA（dimercaptosuccinic acid），DMPS（dimercaptopropionylsulfonate），銅に対する penicillamine，鉄を除去する deferoxamine mesilate などがあり多数の有効性を示す報告がある。

最近では慢性腎不全患者で透析治療前の保存期の患者に EDTA キレーションを実施したところの鉛の量が改善しクレアチニン濃度が低下したとの報告があり[8]，この療法の老化予防への有効性が検討されている。透析患者は老化の進行が早いことが知られ，動脈硬化など種々の全身的な加齢変化が早期に発現することや著しい口腔乾燥症や歯周病などを呈することから，これらの診断やその改善に歯科の取り組みが期待されている。

5　抗加齢歯科医学

容貌の若さを保つこともアンチエイジングには重要な要素の一つである。歯科領域では審美歯科やインプラントも既に普及しているが，筋機能療法という口腔周囲筋や表情筋を鍛えるトレーニングにより「しわ」や「たるみ」などの改善と共に唾液分泌を促すことも可能である。

高齢者に多く認められる咀嚼筋力の低下によりドライマウス症状や誤嚥性肺炎を生じることも指摘されている。咀嚼筋を鍛えるために毎日の食事内容を考える必要がある。軟食品を習慣的に摂取することにより咀嚼筋力の低下が助長される事から，咬みごたえのある食品をしっかりと咬む事が大切である。ゆっくり咬む事は肥満の防止になり，唾液分泌量が増加することにより抗菌作用，粘膜保護作用，粘膜修復作用，歯の保護・石灰化作用，消化作用も高まる。このようなことから，歯科における抗加齢医学の実践には口腔周囲の筋力を活性化するための食事指導が行われており，表1のような食品のリストに基づいたメニューの提案も行われている。

6　老化危険因子の評価と酸化ストレス測定の意義

老化を促進させる老化危険因子として，免疫機能，酸化ストレス，心身ストレス，生活習慣，代謝（・解毒）機能が挙げられる。

老化危険因子のうち酸化ストレスは，唾液分泌に深く関与することが知られている。ドライマウス患者では活性酸素の一つである 8-OHdG の唾液中濃度が健常者に比べて高い値を示すことから（図6），酸化ストレスは唾液分泌量に影響を及ぼすと考えられる。一方，抗酸化物質の一つであるスーパーオキシドジスムターゼ（SOD）の遺伝子を欠損させたマウスでは，正常マウスに比べ唾液分泌量が低下していたことから（図7），不足した抗酸化物質を体外から補充する

表1　食品の噛みごたえ表

噛みごたえ度	穀類	豆芋類	魚介類	肉類	野菜類	卵乳類	果実類	菓子類
1	おかゆ	卵豆腐	はんぺん	ハンバーグ	かぼちゃ（ゆで）だいこん（ゆで）	卵豆腐		
2	おじや 食パン	うずら豆	刺身	コンビーフ	トマト にんじん（ゆで）	卵焼き	いちご バナナ	カステラ バタークッキー
3	うどん ラーメン	大豆（水煮）	魚肉ソーセージ さつま揚	肉だんご	グリンピース（ゆで）	ゆで卵		ポテトチップス
4	白米ご飯 スパゲッティ	こんにゃく	つみれ	ハム	ごぼう（ゆで）	チーズ	りんご	スナック菓子
5	麦ご飯	長芋	かまぼこ さけ（焼）マグロ（焼）	チャーシュー	ほうれん草（ゆで）わかめ もやし（ゆで）		ピーナッツ	
6	玄米ご飯	枝豆	イカ（ゆで）カツオ（角煮）	骨つき肉	レタス（生）きゅうり ピーマン（ソテー）		マッシュルーム	
7	ピザ皮 もち	凍り豆腐	イカ（生）酢だこ ニシン佃煮	鶏モモ レバー（ソテー）	らっきょう 白菜漬け物		アーモンド	かりんとう せんべい
8	乾パン	油揚げ	イワシ（佃煮）		生キャベツ			
9				豚モモ（ゆで）牛モモ（ソテー）	にんじん（生）セロリ（生）			
10			さきいか みりん干し		たくあん			

ことにより，唾液分泌量の増加が期待できる。

　酸化ストレスに関しては，さまざまなバイオマーカーが提唱されている。このうち，再現性，精度，データの蓄積の観点から，8-OHdG，イソプラスタン尿中生成速度，CoQ_{10} を基礎指標とするのがよいとされている。なお，8-OHdG 生成速度は DNA の酸化損傷，イソプラスタン生成速度は脂質の酸化損傷を，CoQ_{10} は CoQ_{10} の酸化率を示すマーカーである。また，詳細な検討を

第7章　口腔とバイオマーカー

図6　酸化ストレスと唾液分泌

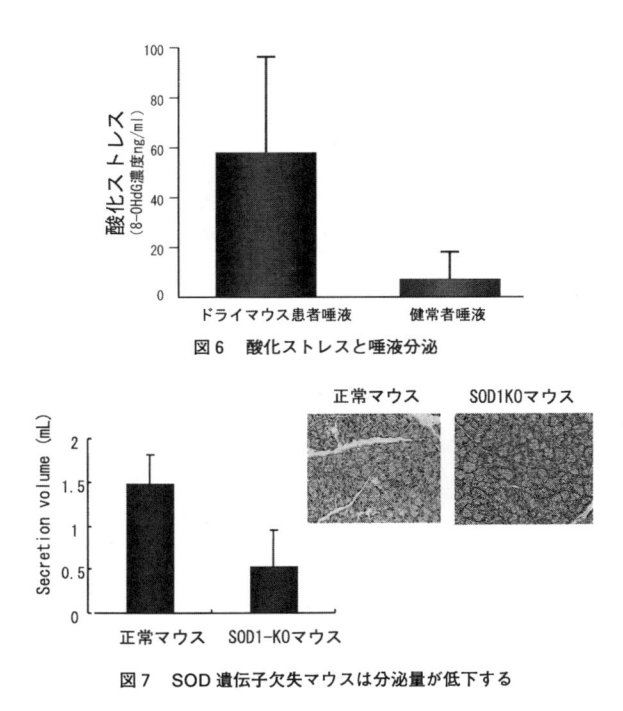

図7　SOD遺伝子欠失マウスは分泌量が低下する

行うため，脂溶性抗酸化物質（ビタミンA，ビタミンEなど），水溶性抗酸化物質（ビタミンC，尿酸など），酸化前駆因子（コレステロール，中性脂肪など）を測定する．これら酸化ストレスのプロファイル（表2）から栄養指導などを行うほか，必要であればサプリメントにより不足する抗酸化物質を補う．

7　口腔の老化度診断

　抗加齢医学における診断法や対処法は少人数を対象にした成果から，多数の実施者の実績はあるものの多くの専門家が受け入れない過渡期の成績，更に実績が積み重なった受容期を経て既に定着しているものまで多種多様である．現在行われている多くの手法は過渡期なのか，受容期なのかは意見の分かれるところであるが，根拠に基づいた医療の実践のために，検査データを早急に集積することが急務であり，ベストベネフィットを考えた普遍性のある医療として望まれていることでもある．本節では抗加齢医学の検査や対処について，筆者らが行っている本学歯学部附属病院アンチエイジング外来の取り組みについて特に口腔領域の検査と対処の実際について紹介

表2　血液・尿検査一式

酸化ストレス関連因子	酸化損傷	尿中 8-OHdG
		尿中イソプラスタン
		LPO（過酸化脂質）
		CoQ10 酸化率
	酸化前駆因子	鉄
		銅
		フルクトサミン
		コレステロール
		中性脂肪
	水溶性抗酸化物質	STAS（総抗酸化力）
		ビタミンC
		葉酸
		ビタミンB12
		尿酸
	脂溶性抗酸化物質	ルテイン＋ゼアキサンチン
		βクリプトキサンチン
		リコペン
		α－カロテン
		β－カロテン
		ビタミンA
		ビタミンE
		ユビキノール
肥満関連因子		アディポネクチン
動脈硬化関連因子		コルチゾール精密測定
		総ホモシステイン
		高感度CRP
ホルモン		IGF-1
		DHEA-s
		テストステロン

第7章 口腔とバイオマーカー

する。

口腔の老化度を評価する項目の選定には，その各年齢の基準値を設定するための基礎データが必要なことから文献や実態報告書を検索し行った。しかしながら，口腔の老化度に関する過去の研究データは少なく，現段階において，比較的信頼できる報告の中から加齢変化が推定できる項目に限定し設定した。加えて，老化度の検査項目の信頼度は，今後のデータの蓄積が寄与率に影響を与えるため，特殊な機器を用いることなく，日常診療でも行うことができるという条件を満たす検査項目を選んだ。すなわち，口腔の老化度を推定するために，口腔内に現存する歯数を把握すると共に[9]，歯周疾患の程度ならびに咬合力，嚥下能力を測定する。歯を喪失する原因の多くは齲蝕や歯周疾患であり，加えて歯周疾患の罹患率は加齢と共に増加することは明らかであることは数多くの報告がある[9]。

歯周疾患などによる歯の喪失は，咬合力や嚥下能力を減少させ，更には唾液量の減少を招く。唾液量は加齢と共に生理的には変化しない事が知られているが，環境要因により唾液分泌障害を訴える患者は少なくないことも報告されており，その要因として，加齢と共にリスクの上がる種々の生活習慣病，環境因子の影響，ストレスや筋力の低下などが指摘され，このことから口腔の老化度判定には唾液の質や唾液量の検査を行っている。

諸臓器の CoQ_{10} 量は加齢と共に減少することが知られていることから，唾液腺からの分泌成分である唾液中の CoQ_{10} 量（三菱化学ビーシーエル）を測定する。*Candida* 菌は加齢に伴う唾液量の減少，免疫力の低下，義歯の装着や口腔ケア等により変化するとの報告があり[10]，これらを総

サクソンテスト（唾液量） ガムテスト（唾液量）

CPIプローベ（歯周病） 唾液CoQ10量 咬合力

カンジダ検査 のみこみ能力

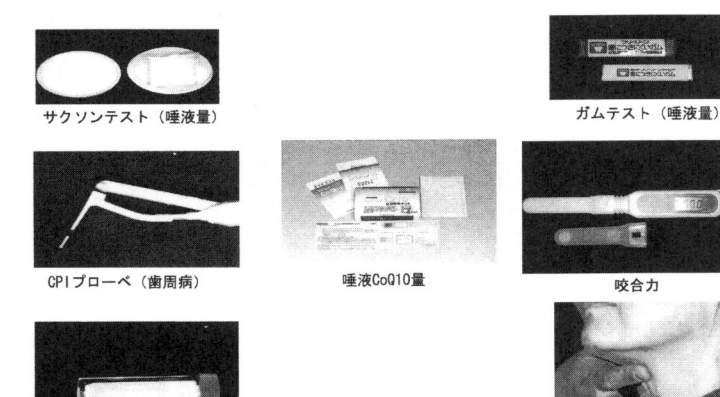

図8　口腔の老化度検査

合的に解析し口腔の老化度を判定する。以下に代表的な検査の目的とその方法を記す（図8）。

7.1 現在歯数

現在歯数を米国と比較(有歯顎者のみ算出)すると，いずれの年齢においても米国の方が多く，年齢の増加とともにその差は大きくなることから（表3），日本においてもさらに積極的な予防が必要である。

現在歯数の検査は口腔内を診査し，健全歯および処置歯を現在歯数として合計する。現在の日本における年齢別現在歯数を基に，実際の年齢と比較して老化度を把握し評価をする。現在歯数を回復させることは困難であるが，歯の本数を減らさないよう積極的な予防指導は受診者の歯を大切にするという意識を促すきっかけのひとつになる。

7.2 歯肉の状態（CPIとアタッチメントレベル）

歯肉では，加齢と共に歯肉が退縮し，歯間部に空隙が現れ，歯根（セメント質）が露出する。歯周組織の変化には，全身性の代謝病変，局所性の炎症性歯周病変や咬合性外傷病変により影響を受けることが多く，加齢による変化を診断するのは難しいと考えられるが，この歯肉の状態を加齢に伴う病態として評価した報告もあり，口腔の老化度を評価する項目として採用した。

表3 口腔内に現存する歯数

年齢	本
20	28
30	28
40〜44	27
45〜49	25
50〜54	24
55〜59	22
60〜64	20
65〜69	17
70〜74	13
75〜79	9
80〜84	9
85〜	8

（平成11年歯科疾患実態調査）

7.2.1 CPIによる老化度の評価

　CPI（Community Periodontal Index）は1982年に世界保健機構（WHO）により提唱された歯周疾患の進行度を示す指標であり，1997年よりCPITN（Community Periodontal Index of Treatment Needs）に変更された。平成11年歯科疾患実態調査によると，加齢と共に歯周疾患が重症になると報告されている。CPIによる歯周評価は，簡便さと独自にデザインされた歯周プローブで地域歯周疾患指数として世界中に広く普及しているという利点があるが，アタッチメントロスや歯肉退縮等の過去の病態を評価出来ず，現在の歯周疾患の進行度のみを指標としているので，加齢のみによる歯肉の退縮やセメント質の露出などを評価できない欠点もある。

　検査方法はCPIプローベ（日本歯研工業株式会社）を用いて上下左右の大臼歯，上顎右側・下顎左側中切歯のポケットを測定し最大値を検査値とし，各コードに合わせて歯ブラシ指導，精密な歯周組織検査や歯周疾患治療等を実施し改善を図る。

7.2.2 アタッチメントレベル

　年代別歯周ポケット測定結果と年代別平均アタッチメントレベル測定結果の大規模調査によると，アタッチメントレベル測定結果が年代を判別でき有用であると報告されている。アタッチメントレベルは加齢とともに著しく増加し，70歳代においては平均約4mmのアタッチメントロスが生じる。アタッチメントレベル測定の欠点は，プローブの角度，歯の種類・部位等による計測誤差や，炎症の状態により大きく左右されるので測定誤差に注意をする。

　検査方法は歯周検査用プローブを用いて，6点法によりアタッチメントレベルを測定する。最大値を検査値として，老化度判定では，実年齢と測定結果を比較し，歯周疾患の診断と治療や根面カリエスの予防，生活習慣の改善を指導する。

7.2.3 咬合力

　咬合力は加齢による筋肉の衰えだけでなく，咬合，現在歯数，顎顔面形態，義歯やインプラント等の補綴物により大きく変化する。平成13年厚生科学研究より，咬合力が高いほど，運動機能，日常生活動作能力が優れ，加えて咬合力の増加に伴い，口腔内の主観的評価が改善されると報告されている。新潟大学大学院河野正司教授らによると，咬合力は現在歯数の21本を境に大きく低下し，更に義歯と天然歯の咬合力には大きな差が認められると報告されている。インプラントによる補綴は，天然歯には及ばないが，それに近い咬合力が得られることも想定され，天然歯とインプラント補綴を合わせて21本以上にすることは咬合力を高めるためには有効と思われる。

　咬合力の測定方法は多数あるが，簡便で，安価で，小型・軽量で臨床応用が容易であるという点で，当外来ではオクルーザルフォースメータ（長野計器製作所）を選択した。

　検査方法は上下第一大臼歯間をゆっくり最大限に咬んでもらい，3回測定した最大値をその検査値とする。

7.2.4 嚥下能力テスト

摂食嚥下は口腔・咽頭・食道を食物が通過する過程であり，そのために働く運動機能は単独の動作ではなく，一連の動作の流れとして機能する複雑で微妙な各部の協調が必要とされる運動である。加齢とともに嚥下に必要な筋力が低下し，協調運動ができなくなり，嚥下反射が遅延し，むせの反射の力も弱くなる。更に，現在歯数や唾液の減少，口腔の機能の低下により食べることに集中できなくなることからも摂食嚥下能力は低下する。

当科では摂食嚥下障害をみるスクリーニングテストとして，最も簡易にかつ安全に施行できる反復唾液嚥下テスト（RSST：repeated saliva swallowing test）を採用した。この検査により摂食嚥下障害を疑えば，専門機関にVF（videofluorography）検査やVE（videoendoscopic examination of swallowing）検査を依頼するのが望ましい。RSSTは，非侵襲的で再現性があり，機材は一切必要としないうえに，VF所見（送り込み障害，誤嚥量，誤嚥頻度，不顕性誤嚥）と高い相関を示す。嚥下障害のスクリーニング値は3回以上／30秒であるが，才藤らの測定によると高齢になると年代によって差があることが示されている[11]。嚥下能力は，後述するMFT（口腔筋機能療法）により強化することができる。

検査方法は被験者を原則として座位とし，被験者の喉頭隆起および舌骨に指腹を当て，唾液空嚥下運動を繰り返させる。被験者には「できるだけ何回もゴックンとつばを飲み込んでください。」と説明する。喉頭隆起と舌骨は，嚥下運動に伴い指腹を乗り越え上前方へ移動しまた元へ戻る。これを1回と測定し，触診で確認できた30秒間での唾液嚥下運動の回数を測定する。

7.2.5 *Candida* 菌検査

加齢に伴う口腔内の免疫能の一つの評価法として真菌類，特に*Candida*菌を検査することで推定する。*Candida*菌数を測定することにより，全身の免疫力や微生物間のバランスを把握することは全身の老化度を評価するひとつの指標である[12]。

*Candida*菌の増殖は，口腔の不快感をはじめ舌痛症や粘膜疾患などさまざまな病態を招く。*Candida*菌を減少させることで不快感が消失すれば，QOLの向上を実感することができ，加えて，義歯の装着は*Candida*菌の温床となり，カンジダ菌が増殖する原因となることもわかっている。

*Candida*菌数の増加の原因は，老化に伴う免疫力の低下だけでなく，口腔清掃不良，義歯の装着，体力の低下やドライマウス（口腔乾燥症）等によることから，薬に頼るだけでなく，口腔清掃や義歯清掃指導を徹底し，口腔内を清潔に保持する良い生活習慣（オプティマルヘルス）を目指すことが重要である。

*Candida*菌の検査方法は，舌背に滅菌綿棒を約10回軽くこすり，Dentcalt CA 培地（Oral Care 社製）に塗布培養後，CFU（Colony Forming Unit）を測定する。

8　おわりに

アンチエイジング医学において歯科医学が関わる領域が多種多様に及ぶことは自明である。これらの実践は歯科と医科との連携により高度な抗加齢医学が達成可能になることから，筆者らは最近，抗加齢歯科医学研究会（http://www.anti-aging-dental.com）を発足し現在 800 名の会員と活動している（図 9，10）。

ヒトが人生の終局に至るまで求めている楽しみは「食べること」と「話すこと」の二つが最も大きいだろう。これらの機能を維持するためには口腔から考える抗加齢医学に基づいた医療の実践が不可欠である。紙面の都合で口腔領域のさまざまな検査や対処の詳細は割愛したが，他の優れた成書を参照して頂ければ幸甚である。

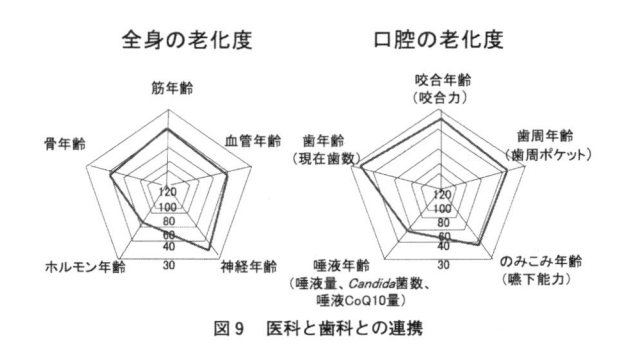

全身の老化度　　　　　口腔の老化度

（筋年齢、血管年齢、神経年齢、ホルモン年齢、骨年齢）

（咬合年齢（咬合力）、歯周年齢（歯周ポケット）、のみこみ年齢（嚥下能力）、唾液年齢（唾液量、Candida菌数、唾液CoQ10量）、歯年齢（現在歯数））

図 9　医科と歯科との連携

抗加齢歯科医学研究会の目的
Society of Anti-Aging Dental Medicine

- EBMの情報提供とそれに基づいた運動・栄養・生活指導の普及
- 歯科用金属による重金属汚染の診断と対処
- 歯科用材料による酸化ストレスを介した病態の診断と対処
- 口腔粘膜細胞を用いた生活習慣病の遺伝子診断
- 唾液を用いたストレス度ならびに成長ホルモン等の測定
- 筋機能療法による顔面・口腔周囲筋のトレーニングの確立
- 口腔と全身の機能評価
- 口腔の老化度の基準値の作成

図 10　抗加齢医学における歯科医学の役割

文　　献

1) Oomura Y., Sasaki K., Li AJ. : Memory facilitation educed by food intake., *Physiol Behav.*, **54**, 493-8 (1993)
2) Ninomiya Y. *et al.*, Leptin modulates behavioral responses to sweet substances by influencing peripheral taste structures., *Endocrinology.*, **145**, 839-47 (2004)
3) IwamotoY. *et al.*, The effect of antimicrobial periodontal treatment on circulating tumor necrosis factor-alpha and glycated hemoglobin level in patients with type 2 diabetes., *J Periodontol.*, **72**, 774-8 (2001)
4) Fischer W. *et al.*, Amelioration of cholinergic neuron atrophy and spatial memory impairment in aged rats by nerve growth factor., *Nature.*, 3-9, **329**, 65-8 (1987)
5) Guggenheimer J. *et al.*, Xerostomia: etiology, recognition and treatment., *J Am Dent Assoc.*, **134**, 61-9 (2003)
6) Canfield RL. *et al.*, Intellectual Impairment in Children with Blood Lead Concentrations below 10 μg per Deciliter. *N. Engl. J. Med.*, **348**, 1517-1526 (2003)
7) Selevan SG. *et al.*, Blood lead concentration and delayed puberty in girls., *N. Engl. J. Med.*, **348**, 1527-36 (2003)
8) Lin JL. *et al.*, Environmental lead exposure and progression of chronic renal diseases in patients without diabetes. *N. Engl. J. Med.*, **348**, 277-86 (2003)
9) 平成11年歯科疾患実態調査
10) Natural Defenses against Candida Colonization Breakdown in the Oral Cavities of the Elderly., *J Dent Res*, **78**, 857-868 (1999)
11) 才藤栄一ほか,「摂食・嚥下リハビリテーション」, 医歯薬出版㈱, 東京 (2003)
12) 財団法人8020推進財団:要介護高齢者の口腔微生物叢の改善のための歯科保健医療データバンク構築研究報告書 (2005)

第8章　皮膚の老化とバイオマーカー

市橋正光*

1　はじめに

　皮膚のアンチエイジング医学は、まだ日本に定着したとはいえない。高齢化国家に突入した日本では、65歳以上の高齢者が人口の20％以上を占めている。現在20歳以上の大多数の日本人は太陽を浴びることが健康に良いとの考えのもと、小児期より多量の太陽紫外線を浴び続ける生活を送ってきた。その結果、20歳中頃を過ぎると多くの人の顔には小さなシミ（日光性黒子）が生じてきた。一方、太陽紫外線をほとんど浴びない臀部皮膚では、50歳になっても光老化症状（シミやシワ）はほとんどみられない。従って、皮膚の老化を一般的な加齢による老化と太陽紫外線による光老化に2大別して捉えることが皮膚のアンチエイジング医療に有用と考えられる。

　さらに、皮膚は体の最外層にあるため、太陽紫外線以外にも外気の影響、特に湿度の影響を受けやすい。体幹をはじめ下腿など皮脂の分泌の少ない部位では、60歳を過ぎると、冬の乾燥した季節には加齢による皮膚の乾燥が著しくなる。

　そこで単なる加齢による皮膚の老化と太陽紫外線による光老化をそれぞれ客観的に計測し、患者の実年齢を日本人の平均皮膚年齢と対比して、患者の皮膚（肌）年齢を求めることは、QOLを高め高齢化社会を健康で若々しく生き抜くために役立つ。また同時に、皮膚のエイジング度を知り、アンチエイジングを実践する機会に結びつく。すでに臨床応用されている全身的臓器特異的ないしは機能的年齢の測定項目には、骨年齢、血管年齢、筋年齢、脳年齢、ホルモン年齢や酸化度がある[1]。これらに皮膚の老化度評価を加えることにより、さらに正確な全身の老化状態をとらえることができる。皮膚の老化度評価は全身のアンチエイジングの実践に大いに役立つことと期待される。

2　皮膚の老化

　生下時約3兆個であった細胞は、成人では約60兆個と20倍に増加し、皮膚細胞数も約7倍に増大する。

　＊　Masamitsu Ichihashi　サンクリニック　院長　サンケア研究所　所長　神戸大学名誉教授

皮膚老化の徴候は萎縮・たるみ，浅いシワ・深いシワ・乾燥・シミ・小血管腫・良性腫瘍などである。40歳を過ぎると加齢に伴い，頭髪は少なくなり，白毛も増える。爪はもろくなり縦の線が入りはじめ，皮膚の乾燥はアンドロゲンの分泌量の低下による皮脂分泌の減少で生じる。表皮では，スフィンゴ脂質セラミド合成の低下と分解の亢進などが大きな要因であり[2]，おそらく表皮の萎縮，シワなども諸種ホルモンの分泌低下のためと考えられるが，一方ではホルモンレセプターの機能低下なども考えられる。

3 表皮の老化

正常皮膚では表皮最下層の基底層から角化細胞が約4週間かけて顆粒層に到達し，次いで細胞核を失い角質細胞となり約2週間かけて皮膚表面より脱落する。これは，表皮のターンオーバーと呼ばれ，一般に6週間かかる角層細胞はコルネオデスモソームのデスモグレイン1で隣接する細胞と接着し，さらにその間を細胞間脂質（セラミド，コレステロール，脂肪酸）が埋め，しっかりした角層構造を形成している。最終的に角質細胞が皮膚表面から滑らかに脱落するにはコルネオデスモソームを分解しなければならない。つまり角層を一定の厚さに保つには一定のスピードでの剥離が必要である。コルネオデスモソームの細胞外分子，デスモグレイン1，デスモコリンとコルネオデスモシンの分解に関わっている酵素蛋白質には，KLK5（SCTE）とKLK7（SCCE）が知られていたが，その後，カテプシンDが重要な働きを担っていることが明らかにされている[3]。

3.1 乾燥と萎縮

組織学的に表皮は萎縮し，若い皮膚では波打っていた表皮と真皮の立体構造が老化とともになくなり，平坦化（表皮突起の消失）する。表皮の萎縮はおそらく細胞分裂能の低下のためと考えられる。20歳に比較し60歳では細胞分裂頻度は1/2になるといわれている。

60歳を過ぎると95％の人で皮膚の著しい乾燥を認める[4]。老人性乾皮症と呼んでいるが，とくに下腿伸側・外側や腰部などにみられることが多い。時には魚のウロコのような鱗屑が附着している。また，しばしば軽いひび割れ症状を示す。触れると表皮は少しざらざらしている。この乾燥皮膚は汗をかく夏場には消失するが，秋から冬，春には毎年発症する。

皮膚が乾燥する原因は，①老化に伴い皮脂腺からの皮脂に分泌が減少するため，経表皮水分喪失が増加すると考えられるが実際には若者の皮膚と変らない。②表皮の潤いに重要な役目を果たしている角質層細胞間脂質の1つであるスフィンゴリピッド，セラミドの量が減少することである。セラミドは細胞間に水の層を作って保持しているが，加齢に伴いセラミドを分解する酵素セラミターゼの活性亢進がみられる一方，セラミド合成酵素，スフィンゴミエリナーゼの活性低下

により減少することが明らかにされている[2]。③表皮の保湿に重要な角質細胞内のアミノ酸を中心とした低分子物質，つまり自然保湿因子（natural moisturing factor：NMF）が減少する，④表皮角化細胞間のヒアルロン酸も減少する。皮膚の乾燥はこれら表皮角質層潤いに関係している因子の減少の総合的な結果である。

　老化した表皮は一般に萎縮しているが，最外層の角層はしばしば厚くなる。若いヒトの角層は約2週間ではがれ落ちていく。一方，通常は目に見えない角層の脱落が，老化乾燥した皮膚では，角層が水分を失い白くなってはがれ落ちていくため目に見える。角層細胞の剥離は角層細胞間接着因子コルネオデスモソームを切断し，剥離させる酵素の働きによる。表皮角化細胞の剥離に関係している酵素には，SCCE（stratum corneum chymotryptic enzyme）がよく知られている。SCCEは酵素SCTE（stratum corneum tryptic enzyme）と共同で角層での細胞剥離の大役を担っている。さらに最近発見されたカテプシンDが表皮角層のターンオーバーに重要な働きをしていることが明らかになってきた。カテプシンDはaspartic proteaseに属する蛋白分解酵素で，pHが酸性側に著しくシフト（pH3～5）しても強い活性を示す。表皮角層で活性が存在する。さらに，これらの酵素に対する阻害物質が存在し，その活性が表皮剥離に影響することも明らかになってきている。これらの酵素活性化と酵素活性抑制系のバランスをとることにより表皮の剥離を制御できると考えられる[3,5]。

　老人の角層では蛋白分解酵素の活性低下のため角層の剥離が遅くなり，角層が厚くなると考えられる。さらに最近になり，プラスミノーゲンアクチベーター（plasminogen activator：PA）が表皮の剥離に関わっており，この活性亢進は皮膚の乾燥につながることが明らかにされている。つまり，老化表皮においてはPA活性は亢進し，その他の酵素活性が低下し，角層が厚くなり，皮膚は乾燥に向かうと考えられる[6]。

　表皮の厚さは部位によってかなり異なる。とくに足底や手掌の角質層の厚さは，眼瞼の数倍から十倍以上もある。表皮全体は老化により薄くなる。その理由は，30～50歳では表皮細胞のターンオーバーが1/2になるが，細胞分裂による増殖能がそれ以上に低下するためと考えられる。また，一般に老化表皮の角質細胞の面積が大きくなる。

3.2　シミ

　表皮の90％以上は角化細胞で構成されており，残りは免疫に関係するランゲルハンス細胞，メラニン色素を作る色素細胞，神経系に関連するメルケル細胞が占める。老化に伴いランゲルハンス細胞数は減少する。また，色素細胞数も老化に伴い減少する[7]が，個々の色素細胞は若い色素細胞に比べ大きい。太陽紫外線を浴び続ける顔面皮膚では日光性黒子（solar lentigine）が20歳代を過ぎると出始め，臀部など太陽紫外線をあまり浴びていない皮膚では，小色素斑はみられ

ない。Solar lentigine は色素細胞のメラニン生成に関係する遺伝子発現の異常によると考えられる。しかし，角化細胞の機能異常（stem cell factor : SCF の発現亢進など）により色素細胞のメラニン生成能を高めるサイトカインやニューロペプチド角化細胞から多く放出され，色素細胞のメラニン生成量が局所的に増加すると考えられる。また，色素細胞機能は正常でも周辺角化細胞（基底層）へのメラニン移送が亢進することも考えられる。逆に60歳を過ぎると，メラニン色素を欠く小さな白斑（老人性白斑）が散在性にみられる。これは色素細胞の消失またはメラニン生成機能低下のためである。

3.3 シワ

乾燥して角層が厚くなり，剥離が正常に進行しないと浅いシワの原因となる[8]。角層のターンオーバーを調節し，十分に保湿をすれば，浅く，細かいシワは消失する。

4 真皮の老化

シワは老徴の最たるものであり，これは真皮の構造と機能低下のためである。主要な真皮線維成分であるコラーゲン量は加齢とともに減少する[9]。真皮の細胞成分である線維芽細胞や肥満細胞の数も加齢に伴い減少する。また，近年 *WRN*[10] や *Klotho* 遺伝子[11] など老化や寿命に関与する遺伝子が見出され，皮膚老化も多くの遺伝子の制御下にあると考えられる。老化を制御する因子として遺伝子以外に重要なものが，環境因子である酸素に由来する活性酸素である[12]。活性酸素やフリーラジカルは真皮のコラーゲン量を低下させるだけでなく，生成コラーゲンの架橋形成を促進し，真皮の柔軟性や伸縮性を低下させる。さらに活性酸素を介した遺伝子の活性化でコラーゲンや弾性線維を切断する酵素活性を亢進させ，シワの形成や老化を促進すると考えられる[13]。2006 年には，光老化皮膚では紫外線による DNA 損傷の修復活性を亢進させるとコラーゲンを分解する酵素の mRNA レベルの上昇を抑制できることから，DNA 損傷がシワの形成に関与する可能性が示された。コラーゲン線維が網状に交叉する部位に弾性線維がからみ，ある程度の伸縮性を保ちながら固定している。老化皮膚では，この留め金となる弾性線維が減少するためシワやたるみが生じる。さらに加齢に伴い弾性線維は形態的にも屈曲した状態となる[14]。また，基底膜の機能低下もシワの発症に関与するとの考え方が提示されている。

真皮細胞間，線維間をうめている物質，ムコ多糖も加齢により減少する。ムコ多糖の主成分であるヒアルロン酸1gは水を1000gを保持できるといわれ，真皮の水分保持に重要な因子である。ところが老化真皮ではヒアルロン酸量は乳児の1/4 程に低下するため[15]，弾力性に乏しい皮膚になると考えられる。

第 8 章　皮膚の老化とバイオマーカー

5　光老化の発症メカニズム

20歳を過ぎる頃から顔や手背や上背部など，長年にわたり太陽紫外線を浴びた皮膚には光老化と呼ばれる小色素斑が出はじめ，40歳を過ぎると良性腫瘍が次々と発生する。同時にシワも目立ってくる。一方，臀部など太陽紫外線を受けていない皮膚にはシミやシワがほとんど出来ない。

5.1　太陽紫外線

地表に届く太陽光線は，波長が短い方から順に紫外線（290～400nm），可視光線（400～760nm），赤外線（760nm～1.0mm）と分かれ，それぞれ，6％，52％，42％の比率である。さらに紫外線は，波長別に紫外線B（290～320nm）と紫外線A（320～400nm）に分かれる（図1）。これらの太陽光線のうち皮膚の老化（光老化）に最も影響力のあるのは紫外線Bである。地表にとどく紫外線Bの量はAにくらべ1/5～1/50と少ないが，皮膚の急性反応でみると約1,000倍高い働きを有する。オゾン層破壊により，紫外線Bが大量に地表に届くことになり，人の健康への影響だけでなく生物への悪影響が大きく，地球の生態系を乱すと考えられる。オゾン層の1％の減少は2～2.5％の皮膚癌の増加につながると推測される[17]。

筆者らの疫学調査によれば，秋田に比べ年間太陽紫外線量が1.6～2倍多い鹿児島の女性は，20歳を過ぎるとシミが急速に増え，40歳になると秋田の女性の60歳と同程度のシミができるこ

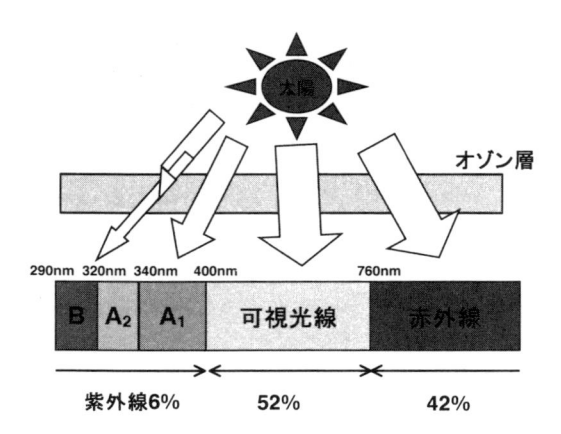

図1　地表に届く光

太陽から地表に届く光は波長特性から長い順に，赤外線，可視光線と紫外線に分類されている。日光のうちわずか6％しか占めない紫外線が皮膚に作用する。オゾン層が紫外線C（200～290nm）とB（290～320nm）を吸収するため，Bの一部しか地表には届かない。

5.2 紫外線は直接あるいは活性酸素を介して間接的に遺伝子に傷をつける

　表皮細胞は酸素をエネルギーとして利用するため，また，紫外線曝露により生じる活性酸素により，常に遺伝子 DNA，蛋白質，脂質や糖質は酸化損傷を受けている。

　太陽紫外線の中でもとくに B 波は直接塩基に吸収され，中間に光吸収物質を介した活性酸素の力を借りずに，遺伝情報を担う DNA にシクロブタン型ピリミジン 2 量体（PyPy）や（6-4）光生産物（図 2）などの独特の傷をつけるといわれている。しかし最近，B 波も活性酸素を介するとの報告も見られる。真夏の昼間に 1 時間太陽紫外線を浴びると，表皮上層では 1 個の細胞の全ゲノムあたり約 100 万個，表皮最外層で分裂する基底層細胞でも約 10 万個もの傷ができる[17]。細胞は生き残るために，また，同じ細胞を作るためにこれら DNA の傷をすべて元どおりに修復する修復機能をそなえている。ヒト細胞ではヌクレオチド除去修復機構が代表的であり，転写共軛修復と全ゲノム修復の 2 系が存在する[18]。紫外線を浴びれば傷はただちに生じ，数時間から数日かけて修復される。PyPy はシトシンとチミンが 2 個隣り同士，あるいはシトシン同士，チミン同士が手をつないだものである。この 2 個の塩基を含め 30 個近い塩基 DNA 鎖を切り捨て，新しい塩基を元どおりに挿入する。これが除去修復で，生物界に広く保存されている。この修復機構には数十種の遺伝子産物（蛋白質）が関与している。

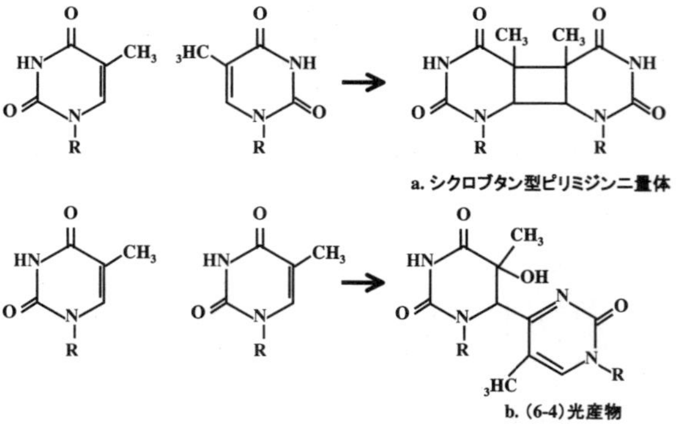

図 2　紫外線により誘発される遺伝子の傷

　紫外線により遺伝子に生じる傷，ピリミジン 2 量体の化学構造を示す。(6-4) 光産物は構造的に分子の歪が大きいため，修復酵素にすばやく認識され，修復も速やかに進み，約 6 時間で終了する。シクロブタン型 2 量体は 24 時間後でも約 50％は未修復で残る。

5.3 日焼け（サンバーンとサンタン）

"日焼け"は太陽光を浴びた皮膚が数時間後から赤くなる紅斑反応（サンバーン）と，数日後から始まる褐色の色素沈着（サンタン）の両現象を指している。サンバーンもまた遺伝子の傷が引き金となる。修復されない残存遺伝子の傷が多いと，サンバーンは強くなる。同じ紫外線を浴びても色白で赤くなりやすい人は，赤くなりにくい人に比べ3〜5倍多くの傷がDNAに生じる[19]。逆にDNAの傷を効率良く修復するとサンバーンが起きにくい。

5.4 サンタン

紫外線が表皮角化細胞を刺激し，bFGF，α-MSHやエンドセリン1などの生物活性のある物質（サイトカイン）を合成放出する。これらの物質は色素細胞のそれぞれのレセプターを介して，細胞内にシグナルを送る。α-MSHはサイクリックAMPを介してチロシナーゼ活性を亢進させてメラニン合成を促進し，さらにメラニン合成に関連するその他の遺伝子を活性化する。エンドセリン1は細胞内のCaイオンを動員させ，細胞内の情報伝達系を介して遺伝子の転写活性をあげ，メラニン合成を亢進させる[20]。また，紫外線を浴びた角化細胞からチオレドキシンADF（adult T cell leukemia derived factor）が合成放出され，色素細胞を刺激しα-MSHのレセプター発現を高める。そのため色素細胞は角化細胞から放出されたα-MSHを効率良く受け取り，メラニン合成が進行すると考えられている[21]。紫外線刺激により色素細胞ではメラニン合成が亢進するだけでなく，色素細胞数も増加し，また，生成されたメラニンを周辺角化細胞に転送するための突起も延長する。

5.5 慢性反応

急性反応を繰り返すことにより顔や手背など常に太陽光線に曝されている皮膚にはシミ，シワや良性・悪性の腫瘍など光老化症状が生じる。

漁師や農夫など若い時から毎日のように太陽紫外線を浴び続けた人の顔や頸の皮膚には深いシワで菱形を作っている。また，表皮は厚くなりやや黄っぽい。これが典型的な光老化皮膚である（図3）。

シミや腫瘍（良性・悪性と前癌症）は太陽紫外線により生じたDNA損傷が正しく修復されずに，それぞれメラニン生成に関与する遺伝子と細胞増殖に関与する遺伝子群に変異を誘発したためと考えられる。

一方，光老化による線維蛋白質の変性が主因と考えられるシワに関しては，遺伝子変異により生じるのではなく，遺伝子発現の変化により発症すると考えられる。その理由の1つは，DNA修復欠損をもつ色素性乾皮症患者でも特にはっきりしたシワ形成がみられないことである。また，

アンチエイジングと機能性食品

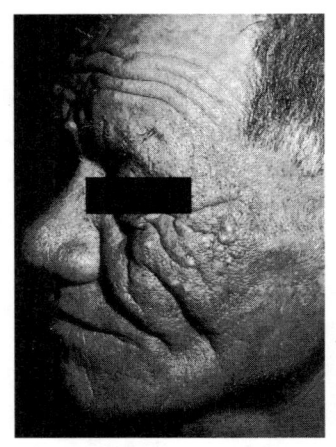

図3　66歳男性，若い頃から農業に従事
顔面皮膚には深いシワを多数認める。また，全体に色素沈着も著しい。頬部には中心部がやや黄色の小丘疹（老人性脂腺肥大）を多数認める。

ヒト皮膚に紫外線Bを照射すると（太陽光線にわずか2～3分曝露するのと同量）コラーゲンや弾性線維など真皮の線維成分を切断する酵素 matrix metalloprotênases（MMPs）の mRNA レベルがあがり，酵素活性が亢進することが1996年に明らかにされた[26]。つまり，MMPsの遺伝子変異はシワ形成には関係ないと考えられる。シワの原因として真皮構成線維蛋白の切断変性が大きな誘因との考え方が提示されている。若い皮膚では線維が切断されても新しいコラーゲンの合成が盛んなためにシワができない。しかし老化に伴い，新しいコラーゲンの合成能が低下し，コラーゲン分解が勝るためにシワが生じると考えられる。特に光老化皮膚では加齢による老化皮膚に比べ，I型プロコラーゲンの生成は高いが，MMP-1，MMP-2やMMP-9のmRMAレベルも高く活性も亢進するため，結果的に真皮のコラーゲン量は減少している[22]。

弾性線維を形成するミクロフィブリリンに富むミクロフィブリルが光老化の基底膜（表皮-真皮境界部）で減少していることも見出されており，この減少が光老化皮膚のシワの形成に関与するとの考えが提案されている[23]。光老化皮膚ではMMP2や9の活性化が亢進しIV型とVII型コラーゲンの分解に関係し，さらにウロキナーゼによるプラスミノーゲンの活性化が生じ，ラミニンVが分解されるため，基底膜構造が壊されシワ形成に影響すると考えられている[24]。

太陽紫外線を浴びる皮膚では，通常の細胞エネルギー代謝で生じる活性酸素だけではなく紫外線により $^1O_2$ や O_2^-，H_2O_2，・OH が生成される。また，先に述べたように，活性酸素の働きにより非酵素的にコラーゲンや弾性線維の架橋が進むことを強く示唆する報告があり，シワだけではなく，その他の光老化においても活性酸素，およびフリーラジカルの関与は大きいと考えられ

第8章 皮膚の老化とバイオマーカー

る。

　紫外線照射を受けた皮膚細胞では細胞膜を介して，MAPキナーゼJNKが活性化され[25,26]，c-Junのレベルが亢進し，ついでAP-1やNF$_k$Bなどの転写因子が活性され，コラゲナーゼ（MMP-1），ゼラチナーゼとストロメライシンのmRMAのupregulationと蛋白量の増大によりコラーゲンと弾性線維が切断されると考えられる。しかし，最近はDNA修復を高めるとMMP-1のmRNA発現が低下することから，シワ形成にも一部はDNA損傷が引き金となっているとの考え方が提示されている[27]。

6　皮膚の老化マーカー

　皮膚は全身の鏡といわれてきた。実際に血中の中性脂肪やコレステロールが高いため，眼瞼に黄色腫と呼ばれる扁平の軽度隆起性の小結節が発生することがある。しかし，多くは血中脂肪が異常高値ではなくても発症するため，黄色腫は必ずしも全身の鏡とはなっていない。

　一方，皮膚の老化，つまり加齢が進むと皮膚に現れる皮疹としては，40歳を過ぎると出始めるのが皮膚の乾燥である。特に皮脂分泌の少ない下腿や腰部下方の皮膚角層水分保持能の低下と表皮のターンオーバーの遅延による角層の厚さなども要因と考えられている。特に角層細胞間に存在する脂質のうち，セラミドの量的減少（セラミド産生酵素スフィンゴミエリナーゼの低下と，セラミド分解酵素セラミダーゼ活性の加齢に伴う亢進）のためと考えられる[2]。老人性疣贅（脂漏性角化症）は典型的には日光曝露部位である顔や手背に発症するが，海水浴などで時に大量の紫外線を浴びた体幹皮膚にも生じる。脂漏性角化症は明らかにDNA修復の異常により発症すると考えられる。なぜなら，除去修復欠損や低下を特色とする光線過敏症である色素性乾皮症患者の顔やその他の日光曝露皮膚には生後1〜2年で現れるからである[28]。20歳を過ぎてから顔など日光曝露皮膚で発症する日光性黒子（シミ）も光老化の典型である。

　一般の加齢による老化と光老化に共通した老化マーカーおよび光老化に特徴的マーカー（アンチエイジング項目）をまとめた（表1）。これらに加え，全身的にとらえる皮膚のアンチエイジング検査項目がある（表2）。さらに皮膚固有の検査項目は，①物理的計測器を用いるマーカー，②表皮角層を対象として酵素，蛋白質やその組織を分析するマーカーの2方法に分類できる。

6.1　物理的計測器を用いた皮膚老化マーカー

　日光曝露皮膚としては顔面皮膚を，単なる加齢による皮膚としては左上腕内側皮膚を検査対象とする。各々の対象部皮膚をデジタルカメラで撮影（インフォワード社製　PSA-100）し，さらに角層水分量をインピーダンスを応用した機器により計測し，6項目に分けて肌年齢を求める。

表1　皮膚のアンチエイジング検査項目1

- 色素斑：数，面積
- きめ
- しわ：長さ，深さ
- 皮膚の弾力性
- 毛穴の開大：数
- 角層水分量
- 角層細胞の機能，形態特性

表2　皮膚のアンチエイジング検査2―全身―

- 性ホルモンの測定：エストロゲン，テストステロン，成長ホルモン
- その他のホルモンの測定：空腹時インシュリン，アディポネクチン，DHEA-S，IFG-1
- 酸化物質の測定：8-OHdG
- 抗酸化能の測定：カタラーゼ，SOD，VitC，VitE，CoQ10

(1)明るさ(色調)，クスミ年齢(皮膚明度)，(2)シワ年齢，(3)シミ年齢，(4)毛孔年齢，毛孔の開き，(5)もち肌年齢（キメ），(6)うるおい年齢（水分量）を分析する。高周波電流を皮膚に流し，電気伝導度を測定するSKICON-200（アイ・ビイ・エス社，浜松），と高周波電流を用いて電気容量を計測するコーネオメーター（Courage+Khazaka electric 社，ドイツ）が角層水分量測定によく用いられている。また，肌の弾力性評価には，皮膚に圧を加えたり，また減じたりした時皮膚の変形度 wp 計測する機器としてCutometer MPA580（Courage+Khazaka electronics 社，ドイツ）やDermaflex A（Cortex Technology 社，デンマーク）などにより計測する。

　6項目各々について，10〜80代の10歳毎に平均値を求める。各世代ヒトの平均値としては中央値の上下25％を取りその年代の平均値とする。平均値より25％上限値または25％の下限値を示すヒトを加齢が進行している群，逆に加齢が進んでいない若い群として評価する。実際に加齢ドックでは5，10，15歳年齢が進んでいるか，逆に若い方向に5，10，15歳シフトしているかを評価することを理想と考えている。各々6項目の年齢を個別に求め，分析して総合点により肌年齢を求める。実年齢と肌年齢とを比較し，実測肌年齢が5〜10歳と加齢が進んでいるならば，肌を実年齢に逆戻りさせるアンチエイジング医療を行ない，さらに可能であれば実年齢より10〜15歳くらいは若々しい肌に変えられる可能性がある。

　アンチエイジングドックでの実施においては，実年齢×(0.7〜0.8)を肌の理想年齢とみなし，実測肌年齢がこの枠より加齢側にある場合には，積極的に個々の項目に合致した施術を施行しアンチエイジング治療とする。

6.2 皮膚のアンチエイジング検査方法

(1) シワ計測

ロボスキンで得たモノクロ画像で，下眼瞼部9～15mmまでの平行四辺形内に引いた50～60本の検出ラインに対し，暗くなっている部位をシワとして評価した（図4）。世代別の下眼瞼部シワ数の平均化を示す（図5）。60歳では50歳よりシワ数が減少しているが，60歳では深いシワが増加し，シワとシワの間の細かなシワが減少していると考えられる。なお，口囲や額部の深いシワの計測は，幅0.5mm以上，長さ3mm以上と設定し，深さを適度に設定して求めることができる。

なお，一般老化を対象には左上腕内側皮膚を用い，腕を伸ばした状態で肘下より10cm近位側の皮膚の計測を行なう。

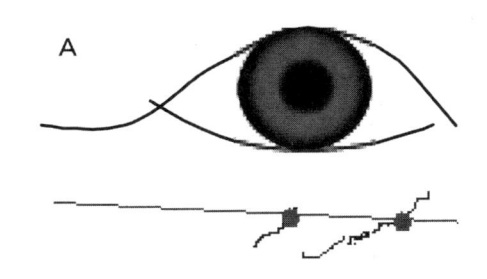

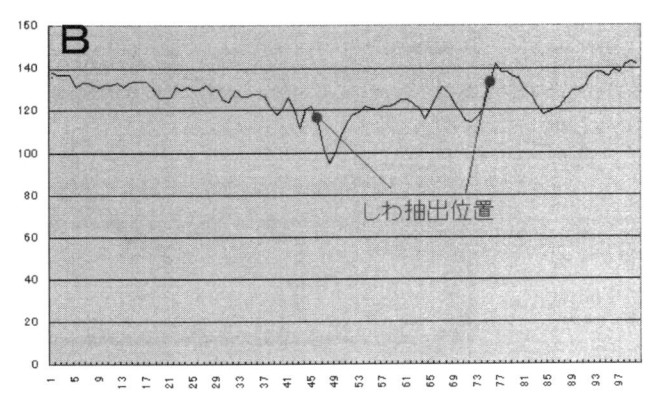

図4　画像解析によるシワの評価

眼の下に生じているシワを計測するため，眼瞼縁の下方9～15mmまでの平行4辺形内に引いた50～60本の検出ラインに対して濃度が著しく急勾配で暗くなっている部分を「眼下のシワ」と定義した。睫毛などの影響なく最多のシワ数を示す線をもって代表的検出ラインをした（インフォワード社ロボスキンアナライザーRSA-100）。

アンチエイジングと機能性食品

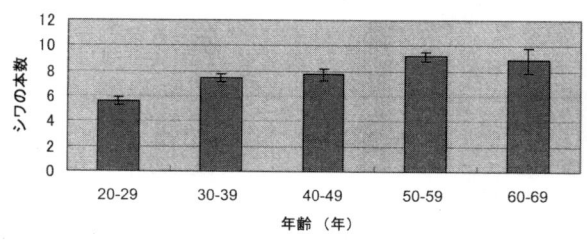

図5　眼下のシワの数（世代別）

ロボスキンアナライザー R-100 を用いて計測した各世代の値の平均値を求めた。20 歳代から 50 歳代までは加齢に従い増加を示した。60 歳代は 50 歳代よりシワの数が減少していた。N 数が少ないためと考えられる。

(2) シミの計測

　カラー画像（RGB）に存在する色の 3 要素の中で，特にブルーの信号成分に，色素沈着と毛孔の分布を強く観察できる。このブルー信号を用いて作成されたモノクロ画像における濃淡と形状的特徴から色素沈着を定義する。つまり，図 6 に示すように明るい部分と暗い部分に分け，明るい部分は地肌とみなす。明るい部分に比べやや暗い部分と，暗い部分のうち長径が 0.6～1.2mm ある部分をシミ小とし，1.2mm 以上をシミ大とした。コンピューターで実際の撮影像から，シミ強調処理像とシミ部分抽出処理をした画像を得，肉眼的にもシミの存在を患者様に示すことができる（図 7）。ロボスキンアナライザーでシミ大とシミ小部分を 387 人から求めた各世代の

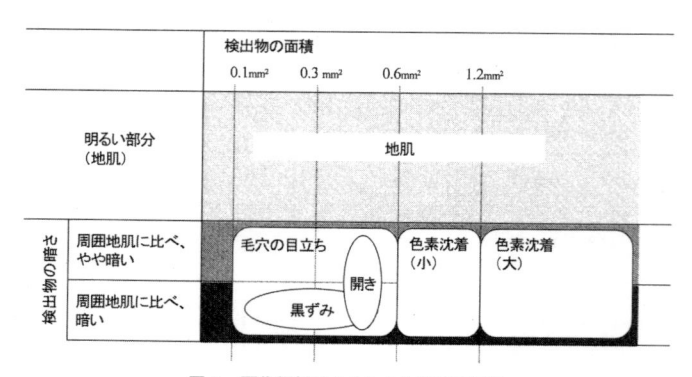

図6　画像解析によるシミと毛穴の計測

　カラー画像（RGB）に存在する色の 3 要素の中で，特に青（ブルー）の信号に色素沈着と毛穴の分布が強く観察された。この青信号を用いて作成されたモノクロ画像における濃淡と形状の特徴から色素沈着（シミ）と毛穴を定義した。モノクロ画像中で，周辺部位に比べて「やや暗い部分」と「暗い部分」として検出できる対象物のうち面積が 0.6～1.2mm^2 を色素沈着小，面積 1.2mm^2 以上を色素沈着大，面積が 0.1～0.6mm^2 を目立つ毛穴とそれぞれ定義した。

第 8 章　皮膚の老化とバイオマーカー

平均値をグラフで示す（図 8 ）。

(3) 毛孔の計測

シミの計測と同じ方法で開大した毛孔の数を測定する。周囲に比べやや暗い部分と暗い部分の

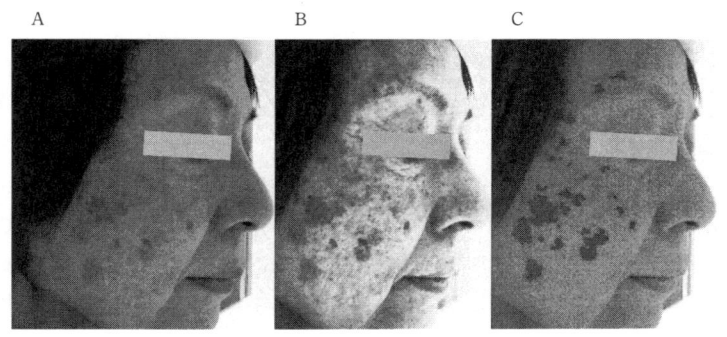

図 7　シミ評価の実例
RSA100 で得られた RGB カラー写真（A）から Blue チャネルを抽出しモノクロ（B）で表示する。画像処理を行いシミ部分が鮮明に観察できるよう可視化（C）し，図 6 の定義に従い数値化して表現する。

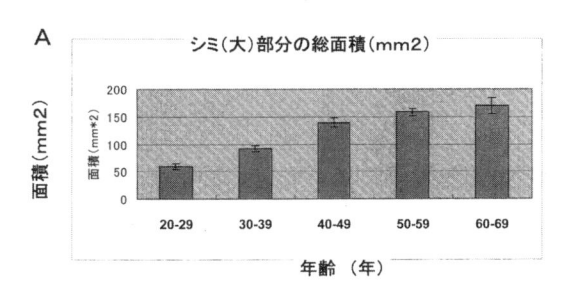

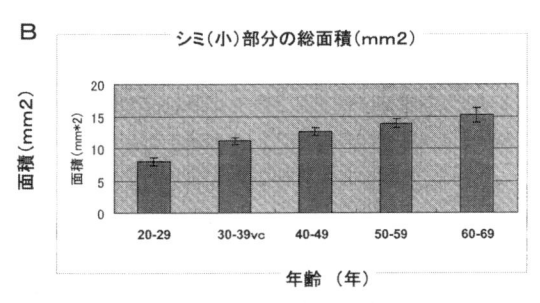

図 8　シミの世代別平均値
A はシミ大，B はシミ小の各々世代別平均値を示す。いずれも加齢に従い増加している。

うち直系が 0.6mm 以下で 0.1mm 以上を目立つ毛孔として数える。さらに開いた毛孔としては 0.3mm 以上で 0.6mm 以下と，黒みが目立つ毛孔として，周囲に比べ暗い部分で 0.1 ～ 0.6mm の径をもつ部位を数える。

(4) クスミの評価

肌色のマンセル表色系は色の三属性，つまり色調，明度，彩度を視覚的に等歩度間隔になるように配列した表色系である。従って，明るさを目視判定する医師の所見とよく相関する。ロボスキンアナライザーではマンセル表色系明度とよく相関するパラメーターを用いている。

(5) 角層の水分量

皮膚表面の水分量はインピーダンスを計測することにより評価する。現在 SKICON と corneometer の 2 種類で簡単に計測できる。加齢と共に減少する。計測時には実温 20℃，湿度 40 ～ 60％ と一定条件が望ましいが，一般治療室での計測に当たっては，常に近似の気温と湿度の条件下で測定することで一応対処できる。老化皮膚では特に顔面で TEWL の低下が目立つ。

(6) もち肌の測定

もち肌は皮膚の張りと同時にきめの細かさを兼ね備えている。したがって皮膚の粘弾性だけでは適切な評価は難しい。ここでは，粘弾性に加えてきめの評価を加えた。弾性とはばねのような性質で，加えていた力を抜くと直ちに元に戻る性質を示し，粘性とは力を除いた後しばらくたってからゆっくりと元に変える性質を意味する。皮膚の粘弾性計測には Cutometer を用いる。筆者らは，皮膚のきめをロボスキンアナライザーで求め，すべすべした肌との相関性を現在検討中である。

6.3 角層を用いた生物学的計測法―将来の皮膚アンチエイジングマーカー

(1) カテプシン D 酵素量の計測による老化度評価[29]

カテプシン D 蛋白質に対する抗体は現在限られた研究者が所有するにとどまっているが，共同研究により老化の指標として適切か否かを決定することは可能である。各世代の患者の顔面と上腕内側皮膚からテープストリッピングで角層を採取し，抽出した蛋白，あるいはテープそのものを用いて抗体で定量する方法を開発する。従来は HPLC で抽出蛋白中のカテプシン D を定量していたので，多数の患者皮膚を用いての測定は時間がかかりすぎて，簡便法としては不適切であった。

(2) D 体アミノ酸（D-β-アスパラギン酸）を認識する抗体を用いて表皮角層蛋白質[30]の D 体アミノ酸量を計測する

老化に伴い各種臓器の蛋白質に含まれる D 体アミノ酸後増加することが最近明らかにされている。将来的には簡便な老化マーカーとなると期待される。今後各世代の顔面および上腕内側皮

第8章 皮膚の老化とバイオマーカー

膚よりテープストリッピング法で採取した角層を用いてD体を定量する。

(3) 角層細胞の大きさ

加齢に伴い角化細胞の増殖スピードが低下し，分化にも時間を要することとなる。そのため，個々の角層細胞は大きくなる。テープストリッピングで得た最外層および表面から2～3層目の角層細胞のサイズを顕微鏡下で測定し肌年齢の指標とする。

文　　　献

1) 米井嘉一，総論，老化度と老化危険因子，アンチエイジング医学，2，17-20 (2006)
2) 芋川玄爾，ドライスキンと角質細胞間脂質，あたらしい眼科，13，351-359 (1996)
3) Horikoshi T., Igarashi S., Uchiwa H., Brysk H., Brysk MM., Role of endogenous cathepsin D-like and chymotrypsin-like proteolysis in human epidermal desquamation. *Br J Dermatol*, **141**, 453-459 (1999)
4) 田上八朗，老人皮膚の乾燥とかゆみ―その仕組みと対処法について―，アンチエイジング医学，2，161-165 (2006)
5) Horikoshi T., Matsumoto M., Usuki A., Igarashi S., Hikima R., Uchiwa H., Hayashi S., Brysk MM., Ichihashi M., Funasaka Y., Effects of glycolic acid on desquamation-regulating proteinases in human stratum corneum. *Exp Dermatol*, **14**, 34-40 (2005)
6) Ozawa T., Prologue for the 21th century : Tagami H, Parrish JA, Ozawa T (eds) Skin : Interface of a Living System. Elsevier, Amsterdam, pp177-190 (1998)
7) Gilchrest BA., Blog FB., Szabo G., Effects of aging and chronic sun exposure on melanocytes in human skin. *J Invest Dermatol*, **73**, 141-143 (1979)
8) Kambayashi H., Yamashita M., Odake Y., Takada K., Funasaka Y., Ichihashi M., Epidermal changes caused by chronic low-dose UV irradiation induce wrinkle formation in hairless mouse. *J Dermatol Sci*, Suppl, 1, S19-25 (2001)
9) Shuster S., Bottoms E., Senile degeneration of skin collagen. *Clin Sci*, **25**, 487-491 (1963)
10) Yu CE., Oshima J., Fu YH., Wijsman EM., Hisama F., Alisch R., Matthews S., Nakura J., Miki T., Ouais S., Martin GM., Mulligan J., Schellenberg GD., Positional cloning of the Werner's syndrome gene. *Science*, **272**, 258-262 (1996)
11) 鍋島陽一，Klothoの分子機能解析から老化を考える，アンチエイジング医学，1，199-203 (2005)
12) Harman D., Aging: a theory based on free radical and radiation chemistry. *J Gerontol*, **11**, 298-300 (1956)
13) Kawaguchi Y., Tanaka H., Okada T., Konishi H., Takahashi M., Ito M., Asai J., The effects

of ultraviolet A and reactive oxygen species on the mRNA expression of 72-kDa type IV collagenase and its tissue inhibitor in cultured human dermal fibroblasts. *Arch Dermatol Res*, **288**, 39-44 (1996)

14) Brraverman IM., Fonferko E., Studies in cutaneous aging: I. The elastic fiber network. *J Invest Dermatol*, **78**, 434-443 (1982)

15) 石川治, スキンケアを理解するための皮膚の構造と機能, スキンケア入門, 宮地良樹編, 先端医学社, 1997, pp19-38

16) Hillebrand GG., Miyamoto K., Schnell B., Ichihashi M., Shinkura R., Akiba S., Quantitative evaluation of skin condition in an epidemiological survey of females living in northern versus southern Japan. *J Dermatol Sci*, Suppl 1, S42-52 (2001)

17) Ichihashi M., Funasaka AY., Uddin N A., Chakraborty A K., Ueda M., Efficacy of antioxidant substances and prevention of ultraviolet radiation-induced damage : Tagami H, Parrish JA, Ozawa T (eds) Skin : Interface of a Living System. Elsevier, Amsterdam, pp167-175 (1998)

18) 菅澤薫, ヌクレオチド除去修復の分子機構, 蛋白質核酸酵素 46 増刊, 893-901 (2001)

19) Ueda M., Matsunaga T., Bito T., Nikaido O., Ichihashi M., Higher cyclobutane pyrimidine dimer and (6-4) photoproduct yields in epidermis of normal humans with increased sensitivity to ultraviolet B radiation. *Photodermatol Photoimmunol Photomed*, **12**, 22-26 (1996)

20) Imokawa G., Miyagishi M., Yada Y., Endothelin-1 as a new melanogen: coordinated expression of its gene and the tyrosinase gene in UVB-exposed human epidermis. *J Invest Dermatol*, **105**, 32-37 (1995)

21) Funasaka Y., Ichihashi M., The effect of ultraviolet B induced adult T cell leukemia-derived factor/thioredoxin (ADF/TRX) on survival and growth of human melanocytes. *Pigment Cell Res*, **10**, 68-73 (1997)

22) Chung JH., Seo JY., Choi HR., Lee MK., Youn CS., Rhie G., Cho KH., Kim KH., Park KC., Eun HC., Modulation of skin collagen metabolism in aged and photoaged human skin *in vivo*. *J Invest Dermatol*, **117**, 1218-1224 (2001)

23) Watson RE., Griffiths CE., Craven NM., Shuttleworth CA., Kielty CM., Fibrillin-rich microfibrils are reduced in photoaged skin. Distribution at the dermal-epidermal junction. *J Invest Dermatol*, **112**, 782-787 (1999)

24) Inomata S., Matsunaga Y., Amano S., Takada K., Kobayashi K., Tsunenaga M., Nishiyama T., Kohno Y., Fukuda M., Possible involvement of gelatinases in basement membrane damage and wrinkle formation in chronically ultraviolet B-exposed hairless mouse. *J Invest Dermatol*, **120**, 128-134 (2003)

25) Fisher GJ., Datta SC., Talwar HS., Wang ZQ., Varani J., Kang S., Voorhees JJ., Molecular basis of sun-induced premature skin ageing and retinoid antagonism. *Nature*, **379**, 335-339 (1996)

26) Fisher GJ., Voorhees JJ., Molecular mechanisms of photoaging and its prevention by retinoic acid: ultraviolet irradiation induces MAP kinase signal transduction cascades that induce Ap-1-regulated matrix metalloproteinases that degrade human skin *in vivo*. *J Invest Dermatol Symp Proc*, **3**, 61-68 (1998)
27) Yarosh D., It's never too late: DNA repair and photoaging, 第7回光老化研究会プログラム抄録集, 名古屋, p10-11 (2006)
28) Ichihashi M., Fujiwara Y., Clinical and photobiological characteristics of Japanese xeroderma pigmentosum variant. *Br J Dermatol*, **105**, 1-12 (1981)
29) Igarashi S., Takizawa T., Takizawa T., Yasuda Y., Uchiwa H., Hayashi S., Brysk H., Robinson JM., Yamamoto K., Brysk MM., Horikoshi T., Cathepsin D, but not cathepsin E, degrades desmosomes during epidermal desquamation. *Br J Dermatol*, **151**, 355-361 (2004)
30) 藤井紀子, D-アミノ酸で評価する皮膚蛋白質の損傷, 太陽紫外線防御研究委員会, 第16回シンポジュウム講演抄録集, 20-21 (2005)

第 2 編　機能性食品・素材

第1章　アンチエイジングと機能性食品

米井嘉一[*1]，高橋洋子[*2]

1　はじめに～アンチエイジングにおける機能性食品の位置づけ

　抗加齢医学（アンチエイジング）は生活の質（QOL；Quality of Life）を高め，積極的に健康長寿を目指すための予防医学である[1,2]。老化と一口に言ってもその現れ方は人それぞれであり，骨粗鬆が主体の骨が老化する例，認知機能障害が前面に現れた神経が老化する例があれば，動脈硬化性心疾患といった血管が老化する例が存在する。また，それぞれが抱える，老化を促進させる要因（老化危険因子）も異なる。フリーラジカルへの暴露，ストレス過剰，メタボリックシンドロームが老化危険因子の代表である。人間には1年1年の避けがたい老化現象があるが，実際にはこれに病的な老化が加わって今の私たちの姿がある。抗加齢医学の治療対象はこの避けがたい老化ではなく，この病的老化である。

　アンチエイジングの診断では，老化度と老化危険因子を調べる[3,4]。図1にアンチエイジング医療機関での標準的検査項目を示す。例えば，フリーラジカルによる酸化ストレスは動脈硬化を進め，神経細胞を損傷するので血管年齢・神経年齢を老化させる危険因子である[5]。心身ストレスが加わると副腎はコルチゾルが分泌し，このホルモンが過剰になると，動脈硬化を進め（血管年齢の老化），骨密度を低下させ（骨年齢の老化），海馬などで神経細胞に障害を与え（神経年齢の老化），性腺からの性ホルモン分泌を抑制する（ホルモン年齢の老化）。一方老化危険因子に対

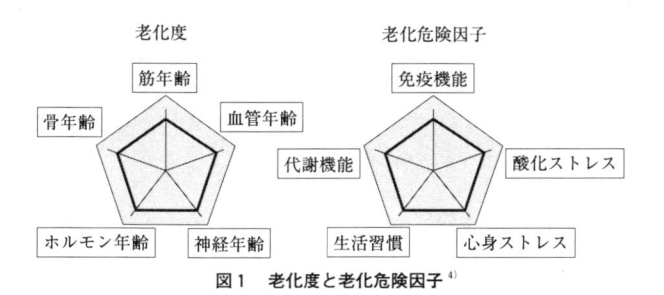

図1　老化度と老化危険因子[4]

---

*1　Yoshikazu Yonei　同志社大学　アンチエイジングリサーチセンター　教授
*2　Yoko Takahashi　同志社大学　アンチエイジングリサーチセンター　助教授

表1 アンチエイジング指導と治療

（生活指導）
・精神療法（知育）
・運動療法（体育）
・食事療法（食育）
　機能性食品・サプリメント指導
（医学的治療）
・薬物療法
　　抗酸化療法・ホルモン補充療法・免疫強化療法
・美容皮膚科・美容外科療法
・QOL向上のための外科手術

しては，コルチゾルは直接的に免疫力を下げ（免疫機能の劣化），ストレス肥満を助長し（代謝機能の劣化），ストレス回避のために飲酒や喫煙が増える（生活習慣の劣化）ばかりでなく，過剰なストレスが自律神経系の血管運動中枢に作用すると虚血再灌流によるフリーラジカル発生量が増える（酸化ストレスの増加）。身体では一つの因子が他の複数の因子に影響するネットワークを形成している。大切なことは，自分が抱えている老化危険因子を知り，それを予防し，全体のバランスを図ること，すなわち診断に基づくテーラーメイド医療である。

アンチエイジング指導と治療は表1の如く生活指導と医学的治療から成る。生活指導は精神療法（知育）・運動療法（体育）・食事療法（食育）が3つの柱で，医師のみならずコメディカルの積極的関与が望まれる。機能性食品とサプリメントの指導はこの中で食事療法に位置づけられる。抗加齢指導士の果たす役割は大きく，特に機能性食品とサプリメントに関する基礎知識は必須であろう。機能性食品を正しく理解し，どのような状況の受診者に何をどの程度指導するかが問われる。

機能性食品は，通常の食生活では不足している栄養素を補うために，そして老化度と老化危険因子の乱れを補正するために使用すべきである。基本的には食品なので副作用は極めて少ない。しかし充分足りている人に対して特定の成分ばかりを補充しても効果が得られないどころか，悪影響をもたらす。これさえ飲めばアンチエイジングだというサプリメントは存在しない。

2　機能性食品を摂取する前に

2.1　悪しき食習慣を正す

食事スタイルの基本として，よく噛んで，ゆっくりと，1日3回規則正しく，腹8分目を心がける。コミュニケーションの場として楽しみながら食べる。寝る直前は避けるべきである。飽食の時代と呼ばれる現代，栄養過剰にも注意する。バイキング形式の食事は避けること，そして宴

会やフルコースディナーの後は2～3日質素な食事とし,カロリー過剰状態を連続させない工夫が必要である。伝統的な和食は脂質の多い洋食に比べ健康的であるが,カルシウム不足と塩分過剰の傾向がある。

機能性食品であっても過剰摂取や偏食は問題である。適正カロリー,適正蛋白量など栄養バランスに充分配慮したい。適正摂取カロリーは単純に標準体重のみから求めるのではなく,除脂肪筋肉量,ウエストヒップ比(内臓脂肪量の推定評価),甲状腺ホルモン・DHEA(dehydroepiandrosterone)・IGF-I (insulin-like growth factor-I)・インスリン・アディポネクチン分泌量により規定される基礎代謝量を参考にする。

2000～2400カロリー摂取する人の場合,炭水化物:蛋白質:脂肪の割合は6:2:2,蛋白量としては70～90g/日が標準である。炭水化物の摂取過剰や蛋白・アミノ酸摂取不足は,成長ホルモン分泌低下とインスリン分泌量の増加につながる。一般に加齢と共にさっぱりとした食事が好まれる傾向にあるが,60歳以上の人やカロリー制限中の人でも,蛋白量70gは確保したい。いずれの栄養素についても,高齢者は調節能力が低下し,不足と過剰の範囲が狭くなるので注意する。ビタミンや繊維分を確保するために,野菜・果実・海藻を充分に摂取する。食物繊維の摂取目標は1日約25gであるが,現在では成人で約5g,小児で約10g不足するという。また,これらの食材は多くの抗酸化物質を含む[5]。

インスタント食品やレトルト食品の多用は悪しき食習慣の代表である。これらに含まれる食品添加物については次項「食の安全を考える」にて述べる。

2.2 食の安全を考える

機能性食品に頼る前に,まずは食の安全には充分に配慮したい。防腐剤・防カビ剤・漂白剤・発色剤・保存剤・人工色素が添加された食品を摂りすぎないよう注意する。日本で認可されたものには,安全性に関してある程度の根拠があるだろうが,定期的な見直しが必要である。

農産品については,大量の農薬・除草剤・過剰な化学肥料が使用されてないか確認する(表2)。オルトフェニルフェノール(OPP; ortho-phenylphenol)・チアベンダゾール(TBZ; thiabendazole)・イマザリル(imazalil)などの防カビ剤は,輸入物のオレンジやグレープフルーツ,レモン,リンゴに使用されることがある。OPPは発癌性,TBZは催奇形性,イマザリルにはその両者がある。ポストハーベスト農薬は国内では使用禁止であるが,輸入農産物では2,4-D (2,4-dichlorophenoxyacetic acid),DDT (dichloro-diphenyl-trichloroethane)などの農薬が収穫後に使用されることがあり危険度が高い。反対に「有機JASマーク」のついた農産物は有機減農薬の基準を満たし安全性が高い。注意すべき食品添加物・農薬類について表2に示した[6, 7]。

食物を保存するための添加物を避けるために「旬のもの」を食べるのがよい。かぼちゃ・キャ

表2　注意すべき食品添加物・農薬類

・タール系着色料	（ほとんど日本でしか認可されていない）	
赤色3号	染色体異常や発癌性の疑いあり。	
赤色102号	動物実験で体重減少の報告あり。	
赤色106号	染色体異常や発癌性の疑いあり。	
黄色4号	染色体異常や発癌性の疑いあり。蕁麻疹の報告例あり。	
黄色5号	発癌性の疑いあり。ラットの乳腺癌や染色体異常の報告あり。	
青色1号	発癌性の疑いあり。EU諸国では使用禁止。	
・発色剤・漂白剤		
亜硝酸ナトリウム	多量摂取で中毒症あり。発癌性の疑いあり。	
過酸化水素	発癌性の疑いあり。	
次亜塩素酸ナトリウム	催奇形性の疑いあり。	
・保存料		
ソルビン酸（カリウム）	動物実験で肝臓肥大の報告あり。亜硝酸ナトリウムと反応して発癌物質に変化する可能性あり。	
・調味料		
L-グルタミン酸ナトリウム	多量摂取でしびれ，倦怠感の報告あり。	
5'イノシン酸ナトリウム	動物実験で多量摂取によるけいれん，下痢の報告あり。	
・その他		
リン酸塩	多量摂取で骨粗鬆症を増悪させる可能性あり。	
・農薬類	（残留農薬が問題となる）	
防虫剤	マラソン，スミチオン，レルダン，DDT	
殺菌剤	ベノミル，チオファネートメチル，キャプタン	
防カビ剤	OPP，TBZ，イマザリル	
除草剤	クロルプロファム，2,4-D	

ベツ・にんじん・トマトなどの野菜にはビタミンやミネラル含有量に年間変動があり，旬の野菜の方が栄養分を豊富に含む[8]。旬の魚はうまいだけでなく，栄養学的にも優れている[9]。食物の保存の際には，保存剤を使うより冷凍保存した方がビタミン含有量の劣化が少なく栄養学的に優れている[8]。しかし残留農薬などが破壊されず長期間残存するので，冷凍食品では素材の吟味が重要になる。

遺伝子組換え型の大豆，トウモロコシ，ジャガイモには，土壌細菌を殺す殺虫蛋白質を作る遺伝子，ハムシや葉巻ウイルスなど天敵への抵抗性をつける遺伝子，除草剤への抵抗性をつける遺伝子などが組み込まれている。アレルギーの頻度が増すという報告がある。安全性は確立されていない。

鶏肉・豚肉・牛肉・養殖魚には，さまざまな抗生物質や女性ホルモンなどのホルモン剤が使用されることがある。できるだけ健康的な飼育方法をとっている生産者の肉を食べるようにしたい。

2.3 機能性食品を食べればよいというわけではない

　生活療法は食育・体育・知育の集大成なので，食事指導以外についても配慮する。適度な運動を進め，喫煙者には禁煙や本数を減らす指導をし，アルコール摂取量が許容範囲であるかチェックする。機能性食品の摂取ばかりに目を向けるのでなく，避けるべき食品にも配慮する。アンチエイジング指導では「病は気から老化も気から」の如く精神指導が重要である。せっかくの食事指導を長続きさせて実りあるものにするために，「動機付け」を行い「目的意識」をもたせる。精神指導にはストレス指導と睡眠指導が含まれる。

3　状況に応じた機能性食品を

　著者らはこれまでいくつかの臨床試験に従事したが，機能性食品を健常者に投与しても顕著な効果が現れるわけではない。機能性食品は老化度あるいは老化危険因子の偏りを補正するために使うのが良いのではないかと考える。本節では診断ごとの機能性食品の選択について述べ，まとめを図2に示した。個々の成分の詳細・有害事象・薬剤相互作用については他章を参照のこと。

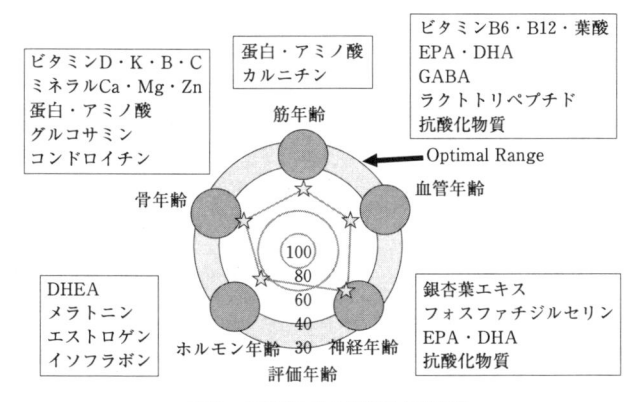

図2　老化度と主な機能性食品成分

3.1　老化度

3.1.1　筋年齢

　日常生活のみでは筋肉量は年間約1％ずつ衰え，筋年齢の老化をきたす[10]。これに対抗するため週2回以上の筋肉負荷トレーニングが必要である。

　蛋白質・アミノ酸は筋肉の主要な構成要素なので，適正な蛋白摂取が望ましい。目安は年齢・性別・活動量にもよるが標準体重60kgとして1日70〜120gである。不足状態ではアミノ酸・

プロテインを含む機能性食品として補充する。筋肉の構成蛋白質に多い必須アミノ酸には分岐アミノ酸のバリン・ロイシン・イソロイシン，グルタミン，カルニチン，オルニチンがある。食後2時間を目安に（例：午前10時，午後3時または就寝前）摂取すると，末梢血液中のアミノ酸濃度が上昇して，筋肉や骨で有効利用されやすい。高齢者では咀嚼能力・消化吸収能力ともに衰えるので，吸収効率の点でアミノ酸は使いやすい。アミノ酸代謝にはビタミンB群が必要である。

3.1.2 血管年齢

日本人の三大死因は癌・脳卒中・心臓病で，癌以外は動脈硬化が原因である。動脈硬化の危険因子を排除して血管を若く健康に保つことの意義は大きい。動脈硬化の古典的な危険因子は喫煙・糖尿病・高脂血症・高血圧である。そのほかホモシステイン高値・炎症（高感度CRP高値）・インスリン高値・アディポネクチン低値・ストレス（コルチゾル高値）・酸化ストレスが危険因子として注目される[1,2]。

高血圧境界域の例では，減塩とカルシウム・マグネシウム・カリウム摂取のほか，発芽玄米などGABA（Gamma-amino butyric acid）を含む食品が血圧に対し緩徐な降下作用がある[11]。高血圧に対する特定保健用食品として認可された成分にラクトトリペプチド，かつお節オリゴペプチド，サーデンペプチド，カゼインドペプチド，杜仲葉配当体がある。高脂血症に対しては，キチン・キトサンなどの食物繊維がコレステロールの吸収を阻害する[12]。EPA（eicosapentaenoic acid；エイコサペンタエン酸）・DHA（docosahexanoic acid；ドコサヘキサエン酸）といったオメガ3系脂肪酸には血中のLDLコレステロール・中性脂肪を減らしHDLコレステロールを増やす働きが期待される[13]。ホモシステイン値の改善にはビタミンB6・B12・葉酸[14]，酸化ストレスマーカーが高い例では抗酸化食品が推奨される。

3.1.3 神経年齢

1日に平均10万個の神経細胞が死滅し，加齢とともに精神神経機能は徐々に衰える。神経細胞の寿命は長く，酸化による障害と老廃物の蓄積が細胞にとって致命的となるので，抗酸化食品は神経機能の劣化予防に有用である。神経は使わないと機能が衰えるので神経年齢を若く保つためにはよく使うことである。全身運動と細かい手作業の組み合わせ，会話・ゲーム・楽器演奏・造作などが奨励される。実践したことに対して報酬があるとより効果的であるという。

神経機能に好影響をもたらす成分として，血管拡張・血小板凝集阻害・抗酸化作用を有する銀杏葉エキス（ギンコビローバ）[15]，神経細胞の膜を構成するリン脂質フォスファチジルセリンやレシチン，認知機能低下を遅延させる可能性があるEPA・DHAといったオメガ3系脂肪酸[13,16]がある。L-カルニチンの認知機能への作用についてはラットなどの動物実験から期待されているが，ヒトでは十分に確認されていない[17]。

メラトニンは認知機能障害者の昼夜逆転作用を改善し認知機能にも好影響をもたらす[18,19]。メ

第1章　アンチエイジングと機能性食品

ラトニンの持つ抗酸化作用もこれに関わる。メラトニンはトリプトファンからセロトニンを経て生成される。トリプトファンは入眠に対し好影響をもたらす[20]。牛乳やヨーグルトはトリプトファンを比較的多く含む食材である。

3.1.4　ホルモン年齢

加齢に伴って低下するいくつかのホルモンがあり，病的老化に関与している。代表的なものに成長ホルモン／IGF-I，DHEA-s (dehydroepiandrosterone-sulfate)，メラトニン，女性ホルモン（エストロゲン・プロゲステロン），男性ホルモン（テストステロン）がある。

大豆に含まれるイソフラボン[21]にはエストロゲン様作用（活性はエストロゲンの1/1000程度）があるので，大豆製品の摂取量が少ない更年期手前からそれ以降の年齢層（40歳以上）の女性が適応になろうか。小児や妊婦には不適である。エストロゲン中で最も活性の強いエストラジオールは体内で代謝されヒドロキシエストロンに変化する。ヒドロキシエストロンには16α-，4α-，2α-の3種類があり，このうち16α-ヒドロキシエストロンが乳癌・子宮体癌の発症に関与する悪玉代謝産物という。インドール3カルビノール(indole-3-carbinol)はブロッコリー・キャベツ・カリフラワーなどのアブラナ科野菜に豊富に含まれ，16α-ヒドロキシエストロンを減らし4α-と2α-を増やす作用がある[22]。乳癌・子宮体癌の危険因子を持つ者に推奨する。女性ホルモン分泌は心身ストレスにより抑制され，極端な場合には生理も停止してしまうので，ストレス対策も併せて行う。

男性ホルモン（テストステロン）の代用成分は知られていない。精力剤としてのマカエキス，インスリン・成長ホルモン・男性ホルモン・女性ホルモンの機能を補佐する亜鉛が使われている。前立腺肥大や前立腺癌にはテストステロンから5αリダクターゼの作用により生じるジヒドロテストステロンが関与する。ノコギリヤシ抽出物には5αリダクターゼを阻害しジヒドロテストステロン生成を抑制する働きがある[15]。男性ホルモン分泌は心身ストレスにより抑制されるので，ストレス対策も併せて行う。

睡眠の質が低下しメラトニンの分泌低下が疑われる例にはメラトニン投与を指示する。機能性食品としては，メラトニンは青汁に比較的多く含まれ，牛乳やヨーグルトにもメラトニン前駆物質のアミノ酸（トリプトファン）が豊富である[19]。

DHEAの代用成分は知られていない。副腎のDHEA産生細胞はフリーラジカルにより脂質が酸化された産物（過酸化脂質）の蓄積によりその機能を失うことから，日常生活でのフリーラジカル対策と脂質管理が大切である。

成長ホルモン／IGF-I分泌には様々な因子が関わる。運動（特に筋肉負荷トレーニング）[23]，質の高い睡眠，適正量の蛋白・アミノ酸摂取は分泌の刺激因子である。反対に心身ストレス・炭水化物の過剰摂取・睡眠不足・運動不足は抑制因子である。成長ホルモン・IGF-Iのいずれも

ペプチドホルモンで合成には原料となるアミノ酸を必要とする．蛋白摂取不足はこれらのホルモンの分泌抑制につながる．経口エストロゲン製剤は腸管より吸収され門脈経由で肝臓に達し，肝でのIGF-I産生を低下させるが (first pass effect)，経皮吸収タイプの天然型エストロゲン製剤はIGF-I産生の抑制作用が少ない．

3.1.5 骨年齢

骨密度は加齢とともに低下し，最終的には骨粗鬆症といった病的状態に陥る[24]．骨密度の低下は寝たきりの大きな危険因子である．骨代謝は骨芽細胞による骨形成と破骨細胞による骨吸収の動的バランスの上に成り立つ．

骨形成の材料としてのミネラルは重要でカルシウム・マグネシウムのほか鉄・マンガン・亜鉛・セレンといった微量元素が必要である．これらの微量元素はアサリ・シジミ・カキといった貝類に充分含まれる．つい忘れがちになるが，骨の大部分は蛋白質から成るので，食事からの摂取不足がある時は蛋白質・アミノ酸を補充する．骨形成を補佐するビタミンD・K・B・Cを充分確保する．ビタミンKとイソフラボンを豊富に含む納豆は骨に好ましい食材の代表である．材料が充分に揃っても骨端の刺激になる運動（ウォーキングなど）が欠かせない．寝たきり状態で有酸素運動が不能な場合は電位刺激で代用される．DHEA-s・テストステロン・エストロゲンなどのホルモン分泌が低い例ではこれを是正すべきである．

塩分を過剰に摂取すると骨からカルシウム喪失量が増える．リンを含む食材を過剰摂取すると，小腸内で不溶性のリン酸水素カルシウムを形成し，カルシウム吸収阻害が生じる．フィチン酸も同様にカルシウム・鉄・マンガン・亜鉛・銅と結合して不溶物を形成する．玄米はリン酸とフィチン酸を多く含むので骨粗鬆症治療時には避ける．

日常生活では関節の可動域をすべて使っていない．加齢とともに可動域が狭まり，終末像として関節拘縮をきたす．予防には毎日のストレッチ運動が欠かせない．関節保護のための機能性食品としてグルコサミン・コンドロイチン硫酸・ヒアルロン酸がある．ヒアルロン酸関節内注射の効果は周知であろうが，経口摂取の有効性についても臨床成績の成果が少しずつ出てきている．

3.2 老化危険因子

機能性食品の臨床試験に従事してきた経験から言うと，限られた試験期間内で老化度に介入できるほどの効果がなかなか得られないのが実情である．しかし成分によっては比較的短期間で老化危険因子の偏りを補正するには可能と思われる．本節では老化危険因子ごとの機能性食品の選択について述べ，まとめを図3に示した．個々の成分の詳細については他章を参照のこと．

3.2.1 免疫機能

免疫機能の劣化には外敵に対する抵抗力低下と自己認識力の低下の二つの要素があり，他の老

第1章　アンチエイジングと機能性食品

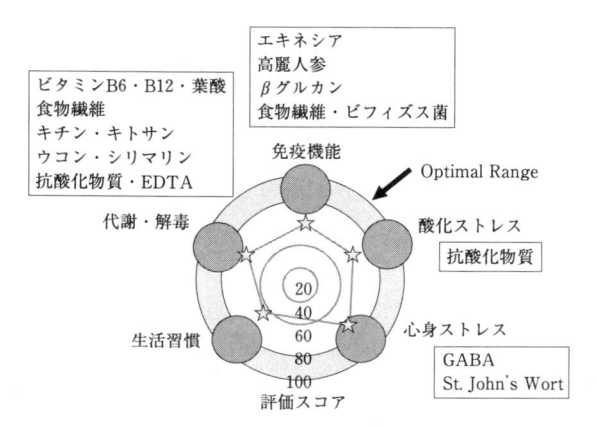

図3　老化危険因子と主な機能性食品成分

化危険因子に影響を及ぼす。抵抗力低下により細菌やウイルスに感染する頻度が増えるとそれらに由来する毒素やフリーラジカル産生量が増え，(毒物)代謝機能に負担を与え，酸化ストレスの増大につながる。感冒罹患や炎症による疼痛は大きな心身ストレスになり，運動など生活習慣の改善意欲を萎えさせてしまう。また自己認識力の低下が起きるとアレルギー性疾患，アトピー性皮膚炎や自己免疫性疾患の頻度が増す。局所免疫にも影響が及び，例えば腸管免疫システムの衰えは，高齢者の大腸では若年者に比べて善玉菌（ビフィズス菌・アシドフィルス菌）が減り悪玉菌（ウエルシュ菌・バクテロイデス）が増えるという腸内細菌叢の変化として現れる[25]。

免疫賦活作用についてはヒトのデータが乏しい。腫瘍免疫だけの問題ではないだろうが，野菜・果実・海草をよく食べるほうが疫学的に癌の発症率が少ない[26]。シイタケ・マイタケ・カバノアナタケ（チャーガ）などに含まれる多糖類が盛んに宣伝されているが，せいぜい感冒罹患に対する予防効果程度であり，抗癌作用などだいそれたものはない。エキネシア（Echinacea purpurea ばれん菊）は白血球の貪食作用とTリンパ球機能を活性化させ，ウイルス性上気道感染に予防効果があるという[15]。東洋医学において高麗人参は免疫賦活作用のある代表的生薬である。免疫機能を脆弱化させる因子としてストレス（コルチゾル分泌）・大量のアルコール摂取・過労があるので，これらの因子はできるだけ排除する。

腸管免疫については，食物繊維は大腸粘膜を刺激し，蠕動運動を促進し，便通を良好に保つほか，ビフィズス菌などの善玉菌の増殖を促す[25]。単糖類が2〜20個結合したオリゴ糖（フラクトオリゴ糖・ガラクトオリゴ糖・イソマルトオリゴ糖など）にも同様の作用がある。ビフィズス菌などの乳酸菌製剤やそれらを豊富に含む発酵食品（ヨーグルト・ケフィアなど）を摂取するのも一つの方法だろう。

EPA・DHA・リノレイン酸といったオメガ3系脂肪酸は,炎症や血小板機能に関わるメディエーターのうち炎症を制御するロイコトリエン B5 や血小板凝集能を弱めるトロンボキサン A3 の原料となる[27, 28]。これが炎症反応を促進するロイコトリエン B4 や血小板凝集能を強めるトロンボキサン A2 の原料となるオメガ6系脂肪酸(リノール酸など)との大きな違いである。アレルギー・アトピー系の人にはオメガ6系脂肪酸に対するオメガ3系脂肪酸の摂取比率を高めるとよい。

3.2.2 酸化ストレス

体内に摂取された栄養素は酸素を消費して,主として細胞内のミトコンドリアにおいて生物エネルギー ATP (adenosine tri-phosphate) が生成される。この過程でフリーラジカルである活性酸素が生成され脂質をはじめ酵素蛋白や遺伝子に直接作用して,組織や細胞に酸化傷害を惹起する[5]。フリーラジカルによる組織傷害は老化による退行性変化の一因であるが,特に神経細胞や心筋の様に,ほとんど増殖することなく長期間活動する細胞では酸化ストレスは致命的となる。フリーラジカル生成の要因として,紫外線,放射線,喫煙,公害物質(NO_2,ダイオキシンなど),食品添加物,残留農薬,病原微生物,ストレス,過激な運動がある。抗酸化食品の指導とともにこれらの要因を減らす指導を行う。適度な有酸素運動は自己の抗酸化酵素活性を高め,それは数日間持続するので,フリーラジカル処理能力を総合的に高めることができる[29]。

酸化ストレスについては様々なバイオマーカーが提唱されている。再現性・精度・データの蓄積の観点から 8-OHdG (8-hydroxy-deoxyguanosine)・イソプラスタン尿中生成速度,血中過酸化脂質 (lipid peroxide)・ユビキノン(コエンザイム Q10)は指標として耐えうるマーカーである。8-OHdG は DNA 損傷を,イソプラスタンと過酸化脂質は脂質の酸化損傷を示す。ユビキノンは酸化型と還元型の総血中濃度,酸化率(酸化型/酸化型+還元型)を評価する。詳細な検討のためには脂溶性抗酸化物質(ビタミンA・Eなど)・水溶性抗酸化物質(ビタミンCなど)・酸化前駆物質(血清鉄・コレステロールなど)についても評価する。これにより個々の結果に基づいた抗酸化物質の処方が可能となる。

代表的な抗酸化物質にビタミンA・C・E,コエンザイム Q10,αリポ酸,グルタチオンがある。ブロッコリーなどのアブラナ科野菜はスルフォラファンを豊富に含む。酸化ストレス負荷に対する胃粘膜防御と修復に Nrf-2 遺伝子が重要な役割を果たすが,スルフォラファンがこれを助けるという[30]。JFE(旧日本鋼管)従業員での疫学的調査ではブロッコリーのスルフォラファンが H.pylori 感染を予防するという証拠は得られなかった[31]。抗酸化物質であるフランス海洋松樹皮エキス(フラバンジェノール®)の二重盲検試験では,フリーラジカルによる脂質損傷を軽減した[32]。これまで多くの抗酸化物質のパイロット試験が実施されているが,試験結果が公表されるのはごく一部に限られる。健常人に投与した場合には単一成分では有意差が出ないことが多く,

第1章　アンチエイジングと機能性食品

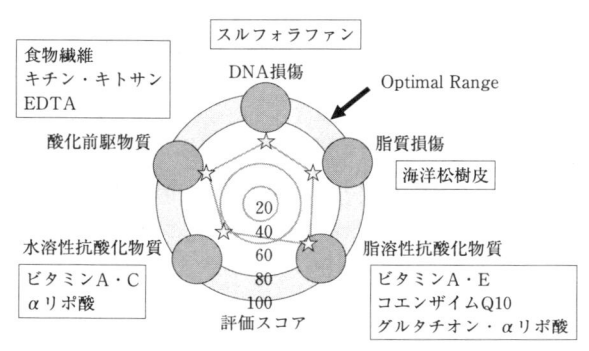

図4　酸化ストレスと主な機能性食品成分

抗酸化物質はいくつか組み合わせた方がよいのかもしれない。

　筆者らが指導する医療機関には，酸化ストレスマーカーを測定することを奨励している（図4）。DNA損傷の程度，脂質の損傷程度，酸化前駆物質の有無，血液中の水溶性抗酸化物質と脂溶性酸化物質の評価を行い，その結果に応じて適正な機能性食品を指導するのが理想である。

3.2.3　心身ストレス

　日常生活のあらゆる行為が心身へのストレスになると言っても過言ではない。ストレスは性腺に抑制的に働き男性ホルモン・女性ホルモン分泌を抑制する。ストレスが全く無い生活は決して望ましくなく，高齢者ではかえって認知機能障害を助長させる。しかし過剰のコルチゾルは海馬の細胞の受容体に作用して細胞障害を惹起させ，記憶力また認知機能を劣化させる[33]。またアナボリック作用により筋肉の萎縮，骨密度の低下を助長する。

　加齢に伴いストレス抵抗性が脆弱化するメカニズムについてはすべて解明されたわけではないが，DHEA-sとコルチゾルのバランス（DHEA-s／コルチゾル比）が重要視されている。この比を改善させるためには，分母のストレス自体を減らすか，DHEAを補って分子を増やすか，どちらかである。

　ストレス対策として，ストレスによりダメージを受けたら，休養と睡眠によって十分にダメージから回復してから次のストレスに立ち向かうように指導する。ストレスの原因が既知の場合はできるだけ避ける。人間関係など精神的なストレスは自分だけで抱え込まずに家族・友人・同僚・医師に相談する。くよくよしたらまず歩く。ストレス負荷が大きくなると睡眠の質が低下し，ダメージからの回復が遅れるという悪循環に陥るので，これを避ける。

　発芽玄米などGABAを含む食品はGABA受容体を介したACTH分泌抑制により抗ストレス作用を示す。セントジョーンズワート（St.John's Wort；西洋おとぎり草）はセロトニン・ドパミンの再吸収の阻害，GABA受容体刺激を介したACTH分泌抑制により抗ストレス作用を示

す[15]。セロトニン前駆物質であるトリプトファンは欠乏すると鬱病を惹起することから抗うつ剤として用いられたこともある[34]。

3.2.4 生活習慣

私たちのライフスタイルには生活習慣病や病的老化に関わる悪しき生活習慣が潜んでいる[7]。それは運動不足，肥満，悪しき食習慣，ストレス，睡眠障害，喫煙，大量飲酒，水分の摂取不足，便秘である。これらの因子につき理解を深めることは，QOLの劣化を防ぎ健康長寿を目指す上で重要である。

運動は神経機能の集大成であるので神経年齢の老化予防に有用である。ウォーキングなど有酸素運動実践者では認知機能が良好に保たれる。そのほか筋肉の維持（筋年齢），骨密度の低下予防（骨年齢），成長ホルモン分泌促進（ホルモン年齢），動脈硬化の予防（血管年齢）に働く。老化危険因子に対しては，有酸素運動が抗酸化能力を高める（酸化ストレス），ストレッチの抗ストレス作用（心身ストレス）といった効用がある。

睡眠不足は成長ホルモン分泌の低下をきたす。メラトニンは睡眠の質を高め，中途覚醒などの睡眠障害が改善する[19]。アミノ酸のうちヒスチジンとトリプトファンはクロルイオンの脳神経内取り込みを促し，睡眠導入効果がある。

喫煙はフリーラジカル暴露の主要因であり，動脈硬化の危険因子である。喫煙者では毛髪中カドミウムが高い[35]。

3.2.5 代謝機能

代謝には糖代謝・脂質代謝・蛋白代謝・エネルギー代謝・毒物代謝が含まれる。代謝と病的老化との関連はメタボリック症候群に代表されるように，内臓脂肪の蓄積（肥満）・アディポネクチン分泌の低下・インスリン抵抗性の増大といった機序で，動脈硬化（血管年齢の老化）と脳循環障害（神経年齢の老化）を促進する危険因子となる。インスリン・アディポネクチン・DHEA-s・甲状腺ホルモンは代謝機能に関わる基本的ホルモンである。

脂質代謝については糖転移ヘスペリジンに中性脂肪の降下作用があり[36]，キチン・キトサンがコレステロール吸収を阻害する[12]。ホモシステインはアミノ酸の一種であるメチオニン代謝に関与し，また動脈硬化の危険因子である。機能性栄養成分としてビタミンB6・B12・葉酸はホモシステインを低下（正常化）させる[14]。

メイラード反応とは，もともとは食品工業の分野で食品の加工や貯蔵の際に生じる製品の着色・劣化，香気成分や酸化による代謝産物の生成に関わる反応の意味であったが，加齢にともない体内組織でも生じる同様の反応として広い意味で捉えられる[37]。グルコースなどの還元糖が蛋白質のNH_2基と反応，シッフ塩基を経てアマドリ化合物に変化する（図5）。これがメイラード反応の前期反応性生物でHbA1cや糖化アルブミンがこれにあたる。その後，酸化・脱水・縮合・

第1章　アンチエイジングと機能性食品

```
   グルコース           アマドリ化合物
       ⇌  シッフ塩基 ⇌ （前期反応生成物）
H₂N-  タンパク質
                    アマドリ転移  │ HbA1c
                         ↓      │ 糖化アルブミンなど
                    ジカルボニル
                      化合物
  3-デオキシグルコソン（3DG）  多数の   反応経路
  メチルグリオキサールなど       ↓
                    AGE（後期反応生成物）
                    カルボキシメチルリジン(CML)
                    ペントシジン
                    ピラリン・MRXなど
                         ⇩
                     AGEの蓄積
                         ↓
                    生体機能不全
                    組織硬化（タンパク質の架橋形成）
```

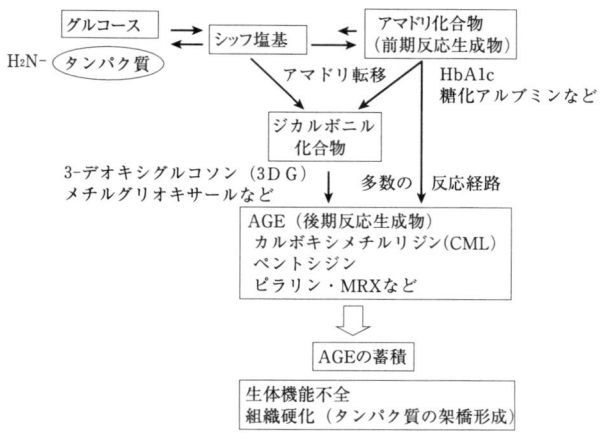

図5　メイラード反応

環化・架橋形成といった反応経路を経て後期反応性生物（AGE：Advanced glycation end products）に変化する。これにはカルボキシメチルリジン・ペントシジン・ピラリン・MRX（Maillard Reaction Product X）などがあり，蓄積すると生体の機能不全や組織硬化につながる。メイラード反応の阻害剤としてアミノグアニジン（日本では未承認）があり，機能性食品としてカモミール・ドクダミ・セイヨウサンザシ・ブドウ葉などのハーブエキスが期待される[38]。

肥満の是正には適正なカロリー制限に加えて，運動（ダンベル体操・筋肉負荷トレーニングを含む），夕食の時間を1時間早くするといった指導が重要であり，特定の成分を摂取すれば痩せるというものではない。カロリー制限に伴い必要な栄養素が不足しがちになるので，基本的なマルチビタミン・マルチミネラル・蛋白質（アミノ酸を含む）を補うとよい。規定低エネルギー食品は減量を助ける一種の機能性食品である[39,40]。著者らの行ったプーアル茶飲用に関するオープン試験（女性22例，42.0 ± 4.6歳，BMI 26.0 ± 1.6）では，体型の改善率は体重0.6%，BMI 0.6%，体脂肪率3.9%，ウエスト1.1%，ヒップ1.5%程度で，体脂肪率の改善率が他項目の変化率に比べて有意に高かった[41]。

毒物代謝もここに含まれる。基本指導として，有害物質をできるだけ避け，便通管理，充分な水分補給，発汗を促す。機能性食品として食物繊維は腸内の善玉菌の育成，悪玉（毒素産生）菌の増殖予防，便通管理に有効である[25]。肝臓での毒物代謝は，肝細胞内での解毒酵素による代謝，グルタチオン抱合・システイン抱合を介した胆汁への排出，毒物代謝の際に生じるフリーラジカル処理の過程から成る。ウコン・シリマリン（マリアアザミ）・グルタチオン・システイン・タウリンは抱合と胆汁中排泄を促し，抗酸化物質はフリーラジカル処理を助ける。尿中や毛髪中重金属

含有量は有害金属汚染のバイオマーカーである[35]。予防的には，喫煙に伴うカドミウム暴露，歯科治療で使われた水銀アマルガム，水銀汚染魚の過剰摂取，鉛管・鉛アクセサリー，重金属による土壌汚染に注意する。重金属中毒に対する療法として EDTA（ethylenediamine-tetra- acetic acid）などのキレート剤を経静脈的あるいは経口的に使用する。

4 おわりに〜アンチエイジングから見た医学的証拠

　抗加齢医学の観点から機能性食品に対する期待は大きい。巷には機能性食品やサプリメントに関する情報が氾濫しているが，論文など検索する限り医学的証拠は極めて乏しいと言わざるをえない。実際にはパイロット試験的な臨床試験が少なくないが，これらの情報が公開されることはほとんどない。ネガティブデータは論文になりにくい風潮があるが，「機能性食品の科学」が健全な形で広がるためにはネガティブデータを含むデータ蓄積が重要と考える。著者らがこれまでに関わった臨床試験ではほとんどの場合で加齢と QOL に関する共通問診票[17, 23, 32, 39, 40]を使用した。共通問診票では身体の症状と心の症状を5段階に分けて評価する。その結果わかったことは，健常人が機能性食品やサプリメントを摂取した時に効果にばらつきが多いこと，症状がない人よりある人の方がより大きな効果がみられること，性別・体型・心の症状によって効果の現れ方に一定の傾向があることである。例えば，減量が成功した人としなかった人では気の持ち方が異なっていた[39]。症例数が増えればより詳細な解析が可能となるだろう。今後，臨床試験を計画している研究者には，是非ともこの共通問診票を使用していただきメタアナリシスへの協力をお願いしたい。

　最近では，本試験に入るスクリーニング試験として，加齢 QOL 共通問診票のみを用いた二重盲検法を先に行い，身体症状と心の症状のどの項目が変化するか事前に確かめるという方法をとっている。経済的であるばかりか，試験品によって増加する項目も明らかになる。今後，機能性試験の臨床評価法についても様々な方法論が討議されるであろう。

文　　　献

1) 米井嘉一，抗加齢医学入門，慶應義塾大学出版会，東京（2004）
2) 日本抗加齢医学会専門医・指導士認定委員会（編），アンチエイジング医学の基礎と臨床，メジカルビュー，東京（2004）

第1章 アンチエイジングと機能性食品

3) Yonei Y., Mizuno Y., The human dock of tomorrow —Annual health checkup for anti-aging—. Ningen Dock 19 : 5-8 (2005)
4) 米井嘉一,第Ⅵ編 新タイプ健診とその展開,第1章 抗加齢ドック―アンチエイジングドック―,「最新の生活習慣病健診と対策のすべて―診断からフォローアップまで―」,日本人間ドック学会(編集),ライフ・サイエンス・センター,pp323-326,横浜(2006)
5) 吉川敏一,フリーラジカルの科学,講談社,東京(1997)
6) 日本子孫基金,食べるな,危険,講談社,東京(2002)
7) 米井嘉一,「抗加齢療法のめざすもの」抗加齢療法とライフスタイル,臨牀と研究,80,1790-1794 (2003)
8) 辻村卓,青木和彦,佐藤達夫,野菜のビタミンとミネラル,女子栄養大学出版部,東京(2003)
9) 岩井保,旬の魚はなぜうまい,岩波書店,東京(2002)
10) 福永哲夫(編),筋の科学事典,朝倉書店,東京(2002)
11) Inoue K., Shirai T., Ochiai H., Kasao M., Hayakawa K., Kimura M., Sansawa H., Blood-pressure-lowering effect of a novel fermented milk containing gamma-aminobutyric acid (GABA) in mild hypertensives., *Eur J Clin Nutr*, **57**, 490-495 (2003)
12) Bokura H., Kobayashi S., Chitosan decreases total cholesterol in women: a randomized, double-blind, placebo-controlled trial. *Eur J Clin Nutr*, **57**, 721-725 (2003)
13) 矢澤一良,「食べ物・飲み物でアンチエイジング医学に挑戦する!!」注目のEPAとDHA,アンチ・エイジング医学,1,235-239 (2005)
14) Wald DS., Law M., Morris JK., Homocysteine and cardiovascular disease: evidence on causality from a meta-analysis. *BMJ*, **325**, 1202-1208 (2002)
15) Ernst E., The risk-benefit profile of commonly used herbal therapies: Ginkgo, St. John's Wort, Ginseng, Echinacea, Saw Palmetto, and Kava., *Ann Intern Med*, **136**, 42-53 (2002)
16) 大塚美恵子,植木彰,「痴呆研究の最前線―痴呆患者の食事因子の解析及びエイコサペンタエン酸(EPA)による認知機能改善効果の検討」,*Dementia Japan*, **15**, 21-29 (2001)
17) Yonei Y., Takahashi Y., Aoki A., Kumada T., Sakura S., Yoshioka T., Effects on the human body of a dietary supplement containing L-carnitine and Garcinia cambogia extract: A study using double-blind tests., *J Clin Biochem Nutr*.(投稿中)
18) 松原悦朗,アンチエイジングサプリメントの認知機能に対する効果―メラトニン―,老年精神医学,**17**,53-57 (2006)
19) 服部淳彦,生体リズムを整える注目のホルモン脳内物質メラトニン,朝日出版社,東京(1996)
20) 富地信弘,睡眠障害に対するL-Tryptophan (Amiphan Granules)の臨床成績,薬理と治療,**15**,2589-2597 (1987)
21) Clarkson TB., Anthony MS., Morgan TM., Inhibition of postmenopausal atherosclerosis progression: a comparison of the effects of conjugated equine estrogens and soy phytoestrogens., *J Clin Endocrinol Metab*, **86**, 41-47 (2001)
22) Lord RS., Bongiovanni B., Bralley JA., Estrogen metabolism and the diet-cancer

connection: Rationale for assessing the ratio of urinary hydroxylated estrogen metabolites., *Altern Med Rev*, **7**, 112-29（2002）

23) Yonei Y., Mizuno Y., Togari H., Sato Y., Muscular resistance training using applied pressure and its effects on the promotion of GH secretion. *Anti-Aging Medical Research*, **1**, 13-27（2004）(http://www.aofaam.org)

24) Orimo H., Hayashi Y., Fukunaga M., Sone T., Fujiwara S., Shiraki M., Kushida K., Miyamoto S., Soen S., Nishimura J., Oh-Hashi Y., Hosoi T., Gorai I., Tanaka H., Igai T., Kishimoto H., Osteoporosis Diagnostic Criteria Review Committee: Diagnosis criteria for primary osteoporosis: year 2000 revision., *J Bone Miner Metab*, **19**, 331-337（2001）

25) 光岡知足，健康長寿のための食生活―腸内細菌と機能性食品―，岩波書店，東京（2002）

26) 津金昌一郎，がんになる人ならない人，講談社，東京（2004）

27) 奥山治美，渡辺志朗，小林哲幸，安田智，n-3系列高度不飽和脂肪酸の摂取による生体内酸化ストレス傷害の抑制機構，医科学応用研究財団研究報告，**16**, 138-147（1998）

28) 鳥居新平，川口治子，鳥居明子，「病気の時の食事と食事療法 正しい指示ができる小児科医」，気管支喘息患児の食事，小児科，**44**, 1640-1646（2003）

29) 青井渉，内藤裕二，吉川敏一，運動の日常化と虚血再灌流酸化ストレス傷害の予防，デサントスポーツ科学，**24**, 139-144（2003）

30) 谷中昭典，張松華，田内雅史，鈴木英雄，柴原健，松井裕史，山本雅之，酸化ストレス負荷に対する胃粘膜防御・修復に果たすNrf-2遺伝子の役割，実験潰瘍，**31**, 1-5（2004）

31) Sato K., Kawakami N., Ohtsu T., Tsutsumi A., Miyazaki S., Masumoto T., Horie S., Haratani T., Kobayashi F., Araki S., Broccoli consumption and chronic atrophic gastritis among Japanese males: an epidemiological investigation., *Acta Medica Okayama*, **58**, 127-133（2004）

32) Yonei Y., Mizuno Y., Katagiri E., Effects of cosmetics therapy using isoflavone and pine bark extract on the skin and QOL: A double-blind placebo-controlled trial., *Anti-Aging Medical Research*, **1**, 48-58（2004）(http://www.aofaam.org)

33) 高田明和，ストレスがもたらす病気のメカニズム，角川書店，東京（2002）

34) Neumeister A., Tryptophan depletion, serotonin, and depression: where do we stand?, *Psychopharmacol Bull*, **37**, 99-115（2003）

35) Yonei Y., Mizuno Y., Kido M., Kaku L., Yasuda H., Research on toxic metal levels in scalp hair of the Japanese., *Anti-Aging Medical Research*, **2**, 11-20（2005）(http://www.aofaam.org)

36) Miwa Y., Yamada M., Sunayama T., Mitsuzumi H., Tsuzaki Y., Chaen H., Mishima Y., Kibata M., Effects of glucosyl hesperidin on serum lipids in hyperlipidemic subjects: preferential reduction in elevated serum triglyceride level., *J Nutr Sci Vitaminol*（*Tokyo*）**50**, 211-218（2004）

37) 永井竜児，小糸和香子，坂本裕一郎，「グリケーション 食品から臨床へ」メイラード反応，糖尿病，**48**, 403-405（2005）

38) Yagi M., Yonei Y., Takahashi Y., Matsuura N., Herbal extracts inhibit chronic diabetic complications in streptozotocin-induced diabetic rats., *The Journal of Nutrition, Healht & Aging*.（投稿中）
39) 石田良恵，鈴木志保子，浅野匡司，米井嘉一，金久博昭，中年女性における低エネルギー食品を用いた短期減量の効果，日本生理人類学会誌，**8**，1-7（2003）
40) 米井嘉一，伊達友美，肥満男性システムエンジニアに対するLCD療法による減量効果について，診断と治療，**92**，704-709（2004）
41) 米井嘉一，水野嘉夫，伊達友美，プーアル茶による飲茶療法の心身作用とQOLへの影響，第4回日本抗加齢医学会，2004年6月12-13日，東京

第2章　老化制御と抗酸化食品

大澤俊彦＊

1　はじめに

　老化説は，「老化を研究する研究者の数だけある」といわれるほど多種多様であるが，大きく分けて「老化プログラム説」と「遺伝子傷害説」に大別される。「老化プログラム説」とは，われわれの遺伝子の中に老化のプログラムがすでにインプットされており，寿命に対してわれわれ人間はいかんともし難いという考えである[1]。ところが，「遺伝子傷害説」というのは，ヒトは，本来，125歳ともいわれる最大寿命を持っているが，様々な原因で遺伝子が傷つき，そのために寿命が短くなってしまうという説が中心である[2]。この「遺伝子傷害説」の根拠となる傷害の原因は，「酸化ストレス」によって生じた「酸素傷害の蓄積」であると考えられている。酸素は，地球という好気性環境のなかで生活するほとんどの動植物にとって必要不可欠の物質であるが，一方では，過剰な酸素の存在により引き起こされる酸素は生体傷害を与え，老化をはじめ生活習慣病と呼ばれる様々な疾病の発症に大きな役割を果たしているものと考えられている。例えば，ネズミやリスのような小動物が，馬や象のような大動物やヒトに比べて寿命が短いのは，比代謝率，すなわち，体重あたりの酸素消費量が高いために酸化的な障害を受ける頻度が高くなってしまう「動物の酸素消費量と寿命の相関性」には多くの注目が集められている[3]（図1）。

　もちろん，酸素がすべて悪玉であるというのではない。一般に，大気中に存在する酸素は，「三重項酸素」と呼ばれる安定した物質であるが，生体内で一部の酸素が「活性酸素」と呼ばれる反応性の高い物質に変化する。この「活性酸素」は，ウイルスや病原菌の殺菌に必要な物質であり，生体防御の立場から重要な生理的役割を果たしているが，一方では，制御されない環境下で必要以上に生じた「活性酸素」がわれわれの体の生体部分，例えば脂質やタンパク質，核酸などと反応し，多種多様な生体傷害を引き起こし，がんや動脈硬化，糖尿病の合併症のような生活習慣病をはじめ，最近では，アルツハイマーやクローン病など脳内老化に関連した疾病の原因となっていることが明らかにされてきている。「がん」の発生率でも，二十日ネズミの一方に一日につき11.7キロカロリー，他方に9.6キロカロリーのえさを与えて自然発生の「がん」を調べた研究が，

＊　Toshihiko Osawa　名古屋大学　大学院生命農学研究科　応用分子生命科学専攻
　　　　　　　　　　食品機能化学研究室　教授

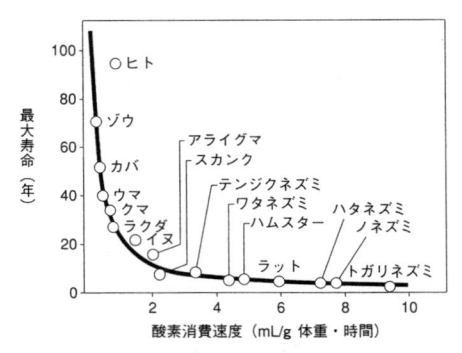

図1 哺乳類の最大寿命と酸素消費速度の関係

1949年に既にアメリカで行われ，低カロリーの餌を与えた方のグループが25%も「がん」の発生が低いことが報告されている。では，実際に人間の場合はどうであろうか。1970年代よりアメリカ人の食事内容に対して警鐘が鳴らされてきたが，それは，1977年に米国上院のマクガバン委員会で「望ましい食事の取り方」として提案された。当時のアメリカ人の摂取カロリーは3240カロリー（当時の日本人の平均は2490カロリー）という高いもので，これを2500カロリーまで減らそうというのがその提案であったが，アメリカ人の摂取カロリーは減るどころか逆に3595カロリーまで増えているのが現状である[4]。日本人も増加の傾向にあるが，特に問題となるのは，砂糖類と油脂類の増加である。アメリカでは，実際に男女7名のボランティアにより，一日1600カロリーの制限食の実験も行なわれるなど多くの興味ある研究が行なわれている。マウスやラットを用いた寿命延長とカロリー制限との関連を示す研究の歴史は古く，70年以上も前にさかのぼる。カロリー制限の結果，寿命延長とともにがんや神経変性など，老年病の発症も抑制され，げっ歯類動物以外でも，出芽酵母や線虫，ショウジョウバエをはじめイヌやアカゲザルなど，霊長類を含めた研究が精力的に行われている[5]。

現在，一般的に受け入れられている説は，カロリー制限によりヒトをはじめとする好気性生物の代謝活性の速度を落とすことで，酸化ストレスによる生体損傷を抑制するという，考えであり，最近の研究では，アルツハイマー症のような神経変性疾患の原因における酸化ストレスの役割が注目を集めている。最近の興味ある結果として，ショウジョウバエや静止期の酵母を用いた研究では，抗酸化酵素であるスーパーオキシドジスムターゼ（SOD：Superoxide diismutase）やカタラーゼ（Catalase）を過剰発現することで寿命延長効果が期待でき，酸化ストレスと老化の関係に注目が集まったが[6]，最近，この結果には疑問が提示されており[7]，今後，さらに詳細な研究の進展が必要と考えられている。

しかし，カロリー制限の結果生じる代謝速度の低下は，数週間で回復することから，酸化的な

第2章 老化制御と抗酸化食品

損傷だけではなく，他の原因が推測された。その一つがグリケーションである。実は，カロリー制限で生じた代謝速度の低下は回復してもグルコースとインスリンは低いレベルのままであり，インスリン感受性も亢進しており，カロリー制限は，糖尿病の予防にも効果があることが示唆されている。すなわち，エイジングの進展により生体内のタンパク質のグリケーションが亢進するが，カロリー制限はインスリンとグルコースの血漿内レベルを低下させ，その結果，グリケーション反応で生じる糖化タンパク質の蓄積を少なくするというものである[8]。さらに最近では，糖尿病合併症の発症と酸化ストレスに関連した研究，なかでも，グリケーションと酸化ストレスに関連した報告は数多くなされており（図2），最近，われわれも，酸化ストレスとAGEsの関連性を示す一例として，糖尿病患者の尿中のMRX[9]とジチロシン[10]の排泄量をLC/MS/MSで測定したところ，高い相関性（r=0.802）が認められた[11]。なかでも，糖尿病患者の尿中に多く排泄される酸化ストレスバイオマーカーは，過剰な炎症反応により生じるチロシン修飾物，特に，ハロゲン化チロシンであることが明らかにされている[11]（図3）。しかし，酸化ストレスとグリケーション，エイジングとの関連性に関しては，未知の部分も多く，詳細な検討はこれからの課題である。

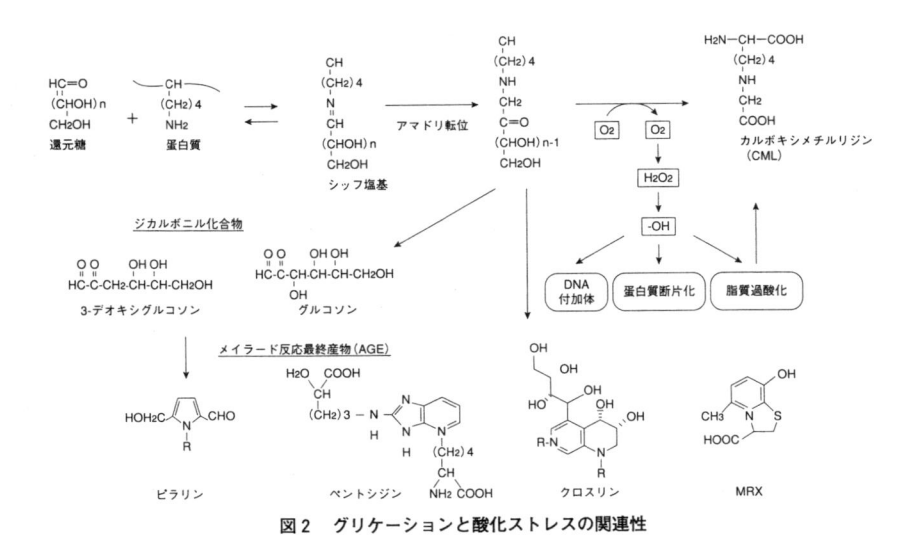

図2　グリケーションと酸化ストレスの関連性

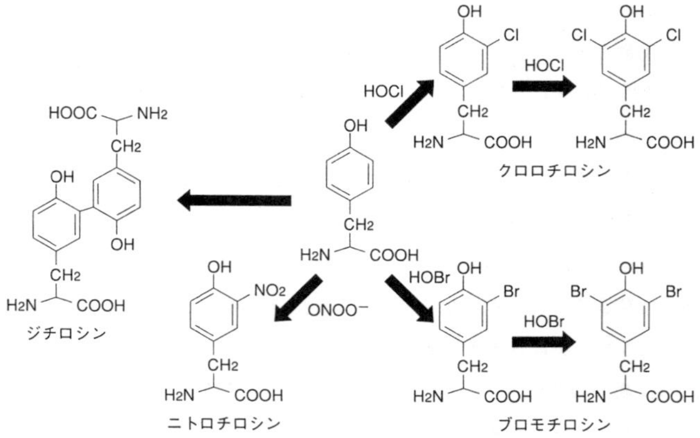

図3 炎症反応によるチロシンの酸化修飾

2 「抗酸化食品因子」と「アンチエイジング」

　加齢と共に生じた過剰な活性酸素・フリーラジカルを消去し得なくなると生じる酸化傷害を抑制する因子として，特に注目を集めているのが，われわれが日常口にする食品中の抗酸化因子であり，その多くは植物性食品に属し，油糧種子や穀類，植物のリーフワックスやハーブなど多種多様な植物素材があげられている[12]（表1）。このような抗酸化成分の多くは，5大栄養素，すなわち，脂質，糖質，蛋白質，ビタミン，ミネラルと共に第六の栄養素と呼ばれる食物繊維を除いた「非栄養素」と呼ばれるポリフェノール類やイオウ化合物などの物質群に属している。しかしながら，これらの化合物については，われわれ人間にとって好ましい成分とは考えられてなくあまり研究対象とはならなかったのが実状であるが，最近，このような微量成分を摂取した後に生体に及ぼす種々の機能性に多くの注目が集められてきた。もちろん，これらの成分は植物体内中でも多くの機能性を有している。なかでも特に注目したのは，強い光に曝され，また厳しい酸素ストレスのもとで生育している植物にはさまざまな抗酸化成分が含まれており，植物自身の保護にも重要な役割を果たすと共に，そのような抗酸化成分を我々人間が摂取することにより老年病を予防することができるのではないかと考えたわけである[13]。このような成分は，植物種子だけでなく，広く果実や葉，根茎類などに「非栄養素」成分として存在しているものと考えられる。これらの抗酸化成分は，植物自身の保護にも重要な役割を果たすと共に，我々人間が摂取することにより老年病を予防することができるのではないかと考えたわけである。

　われわれは，20年以上にわたって「抗酸化食品因子」の機能性解析の研究を進めてきた。な

第2章　老化制御と抗酸化食品

表1　主要な抗酸化食品因子

トコフェロール類（ビタミンE）…ナッツ，野菜，果物，油糧種子など
アスコルビン酸（ビタミンC）…野菜，果物など
カロテノイド類…野菜，果物，海藻類など
フラボノイド類 ・フラボノール類…タマネギ，ブロッコリー 　　（ケルセチン，ケンフェロールなど） ・イソフラボノイド類…大豆製品 　　（ダイゼイン，ゲネステインなど） ・カテキン類…茶，ココアなど 　　（エピカテキン，エピカテキンガレードなど）
カテキンオリゴマー類…ココア，チョコレート，赤ワインなど
アントシアニン類…穀類，豆類，野菜，果物など
コーヒー酸誘導体 ・クロロゲン酸…大豆，コーヒー ・オリザノール…米種子
リグナン類 ・セサミン，セサモリン，セサミノール配糖体…ゴマ種子 ・エンテロラクトン類…亜麻種子，カラス麦など
メラノイジン類…発酵ダイズ食品など 　　（醤油，味噌など）
アミノ酸，ペプチド類…蛋白加水分解物 　　（魚肉，大豆蛋白など）
ハーブ，スパイス…テルペノイド類，クルクミノイド類
グルタチオン…ブロッコリー，豚肉製品
その他…コエンザイム Q_{10}，α-リポ酸，フィチン酸など

かでも，「ポリフェノール」の機能性には，世界的な注目が集められている。ここでは，我々が長く関わってきた「クルクミノイド」をはじめ，世界的に注目されている「レスベラトール」，また，多くの果物や野菜の機能性に重要な役割をもつ「アントシアニン」，さらに，日本の伝統的な機能性食品因子である「ゴマリグナン」に焦点をあてて，最近の研究動向を中心に紹介してみたい。

3　「クルクミノイド」と老化予防

カレー料理をはじめインド料理に不可欠な香辛料，ターメリックの黄色の色素成分の一つであるクルクミンは，多くの注目が集められてきている。ターメリックは，秋ウコン（*Curcuma longa* L.) の根茎を乾燥して粉末にしたもので，沖縄では，ウコン染めやウッチン茶として広く用いられている．ウコンは，古くから強肝利胆薬や健胃薬として広く用いられ，さらには疫痢，喘息，結核，子宮出血などに用いられてきた[14]．ターメリックの主要な黄色色素，クルクミンは，皮膚の炎症を抑える効果が見出され，実際に，皮膚がんに対して強力な発がんプロモーションの抑制作用の発見に至った．最近，放射線医学研究所との共同研究で，γ-線照射による乳がんのモデルを用いて，「クルクミン」が乳腺腫瘍の形成を顕著に抑制することが明らかにされた[15, 16]．この「クルクミン」は，「イニシエーション」と「プロモーション」の両方の段階を抑制することが明らかにされたが，実際に血液や臓器中の「クルクミン」の存在量を測定してみても，「クルクミン」は「テトラヒドロクルクミン」の十分の1以下しか検出されなかった．われわれの研究グループは，この「クルクミン」も経口で摂取すると腸管の部分で「テトラヒドロクルクミン」という強力な抗酸化物質に変わることを明らかにすることに成功しており，実際に，腸の細胞で吸収されるときに「クルクミン」が変化してできる物質で，体の中で実際に効果を示すのはこの「テトラヒドロクルクミン」であると推定している[17]．われわれは，国立がんセンターとの共同研究で，大腸の前がん細胞の形成を「テトラヒドロクルクミン」の方が「クルクミン」よりも強く抑制し[18]，さらに，京都大学医学部と共同で，腎臓がんの抑制に対しても「テトラヒドロクルクミン」の方が「クルクミン」よりもはるかに強力な抑制効果が期待できることも明らかにし，その作用は「テトラヒドロクルクミン」の強力な抗酸化性に基づくものではないかと推定している[19]．

ところが，最近の興味ある結果として，糖負荷させたラットやサルで生じる白内障の発症に対して，「クルクミン」，特に，「テトラヒドロクルクミン」が強力な予防効果を有することを明らかにすることができた．4週齢雄SDラットの水晶体をキシロース，ガラクトース，グルコースなどのいずれかを含有する培地でクルクミン，テトラヒドロクルクミンの存在下で培養したところ，いずれも水晶体混濁度が有意に減少し，その効果はテトラヒドロクルクミンの方が強力であった[20]．しかしながら，ポリオール蓄積量には差がなかったことから，その機構は，アルドース還元酵素阻害作用に基づくのではなく，抗酸化作用による可能性が示唆された．そのような背景の中で特に最近注目を集めているのが，第2相酵素をはじめとする抗酸化酵素誘導作用である．グルタチオン（GSH）などを基質に「抱合体」を形成し，最終的には体外へ排泄されるが，最近，抗酸化物質による解毒酵素誘導のメカニズムの遺伝子レベルからの解明にも成功している[19]．この第2相酵素の誘導に「クルクミン」，特に「テトラヒドロクルクミン」に強力な「グルタチオン-S-トランスフェラーゼ」誘導作用があることが見出されている．また，「テトラヒドロクルクミン」は同じ第2相酵素であるNADPH-キノンリダクターゼを誘導すると共に抗酸化酵素であるグルタチオンペルオキシダーゼを誘導することを明らかにすることが出来た．これらの結果

第2章 老化制御と抗酸化食品

は,「クルクミン」, 特に「テトラヒドロクルクミン」は過剰に産生された活性酸素を補足することで酸化ストレス傷害を防御すると共に, 抗酸化酵素や第2相酵素を誘導することで生体防御能を高める, という新しい機能を明らかにすることができた。最近では, テトラヒドロクルクミンに動脈硬化予防作用も見出されており[21], 酸化ストレス制御因子としてのクルクミノイドの持つ疾病予防の役割に関する研究の進展に大きな注目が集められている（図4）。特に, 抗酸化因子による老化予防の試みとして, われわれは, 最近, 木谷健一長寿医療センター前センター長との共同研究で, 図5に示したように, 13週よりテトラヒドロクルクミンを投与したマウスにおいて, 最大寿命は延長しなかったが, 加齢に従っての生存曲線の低下が緩和されるという興味ある結果が得られた[22]。このデータは,「抗酸化食品因子」による老化制御の可能性としては, 寿命延長

生理機能	クルクミン 黄色	テトラヒドロクルクミン 無色透明
抗酸化性	○	◎
解毒酵素・抗酸化酵素誘導作用	○	◎
乳癌抑制作用	◎	—
皮膚癌抑制作用	◎	○
大腸癌抑制作用	○	◎
腎臓癌抑制作用	○	◎
糖負荷による白内障抑制作用	○	◎
動脈硬化予防作用	—	◎
老化抑制作用	—	◎

◎：強い抑制作用, ○：弱い抑制作用, —：未検討

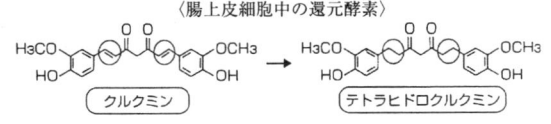

図4 クルクミン, テトラヒドロクルクミンの *in vivo* 系における生理機能の比較

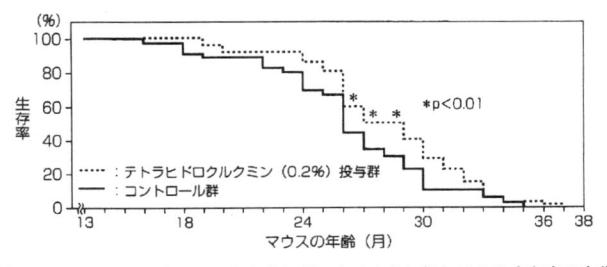

図5 C57/BL/J6マウスへのテトラヒドロクルクミン投与による生存率の変化

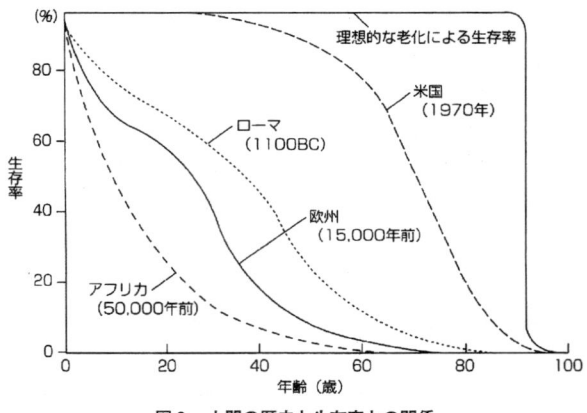

図6 人間の歴史と生存率との関係

ではなく，図6に示したような「理想的な死」と考えられる「健康死」に至る可能性を示したものである．今後，フリーラジカルとアンチエイジング，特に，酸化ストレス制御とアンチエイジングの関連性の研究の進展を期待したい．

4 「リスベラトロール」と老化予防

ブドウや赤ワインに含まれるポリフェノールの一種であるリスベラトロール(Resveratrol)は，ブドウの葉にもっとも多く存在し，続いて果皮に多く，また，種子中にも存在する．一般に，植物には，昆虫や病原菌の攻撃から自身を護るために「ファイトアレキシン」と呼ばれる防御物質を生産することが知られている．このリスベラトロールは，ファイトアレキシンの一種である(図7)．リスベラトロールの生理機能としては，動脈硬化の主要な原因であるLDLの酸化反応を阻害し，また，血栓症の原因である血小板の凝集反応を抑制することが報告されていたが，マウスを用いた皮膚発ガンモデル実験では98%もの抑制効果が確認され，また，抗炎症作用も市販の

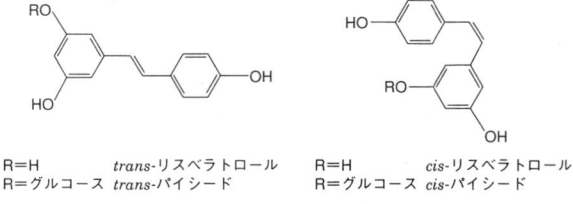

R＝H　　　trans-リスベラトロール　　　R＝H　　　cis-リスベラトロール
R＝グルコース　trans-パイシード　　　R＝グルコース　cis-パイシード

図7 リスベラトロールおよびその配糖体の化学構造

第 2 章　老化制御と抗酸化食品

抗炎症剤であるインドメタシンと同等の浮腫抑制効果が報告され，ガン予防物質としての機能が大きな注目を集めた[23]。その後，レスベラトロールによるがん細胞の細胞死に関する研究報告や，ラットにリスベラトロールを 20 日間経口投与するとがん細胞の増殖・転移が抑制されることを示す報告などが行われ，レスベラトロールの発がん抑制効果を裏付ける多くの研究が報告されている。一般的には，ブドウ中のリスベラトロール含量は，赤系のブドウと白系のブドウとの間に差はないが，ワインでは，リスベラトロール含量は赤ワインの方が白ワインより圧倒的に多く含まれており，これは，赤ワインでは，発酵の段階で果皮や種子が存在していることが原因とされている[24]（図 8 ）。

リスベラトロールの生理機能発現には，少なくとも，数十 μ M レベルの研究例が多く報告されており，代謝・吸収のことを考えると，ワインだけで疾病予防，特にガン予防効果を期待することは無理であろうという考え方が一般的である。しかしながら，血小板凝集阻害効果は，赤ワインを 1000 倍に薄めても効果は期待できるという報告もあるので，適量のワインの摂取は血栓症の予防につながる可能性は高いと期待されている。また，最近の興味あるデータとしては，毎日グラス 1 杯半のワインを飲み続けると，記憶力の回復やアルツハイマー症やパーキンソン症など神経細胞の編成が原因とされる疾病にかかりにくくなる，ことが報告されている。実際に，リスベラトロールには，記憶や学習のプロセスにおけるシナプスの変化に関係していると考えられている MAP kinase のうちの ERK2 のリン酸化の誘導に大きな役割を果たしていることが明らかになった[25]。

ところが，最近，カロリー制限と老化抑制の関連性に関する研究の過程で，NAD^+ 依存性脱アセチル化酵素であるサーテュイン（sirtuin）ファミリーが重要な役割を果たしており，リスベラトロールがサーテュインを活性化することでカロリー制限を模倣する効果をおこすという興味

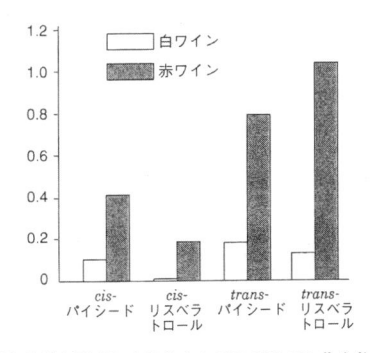

図 8　赤および白ワイン中に含まれるスチルベン化合物の平均値

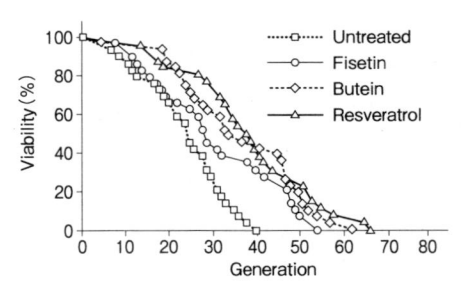

図9 酵母を用いた植物ポリフェノール類の寿命延長作用

ある研究が報告されている[26)]。サーテュインの機能は明らかではないが，線虫（C. elegans）では4種，酵母とショウジョウバエ（Drosophila）で5種，ヒトでは7種類知られており，細菌から哺乳類に至るまで広く保存されている。ヒトのサーテュインであるSIRT1は核内に局在しており，p53の382位のリジン残基を脱アセチル化し，p53の機能を調節していることが報告されている。酵母のサーテュインであるSir2は，摂取するカロリー制限を行うことで，寿命（細胞分裂可能な回数）の延長効果が示されることが知られている。SIRT1はSir2と極めて相同性が高く，SIRT1機能活性化物質群（STACs）が酵母の寿命を延長することが注目されている。なかでも，特に注目されたのが，STACsの実体は植物性ポリフェノールで，構造が類似のポリフェノールであるFisetinやButeinと比較することで，リスベラトロールが最も強い作用を有することが見出されたのである（図9）。現時点では，酵母とヒトの細胞を用いた in vitro での効果であるが，低濃度のリスベラトロールの投与で酵母の寿命が70％延長している。現在，酵母で観察されたリスベラトロールの寿命延長効果が，線虫，ショウジョウバエ，マウスなどの高等生物でも当てはまるかどうか，大きな注目を集めている。また，カロリー制限模倣低分子薬剤としてのリスベラトロールの作用に，抗酸化ポリフェノールとしての機能が関連あるのか，今後の研究の進展が注目されている[27)]。また，われわれは，国立長寿医療センター研究所の丸山和佳子老年病研究部・部長との共同研究で，リスベラトロール以外のポリフェノールにも，老化制御の可能性が明らかにされつつあるので，いずれ，これらの研究成果を発表できるものと期待されている。

5 「アントシアニン」と老化予防

従来，アントシアンの総称で呼ばれていたアントシアニンは広義のフラボノイドの一種であり，ほとんどの場合，配糖体として存在する。そのアグリコンはアントシアニジンとよばれ，アント

第2章 老化制御と抗酸化食品

シアニンの特徴である果実や野菜，花の色にみられるような鮮やかな赤，紫，青紫など多彩な色調に大きな役割を果たしている(表2)。その構造は，ポリフェノール性のフラビリウム塩をもち，構造的特徴は環を形成する酸素がオキソニウム($-^+O=$)を形成していることである。天然では，このアントシアニジンに，糖としてグルコースやラムノース，ガラクトースなどが結合した配糖体として存在する場合がほとんどである。アントシアニジンは，B環の水酸基の数により，ペラルゴニジン，シアニジン，デルフィニジンの三系統に分けられている。しかしながら，一部の水酸基はメチル化されており，天然に存在するアントシアニンのアグリコンであるアントシアニジンは図10に示すように6種類存在している[28]。

著者らは，これらのアントシアニンの子孫を絶やさず次世代に生命を残す植物種子も過酷な酸化的な傷害から身を守るために抗酸化的な防御機構を有しており，なかでも種子に含まれている抗酸化色素の役割に注目して研究を進めてきた。その結果，著者らは，まず米種子，特に黒米や赤米の色素成分も保存・貯蔵性に大きな影響を及ぼしていることを見いだした。すなわち，黒米，赤米，白米の3種類を室温で貯蔵すると，白米は早く発芽力を失うものの黒米は最も長く発芽力を保つことができた。そこで，この劣化に対する抵抗性は籾からや種子表面に多く含まれている抗酸化性色素に由来するのではないかとの推定のもとで，抗酸化性を指標に活性物質の単離・精製を試みたところ，本体はシアニジン配糖体，シアニジン-3-O-β-D-グルコシドと同定され，

表2　食品中の主なアントシアニン

アントシアニジン	アントシアニン	存在
ペラルゴニジン Pelargonidin	カリステフィン calistephin（3-glucoside）	イチゴ
シアニジン cyanidin	クリサンテミン chrysanthemin（3-glucoside） シアニン cyanin（3,5-diglucoside） ケラシアニン keracyanin（3-rhamnoglucoside） イデイン idein（3-galactoside） メコシアニン mecocyanin（3-sophoroside）	黒マメ，アズキ，ブルーベリー，チェリー，モモ 赤カブ チェリー，甘ショ リンゴ サワーチェリー
ペオニジン peonidin	ペオニン peonin（3,5-diglucoside）	ブドウ
デルフィニジン delphindin	デルフィン delphin（3,5-diglucoside） ナスニン nasunin 　（3,5位に glucose, rhamnose, p-ciumalic acid）	ブドウ ナス
ペツニジン petunidin	ペツニン petunin（3,5-diglucoside）	ブドウ
マルビジン malvidin	マルビン malvin（3,5-diglucoside） エニン enin（3-glucoside）	ブドウ ブドウ

さらに，この物質は酸性，中性のどちらの領域でも強い抗酸化性を示すという興味ある結果を得ることが出来た。その後の研究の結果，黒，赤，白と3種類存在するインゲン豆の場合も，黒や赤インゲン豆の様な有色種の方が高い抗酸化的防御機構をもっており，抗酸化活性成分の検索を行ったところ，やはりシアニジン配糖体であった。今回，われわれが存在を明らかにしたシアニジン配糖体も他のアントシアン系抗酸化色素と同様に中性では退色するものの抗酸化性は全く変化がなかった。そこで，中部大学の津田助教授を中心とする共同研究を進めたところ，図11に示したように，C3Gはラジカルを捕捉しながら分解してゆき，最終的にプロトカテキュ酸に変化してゆくことが明らかとなった。このプロトカテキュ酸自身も抗酸化性をもち，また最近ではがん予防効果も明らかにされてきているので，このC3G自身だけでなく代謝生成物も酸化ストレス抑制効果を示すという2重の抗酸化防御機能が期待されるという興味ある結果を得ることができ，多くの注目を集めている[29]。しかし，摂取されたC3Gが生体内で抗酸化性を発揮するか

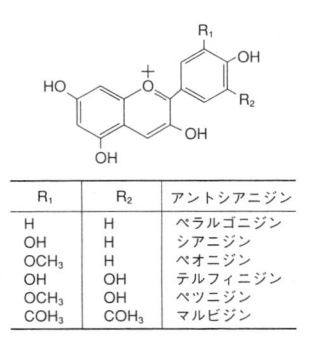

図10　代表的なアントシアニジンの化学構造

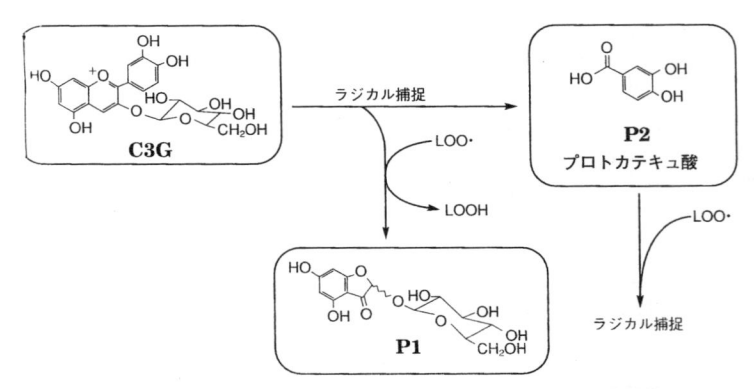

R_1	R_2	アントシアニジン
H	H	ペラルゴニジン
OH	H	シアニジン
OCH_3	H	ペオニジン
OH	OH	テルフィニジン
OCH_3	OH	ペツニジン
COH_3	COH_3	マルビジン

図11　シアニジン 3-O-β-D-グルコシド（C3G）の抗酸化性発現機構

第2章 老化制御と抗酸化食品

どうかについては,最近まで明らかにされておらず,そこで,ラットにC3Gを経口摂取させた場合に血清および組織の酸化抵抗性が上昇する可能性について検討した。さらに,酸化ストレスに対するC3Gの防御効果を検討する事を目的とし,酸化ストレスのモデル系として肝臓の虚血―再灌流（I/R）を行い,この傷害に対するC3Gの抑制効果について検討を行い,C3Gが肝傷害の予防作用と共に痴呆や脳の老化の原因となる虚血―再灌流に対しても予防効果が期待できるであろう。

しかしながら,アントシアニン類の研究に及ぼす機能研究に不可欠なのは,生体内吸収と代謝機構の解明であろう。フラボノイドやアントシアニンを含むポリフェノールに関する代謝・吸収に関する研究は今までほとんど行われておらず,ここ数年,ケルセチンやルテオリンなどのフラボノイド類の代謝研究が報告されてきているにすぎない。C3Gを投与したラットの血漿,胃,小腸,肝臓,腎臓のC3Gおよびその代謝物をHPLCにより分析した結果[29],C3Gは血漿において検出されたが,アグリコンであるシアニジンは検出されなかった。血漿中には,C3Gあるいはシアニジンの分解物と考えられるプロトカテキュ酸が検出され,小腸においても,C3Gとともにシアニジンおよびプロトカテキュ酸が検出された。また,肝臓および腎臓においては,C3GのB環の水酸基がメチル化されたペラゴニジングルコシド（peonidin 3-glucoside：Pe3G）と推定されるピークが検出されている[30]。他のアントシアニン類の代謝・吸収の研究は他には報告されておらず,ヒトの健康への関与を考える上でこの分野の研究の進展が期待されている。

われわれは,長年,ヒトを含めた個体レベルで酸化ストレスの予防効果を科学的に評価するために免疫化学的手法を応用して,血液や尿,唾液などを対象に抗酸化食品の機能性を評価するシステムの開発を試みてきた。特に,未病診断を行い,生活習慣病の発症に至る前の未病状態で抑制することが重要であると考えている。日本でも急増している肥満に由来する生活習慣病も,いったん,罹患してしまうと薬物療法に頼らざるを得ないが,未病段階で進行を抑制するような食品が開発されれば,糖尿病をはじめ,動脈硬化,がん予防などの疾病の予防に強力な手段となりうるものと期待されている。最近,われわれは,紫トウモロコシから抽出されたC3Gが,肥満を抑制するというデータを得ることができた[31]。すなわち,ラットに普通食を与えた場合も高脂肪食を与えた場合も,摂取量には変化はないものの,C3Gを与えた場合は体重が低下し,副睾丸の脂肪細胞の検討を行ったところ,C3G投与により脂肪細胞の肥大が抑制されていた[32]。そこで,特に,ラットの単離成熟脂肪細胞を用いたDNAマイクロアレイによるmRNAレベルでの解析を行った結果,レプチンやアディポネクチンの上昇,PPARγの標的遺伝子の発現上昇や脂肪酸結合タンパク質4やホルモン感受性リパーゼなどについての変動を明らかにしている[33]。さらに最近,ヒト成熟脂肪細胞を用いた解析が進められ[34],ラットとヒトの個体差,また,肥満の抑制とがん予防など,新しい展開ができるものと期待している。現在,メタボリックシンドロー

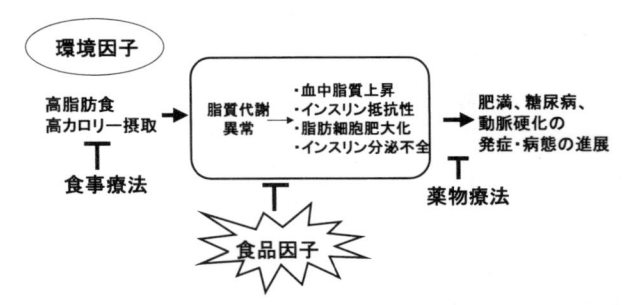

図12 環境因子による生活習慣病の発症のメカニズムと食品因子による抑制
未病診断と食品因子による抗肥満評価法に，ニュートリゲノミクスと共にプロテーム解析，特に抗体チップによる評価法が期待されている。
（例：アディポネクチン，レプチン，mcp-1, PAI-1, IL-6, UCP2, ACOX1, PLNなど）

ムが大きな問題となってきている。その大きな要因の一つが肥満である。肥満抑制には，まず，高脂肪食の摂取や高カロリー摂取をひかえることが重要であるが，一旦，肥満が問題となると薬物療法に頼らざるを得ない。しかし，食品因子による抗肥満への期待は，図12に示したように，治療ではなく，脂質代謝異常から血中脂質上昇，脂肪細胞肥大化の過程を抑制し，インスリン抵抗性やインスリン分泌不全を改善できることであろう。このためには，ニュートリゲノミクスからプロテオミクスを基盤としたバイオマーカーの開発が重要な課題となるであろう。

6 「ゴマリグナン」と老化予防

ゴマ種子中の主要なリグナン類は「セサミン」と「セサモリン」である。いずれもゴマ種子中に0.3～0.5％という高含量に存在する「リグナン類」であるが，どちらもゴマ種子中では抗酸化活性をもたないことから，今までほとんど研究はされていなかった。ところが，最近，「セサミン」の持つ動物レベルやヒトに対する栄養学的な分野での生理機能が注目され，まず検討されたのは，動物を用いた実験系での生体内抗酸化作用であった。ラット肝ホモジネートを用いた実験系で，抗酸化性を持たないセサミンが肝臓内の薬物代謝系でカテコール構造を持つ代謝物に変換され，強力な抗酸化性を持つようになるというメカニズムであった（図13）[35]。ヒトの実験でも，血液中からのアルコールの消失を促進することで顔面温度を低下させ，悪酔いの原因であるアセトアルデヒドの毒性を軽減させるという機能である。この研究結果が「セサミン」の製品化に結びついたのであるが，この「セサミン」の生理効果については，その後も数多くの研究が進められ，特に，コレステロール低下作用に関する研究に多くの注目が集められた。また，椙山女学園大学の山下教授らのグループは，「セサミン」は，それ自身，抗酸化物質として働くだけでなく，

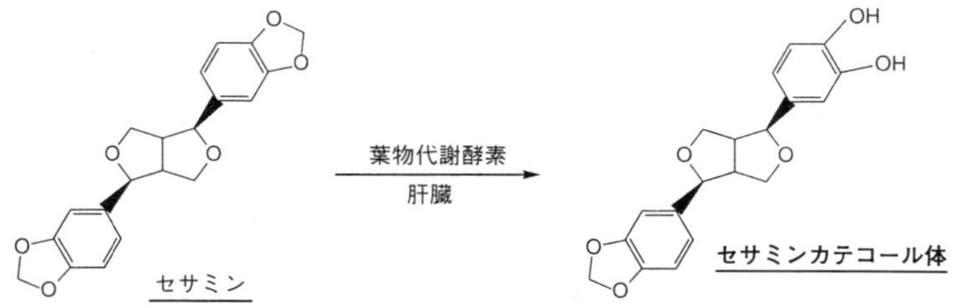

第2章 老化制御と抗酸化食品

図13 セサミンの生体内代謝

表3 ゴマリグナン類の生理機能

セサミン	セサミノール配糖体	セサミノール	セサモリン
・肝機能改善 ・乳がん抑制 ・コレステロール合成・吸収阻害 ・乳がん，肝機がんの抑制 ・免疫機能の改善 ・抗肥満効果 ・運動時の酸化傷害の抑制	・脂質過酸化抑制 ・動脈硬化抑制 ・糖尿病発症における酸化ストレスの低減	・脂質過酸化抑制 ・LDLの酸化抑制 ・トコフェロールへの相乗作用	・生体内抗酸化 ・動脈硬化抑制

生体内でのビタミンEの効果を持続させるという，新しい機能も明らかにしている。その後も，乳がん細胞の増殖抑制効果や肝臓がん発生抑制作用，免疫機能の改善，さらには，肥満の抑制効果や運動における酸化傷害の抑制など，「セサミン」の持つ機能性は益々注目されてきている（表3）[36]。

「セサミン」と共にゴマ種子中の主要な「リグナン類」として「セサモリン」が知られている。しかしながら，今までに「セサモリン」についての生体内の生理作用についてはまったく研究が行われていなかった。そこで，われわれは，ラットを用いて生体内で「セサモリン」の消化管吸収及び「セサモリン」投与による体内分布や排泄について検討を行った。その結果，摂取された「セサモリン」は胃で「セサモール」や「セサモリノール」に変換して生体内に吸収，各組織に分布することが明らかになった。セサモリンは約25％が生体内に吸収され，代謝され，特に，ラットの肝臓と腎臓での脂質の過酸化を有意に抑制する結果を得た。さらに，DNAの酸化傷害のバイオマーカーである8-ヒドロキシデオキシグアノシン（8-OHdG）の尿中への排泄量にも着目し，「セサモリン」を投与したラットの尿中における8-OHdGの排泄量を測定した結果，肝臓や腎臓における脂質過酸化反応を抑制するとともに尿中の8-OHdGの排泄を有意に抑制していることが明らかにされ，治療ではなく老年病の予防に大きな期待が向けられている。

「ゴマ油」を製造する工程で，「セサミン」は立体構造の変化を受け，「セサミン」と「エピセ

サミン」が1:1で存在することが知られているが,「セサモリン」は全く消失してしまうことが知られていた。われわれの研究グループは,ゴマ油を精製する過程,すなわち,脱色・脱臭の過程で「セサモリン」がなくなる代わりに強力な抗酸化物質「セサミノール」が二次的に生成し,トコフェロールの4～5倍も含まれていることから,ゴマサラダ油の抗酸化性の本体は「セサミノール」であるとの結論に至った（図14）。

そこで,われわれは,この「セサミノール」を大量にゴマサラダ油製造工程の副産物から効率的に回収することを試み,その結果,ウサギ赤血球膜やラット肝ミクロゾームを用いた試験管レベルの実験系やヒトの培養細胞を用いた系でも脂質過酸化の誘導剤を加えて生じた過酸化障害に対して「セサミノール」が有効に抑えたが,最近,特に注目されたのは,悪玉コレステロールと呼ばれているLDL（低密度リポ蛋白質）の酸化傷害を強力に抑制することである。動脈硬化発症の原因として最近注目を集めているのは酸化LDLの生成である。すなわち,酸化ストレスの結果,LDLが酸化されるとマクロファージに貪食され,泡沫細胞となることが粥状動脈硬化巣の発症のメカニズムである。そこで,LDLの酸化に対する抑制効果の検討を行なったところ,高脂血症の治療薬として市販されているプロブコールよりもはるかに強力な抑制効果が見いだされた。その機構解明についても,研究を進めた結果,「セサミノール」は,脂質過酸化の結果生じた脂質ヒドロペルオキシドと特異的に結合することで縮合物を形成し,その結果,脂質過酸化反応抑制することが明らかとなった[37]。

ところが,最近の研究の結果,ゴマ種子中に水溶性の「セサミノール配糖体」が大量に存在し

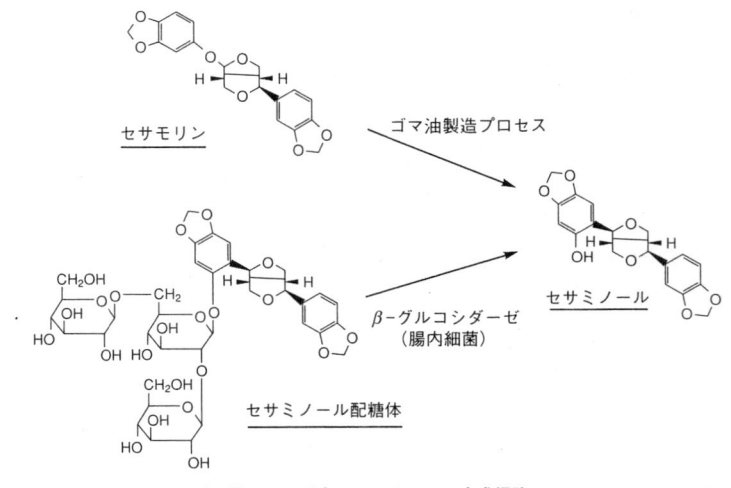

図14　セサミノールの二つの生成経路

第 2 章 老化制御と抗酸化食品

ていることが明らかとなった。これらの「セサミノール配糖体」はそれ自身抗酸化性はもたないものの，食品成分として摂取したのち，特に，腸内細菌のもつ β-グルコシダーゼの作用でアグリコンが加水分解を受けてから腸管から吸収され，最終的には脂溶性である「セサミノール」が血液を経て各種臓器中に至り，生体膜などの酸化的障害を防御するということも重要なのではないかと考えられた。すなわち，「セサミノール」はゴマ油製造工程で二次的に生成するという経路とともに，ゴマ種子中の水溶性区分に「セサミノール配糖体」としても存在し，配糖体自身には抗酸化性はないものの，摂取後の腸内細菌の作用でも「セサミノール」が生成されるという興味ある結果を得ることができた。すなわち，糖の存在により抗酸化性を示す官能基であるフェノール性水酸基は食品中では保護されているが，食品成分として摂取したのち，特に，腸内細菌のもつ β-グルコシダーゼの作用で加水分解を受けてから腸管から吸収され，最終的には，アグリコンの「セサミノール」が血液を経て各種臓器中に至り，生体膜などの酸化的障害を防御するということも重要な役割ではないかと考えられている。このような「セサミノール配糖体」という新しい素材の実際の抗酸化物質として応用開発の可能性を調べるため，最終的には，ヒトを対象とした臨床研究が必要であるが，とりあえず，ウサギを用いた個体レベルでの検討を行った[38]。

ゴマ脱脂粕の有効利用の観点から，いろいろなゴマ油脱脂粕中の「セサミノール配糖体」の含量を定量したところ，含量の高い品種では，1％以上であることが明らかとなった。一方，機能性についても，今までの試験管レベルの結果から，高脂血症の予防食品として応用できる可能性が考えられたので，高コレステロール負荷（1％コレステロール食）を与えたウサギにおけるゴマ脱脂粕の動脈硬化に対する抑制効果を検討したところ，大動脈内におけるコレステロールの沈着を有意に抑制することが明らかとなった。また，つい最近に至り，家族性高脂血症のモデルであるWHHL-ウサギへのセサミノール配糖体の投与実験でも抑制効果が確認されており，「セサミン」に続いて「セサミノール配糖体」がサプリメントとして利用される日も近いものと期待されている。

微生物は古来より醸造や発酵食品といった食品加工に広く利用されており，我国では，特に麹菌（*Aspergillus* 属）を利用したものが多く知られている。麹菌は様々な酵素を生産し，その多彩な作用により，原料にはみられない甘味や風味成分が付与されたり，栄養価が増大したりすることが知られている。われわれは，同様な反応がゴマリグナン類でも起こることを明らかにすることができた。ゴマ脱脂粕に種々の麹菌を作用させたが，黒麹（*Aspergillus saitoi*）と共に白麹菌（*Aspergillus usamii mut. shirousamii*）で特に強力な抗酸化性の増強作用が確認された（図15）[39]。種々の検討の結果，脂溶性のリグナンであるセサミンも，水溶性リグナンであるセサミノール配糖体も麹菌で代謝され，カテコール体に変換される，という興味ある結果を得ることができた[40]。現在，ゴマ脱脂粕は，10円／1kgでも引き取り手がないといわれており，ゴマ油製造工

153

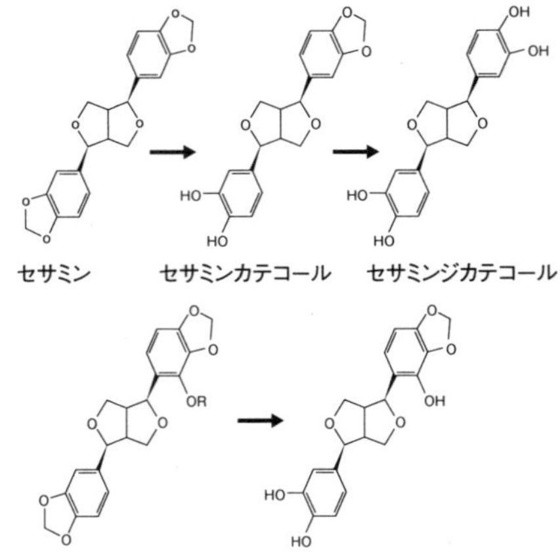

セサミン　セサミンカテコール　セサミンジカテコール

セサミノール配糖体　セサミノールカテコール

R= $(Glc)_3$

図15　セサミン，セサミノールの微生物変換機構

程に生じる副産物の有効利用という面からも，大きな注目が集められている。

機能性食品開発で重要なポイントは，科学的根拠に基づく「機能性食品」，いわゆる，“Evidence-based Functional Foods”の開発であり，また，新たな機能性食品素材開発である。われわれの研究グループは，前者については，既に，酸化ストレスに特異的な数多くのモノクローナル抗体の作成に成功しており，現在，酸化ストレスに特異的な「抗体チップ」の開発を進めている。後者についても，野生タイプの植物性食品素材に存在する「非栄養素」成分に着目して多くの研究を進めてきた。今回，「発酵」は，日本に伝統的な食品製造技術であるが，このような技術にも新たな光を当てることで，今後，新たな「機能性食品素材」開発へ大きな原動力となるであろう。

欧米では，新しい「機能性食品」開発の巨大プロジェクトがスタートしており，このままでは，「機能性食品」開発のパイオニアである日本が大幅に遅れてしまうのではないか，と懸念されているのが現状である。このような背景で，研究分野の垣根を取り払って若い研究者が中心となって早急に産官学連携の体制を確立し，日本のリードによる新しい機能性食品開発の世界戦略を発足されることを期待したい。

第2章 老化制御と抗酸化食品

文　献

1) Hayflick, L., "人はなぜ老いるのか―老化の生物学"（今西二郎，穂北久美子訳），三田出版会（1996）
2) Harman, D., *J. Gerontol.*, **11**: 298-300（1956）
3) Cutler, R.G., In "Biology and Aging"（eds., Behnke, J.A., Finch, C.E. and Moment, G.B.）, Plenum Press, New York, p.311-360（1978）
4) 大澤俊彦，"食べ物と活性酸素"，活性酸素（日本化学会監編），丸善（1999）
5) Lamming, D.W. and Sinclair, D.A.,カロリー制限のメカニズムとその模倣化合物, 実験医学, **22**(6)：806-815（2004）
6) Sohal, R.S. and Weindruch, R., *Science*, **273**: 59-63（1996）
7) Orr, W.C. *et al.*, *J. Biol. Chem.*, **278**: 26418-26422（2003）
8) Sell, D.R. *et al.*, *Proc. Natl. Acad. Sci. USA*, **93**: 485-490（1996）
9) Oya, T. *et al.*, *Biochem. Biophys. Res. Commun.*, **246**: 267-271（1998）
10) Kato, Y. *et al.*, *FEBS Letters*, **439**: 231-234（1998）
11) Osawa, T. and Kato, Y., *Ann. N.Y. Acad. Sci.*, **1043**: 1-12（2005）
12) 大澤俊彦，"酸化ストレス制御を中心とする食品機能因子の化学と作用機構に関する研究"，日本農芸化学会誌, **76**：804-813（2002）
13) 大澤俊彦，"食品因子による疾病予防"，食品工業における科学・技術の進歩（X）（日本食品科学工学会編），67-95（2003）
14) 大澤俊彦，"沖縄に特有のフードファクターと医食同源"，*FOOD STYLE* 21, **4**(4), 41-44（1999）
15) Inano, H. *et al.*, *Carcinogenesis*, **20**, 1011-1018（1999）
16) Inano H. *et al.*, *Carcinogenesis*, **21**(10), 1836-1841（2000）
17) Sugiyama, Y. *et al.*, *Biochem. Pharmacol.*, **52**, 519-525（1996）
18) Kim, J-M. *et al.*, *Carcinogenesis*, **19**: 81-85（1998）
19) Okada, K. *et al.*, *J. Nutrition*, **131**: 2090-2095（2001）
20) 上野有紀ら，"抗酸化食品因子による糖尿病合併症の予防"，食による動脈硬化予防の現状と展望。食と生活習慣病 予防医学に向けた最新の展開（菅原努監修），昭和堂, 157-165（2003）
21) Naito, M. *et al.*, *J. Atehroscler. Thromb.*, **9**: 243-250（2002）
22) Kitani, K., Yokozawa, T., and Osawa, T., *Ann. N.Y. Acad. Sci.* **1019**: 424-426（2004）
23) Jang M. *et al.*, *Science*, **275**, 218-220（1997）
24) 佐藤充克，ブドウ種子，果皮，成人病予防食品の開発（二木鋭雄，吉川敏一，大澤俊彦編集），p.79-90, シーエムシー出版（1998）
25) 佐藤充克，赤ワイン，ポリフェノール，色から見た食品のサイエンス（高宮和彦, 大澤俊彦, グュエン・ヴァン・チュエン，篠原和毅，寺尾純二編），サイエンスフォーラム, p.202-210（2004）

26) Wood, J.D. *et al.*, *Nature*, **430**, 686-689 (2004)
27) 大澤俊彦, フリーラジカルとアンチエイジング, アンチ・エイジング医学, 抗加齢医学会雑誌, **1**(2), 29-49 (2005)
28) 津田孝範, アントシアニン, 成人病予防食品の開発(二木鋭雄, 吉川敏一, 大澤俊彦編集), p.246-253, シーエムシー出版 (1998)
29) Tsuda, T. *et al.*, *FEBS Letters*, **449**, 179-182 (1999)
30) 寺尾純二, 津田孝範, 室田佳恵子, 食用色素, 生体内代謝産物の生理作用研究の将来性, 色から見た食品のサイエンス(高宮和彦, 大澤俊彦, グュエン・ヴァン・チュエン, 篠原和毅, 寺尾純二編), サイエンスフォーラム (2004)
31) Tsuda, T. *et al.*, *J Nutr*. **133**, 2125-2130.
32) Tsuda, T. *et al.*, *Biochimica et Biophysica Acta*, **1733**, 137-147 (2005)
33) Tsuda, T. *et al.*, *Biochem. Biophys. Res. Commun.* **316**, 149-157 (2004)
34) Tsuda, T. *et al.*, *Biochem. Pharmacol.* **71**, 1184-1197 (2006)
35) 木曾良信, ゴマリグナン, 食品機能素材II (太田明一監修), p.235-236, シーエムシー出版 (2001)
36) 菅野道廣, ゴマリグナン類の生体機能調節作用, ゴマの機能性 (並木満夫編), p.51-67, 丸善 (1998)
37) 姜明花, 大澤俊彦, ゴマリグナン類の抗酸化性とその生理活性, ゴマの機能性(並木満夫編), p.17-29, 丸善 (1998)
38) 大澤俊彦, "リグナン類の機能性:特にゴマリグナンを中心に", 日本油化学会誌, **48**(10), 81-88 (1999)
39) 大澤俊彦, 発酵の力, *FOOD Style* 21, **9**(2), 41-46 (2005)
40) Miyake, Y. *et al.*, Antioxidative Catechol Lignans Converted from Sesaminol Triglucoside by Culturing with Aspergillus, *J. Agric.Food Chem.*, **53**(1), 22-27 (2005)

第3章　脳内老化制御と食品機能

丸山和佳子*

1　はじめに

　現在，日本は急速に少子高齢化社会が進んでおり，アルツハイマー病やパーキンソン病などの神経変性疾患による"寝たきり"の予防法を確立することは緊急の課題である。食品による神経変性疾患の予防効果はこれまで主に疫学研究が行われてきたが，今後は疾患発症を予防するための臨床研究が求められている。食品の作用は複合成分の少量，長期間摂取の効果が積み重なった結果であり，その評価を行うことはきわめて困難である。今後，食品による神経老化予防効果を科学的に検証するためにはその作用機序の解明により，適切なバイオマーカーを設定することが必須である。近年，食品の抗老化機能としてこれまで研究が行われてきた抗酸化作用だけではなく，老化に関わる遺伝子発現制御作用が見いだされている。今後，新たな視点による食品機能研究の発展が期待される。

　従来，食品由来成分の働きは主に抗酸化能に関連づけて研究が行われてきた。しかし，近年の研究は食品がタンパク質の品質管理や遺伝子発現制御に関与することにより老化制御に働く可能性を示している。本総説では脳の老化，および老化に伴う神経変性疾患を食品由来成分により防御するストラテジーについて最新の基礎研究および疫学研究の成果を紹介する。

2　脳の老化と個体の老化

　老化および老化に伴う疾患（老年病）には長期間の酸化ストレスによる細胞傷害の蓄積が関与していると考えられている。神経細胞は酸素消費量が高く，多くのエネルギーを産生するためにミトコンドリアにおける酸化的リン酸化反応への依存度が高い。従って神経細胞は定常状態の酸化ストレスが他の組織に比較して高いレベルにあると考えられる。一方，神経細胞は出生後殆ど分裂しないため，老化により機能が低下したり，死に陥った神経細胞を新たな細胞分裂により補充することができない。老化に伴う神経細胞の機能低下は全身のホメオスタシス攪乱（神経—内分泌—ホルモンのバランス不全など）を引き起こし，個体老化の原因となる可能性がある。従っ

---

*　Wakako Maruyama　国立長寿医療センター　研究所　老年病研究部　部長

て脳神経細胞の老化を防御することで個体の老化，およびそれに関連する疾患を予防することにつながることが期待される．

3 老化の基礎メカニズム

3.1 酸化ストレスはタンパク質の酸化修飾を介して細胞傷害を引き起こす

酸化ストレスはどのような機序で（神経）細胞を老化させるのであろうか．非分裂細胞の細胞質には加齢にともない lipofuscin と呼ばれる有色性の凝集体が蓄積する．また，老化に伴う神経変性疾患には疾患特徴的な凝集体が認められることが多い．アルツハイマー病の老人斑，パーキンソン病の Lewy 小体がその例である．従来これらの凝集体は老化あるいは疾患のマーカーと考えられてきたが，近年凝集が形成される過程で細胞傷害を引き起こす可能性が強く示されている．図1に示すように，過酸化水素（H_2O_2），水酸化ラジカル（OH^-），スーパーオキシド（O_2^-）などの活性化酸素種（reactive oxygen species, ROS），パーオキシニトライト（$ONOO^-$）などの活性化窒素種，それに加え，脂質の酸化によって生成される過酸化脂質やアルデヒドなどは不安定で，タンパク質，核酸，脂質，糖質等のあらゆる生体分子と反応して酸化修飾物を生成する．その中でも初期の酸化修飾タンパク質はそれ自体反応性をもち，異常凝集体形成の引き金となる

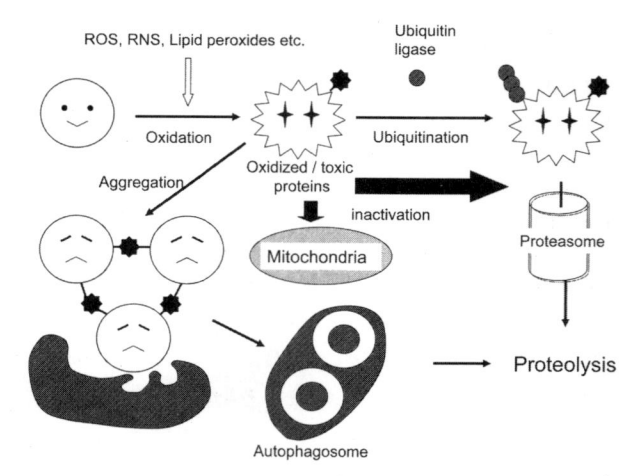

図1　酸化ストレスによるタンパク質の傷害と細胞死のメカニズム

ROS, RNS, あるいは過酸化脂質によりタンパク質は酸化修飾をうけ，高次構造変化が引き起こされる．酸化修飾タンパク質のモノマーは反応性に富み，他のタンパク質との重合により，酵素の失活やミトコンドリア等の細胞内小器官の傷害を引き起こす．細胞内の構造異常タンパク質の分解系にはユビキチン-プロテアソーム系とオートファジー系がある．

可能性がある。事実，lipofuscin，老人斑，神経原線維，Lewy 小体などには酸化修飾タンパク質が存在する[1,2]。一方，高次構造に異常をきたしたタンパク質はユビキチン-プロテアソーム系，あるいはオートファジーによる分解を受ける。ユビキチン-プロテアソーム系は不要タンパク質分解で最も重要な役割を果たしている。26S プロテアソームはエネルギー（ATP）依存性に，20S プロテアソームは非依存的にタンパク質の分解を行う。一方オートファジーではより凝集が進み，難分解性になったタンパク質をオートファゴゾーム内に取込み，リソソームにより分解する。しかしながらこれらのタンパク分解系で処理しきれなかった酸化修飾タンパク質は細胞に蓄積し傷害を引き起こす可能性がある。この場合，直接酸化修飾をうけたタンパク質が失活するだけでなく，凝集により巻き込まれたタンパク質や細胞内構造（細胞骨格，細胞膜など），あるいは細胞内小器官（ミトコンドリアなど）の機能を傷害する可能性があると考えられる。事実，筆者らは酸化修飾タンパク質の中でもアルデヒド修飾物が 20S プロテアソームの基質結合部位に結合し，その活性を阻害することを見いだしている[3]。このような異常タンパク分解系の障害は，酸化修飾タンパク質の蓄積をさらに加速させると考えられる。

3.2 老化あるいは寿命関連遺伝子の働きとその制御機構

近年，老化あるいは寿命に関わる遺伝子とその機能について多くの知見が得られている。老化関連遺伝子の働きについて図 2，3 に簡単にまとめた。酵母，線虫，哺乳類などの個体の寿命を延長させる共通のメカニズムとしてカロリー制限による細胞内シグナルの変化が報告されている。カロリー制限によりインスリンシグナルの低下が起こると，そのレセプターである IGF-1 (insulin/insulin-like growth factor) receptor から PI3 kinase (phosphatidyl inositol-3-kinase)-Akt に至るキナーゼカスケードの活性が低下する。その結果，転写因子である FOXO (forkhead box class O) のリン酸化が減少し，核内移行が引き起こされる。FOXO により転写活性が増加する遺伝子は哺乳類由来細胞の老化形質発現を抑制するとされている。哺乳類の FOXO family には FOXO1，FOXO 3a，FOXO 4 の 3 種が報告されている。各々のノックアウトマウスの表現系としては血管形成不全による胎生致死とインスリンシグナルの減弱（FOXO1），卵胞の早期閉鎖（FOXO 3a），異常なし（FOXO 4）の報告がある[4〜6]。ヒトにおけるこれら FOXO の機能の解析が待たれる。

一方，もう一つの寿命関連分子である surtuin と呼ばれる NAD^+ 依存性の deacetylase は，脱メチル化反応により多様な機能を行うことが知られている。特に近年，哺乳類の sirtuin family である Sirt（1〜6 のサブタイプが存在する）が生体のグルコースホメオスタシスを制御しているという報告がなされ，上記の FOXO シグナルと同様カロリー制限による寿命延長効果との関連が注目を集めている。sirtuin は酵母，線虫，ショウジョウバエの寿命を延長させる。Sirt 1 の

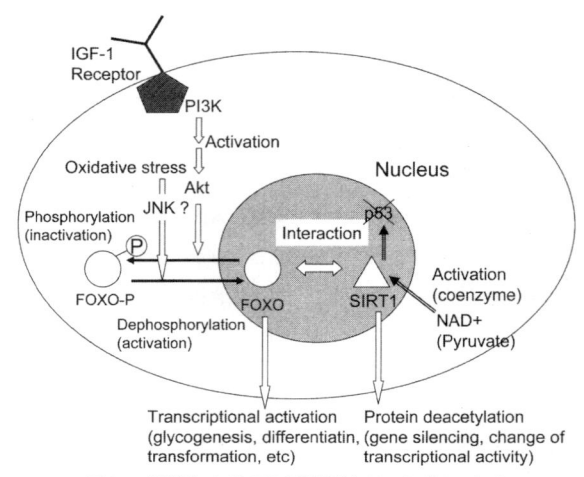

図2 哺乳類における寿命関連遺伝子のシグナル伝達

インスリン様受容体からのシグナル低下,あるいは酸化ストレスにより転写因子である FOXO 分子が脱リン酸化され,核内に移行するとともに転写が活性化／不活性化される。一方,NAD$^+$依存性の脱アセチル化酵素である Sirt 1 はグルコースの低下とピルビン酸の増加により活性化され,やはり転写活性を制御する。FOXO と Sirt 1 は共に老化関連遺伝子であり,酵母や線虫の寿命を延長させる。しかしこれらの哺乳類における機能は完全には解明されていない。FOXO は Sirt 1 により脱アセチル化され,活性が変化する。

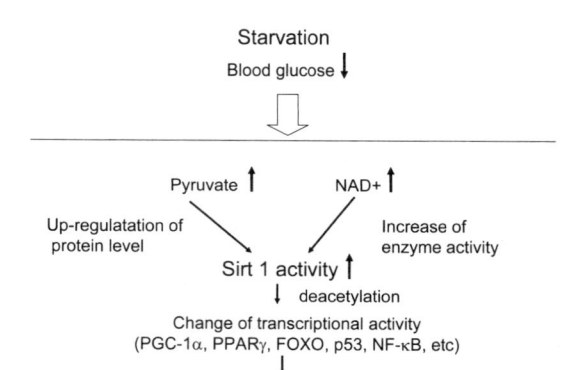

図3 哺乳類における Sirt 1 活性化の分子機構

血中グルコースが低下すると,細胞内のピルビン酸が増加し,それに伴い NAD$^+$が増加する。ピルビン酸は Sirt 1 を誘導し,タンパク質レベルを増加させる。一方,NAD$^+$は Sirt 1 の補酵素であり,その活性を上昇させる。Sirt 1 は組織特異的な転写因子の活性化／不活化を引き起こし,飢餓に適応した生体反応を引きおこす。このような反応が寿命延長効果と直接関わるかどうかはまだ明らかではないが,細胞のストレスへの抵抗性を増加させる可能性がある。

第 3 章　脳内老化制御と食品機能

ノックアウトマウスは成長遅滞が認められ，不妊であるが，現在までのところ哺乳類の個体レベルでの老化が Sirt 1 と関連するか否かについて，結論は得られていない。カロリー制限により血中グルコースレベルが低下し，pyruvate レベルが増加する。細胞内 NAD^+/NADH レベルは pyruvate/lactate 比と比例して変化するため，補酵素 NAD^+ レベルの増加により Sirt 1 の活性が上昇する。また，pyruvate は肝細胞で Sirt 1 タンパクの誘導を引き起こすとの報告がなされている。Sirt 1 の活性上昇により肝細胞では転写因子 PPAR γ (peroxysome-proliferator-activavted receptor-γ) の活性化因子である PGC-1α が脱アセチル化され，転写活性が増加する。その結果グルコース産生酵素の転写誘導と分解酵素の抑制が起こるが，ミトコンドリア関連酵素への影響はなかった[7]。一方，白色脂肪細胞では Sirt 1 は PPAR-γ の DNA への結合を阻害することにより逆にその転写活性を抑制し，細胞内トリグリセリドの分解と，遊離脂肪酸の放出を促進すると報告されている[8]。脳神経細胞における Sirt 1 の役割についても研究が進められている。ラット褐色細胞腫 PC12 細胞では Sirt 1 活性増加は活性化 PGC-1α によるミトコンドリア関連遺伝子の発現制御を引き起こし酸素消費量を減少させることが示唆されている[9]。以上のように Sirt 1 は組織あるいは細胞特異的な遺伝子発現制御を行うが，個体の飢餓反応としては合目的的とも考えられる。Sirt 1 がマウスの末梢神経変性やハンチントン病モデルマウスの神経変性を防御することが報告されている[10]が，その分子メカニズムには不明の点も多く，今後の研究が必要である。

FOXO と Sirt 1 の相互作用については多くの報告があるが，結論は出ていない。FOXO が Sirt 1 により脱アセチル化されるとの報告が複数なされているが，条件あるいは細胞種により活性化，不活化双方を引き起こしうる可能性が高い。

4　食品成分による神経細胞死防御の可能性

4.1　食品成分は毒性をもつ構造異常タンパク質を低下させる

3.1 項で述べたように，酸化修飾をうけ，高い反応性を獲得したタンパク質は老化に伴う神経細胞死の原因となっている可能性がある。食品由来成分の中にはポリフェノールや多価不飽和脂肪酸 (polyunsaturated fatty acid, PUFA) などの抗酸化機能をもつ物質が存在する。これらは図 4 の①に示したように ROS, RNS, 過酸化脂質等を消去したり，あるいは酸化修飾タンパク質と直接反応することにより細胞傷害を防御すると考えられる。例えば遺伝性アルツハイマー病の原因である変異型の (APP) amyloid precursor protein のトランスジェニックマウスでは，脳内に Aβ (amyloid β protein) の蓄積とともに学習能力低下が認められる (顕著な神経細胞死は認められない)。このモデルに対し，ウコン由来の curcumin, 赤ワイン由来の resveratrol

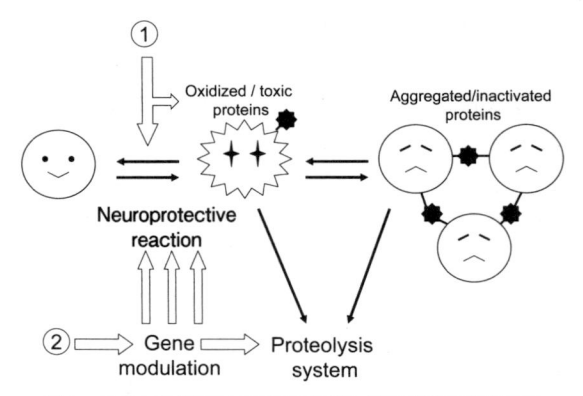

図4 食品由来成分による酸化修飾タンパク質毒性の抑制機構

抗酸化活性をもつ食品由来成分はラジカル消去作用により酸化ストレスによるタンパク質の傷害を抑制する（矢印①）。それに加え，一部の食品由来成分は遺伝子発現制御作用により細胞を酸化ストレスから保護する（矢印②）。

などのポリフェノール類，n-3のPUFAであるDHA(docosahexaenoic acid)は脳内Aβの蓄積，学習能力低下を強力に抑制することが報告されている（脳内Aβ蓄積量が非投与群の2/3-1/2となる）。これらの食品由来成分の作用機序については単純な抗酸化作用だけではなく，抗炎症作用，タンパク分解系の増強作用，APPからのAβ切り出し酵素の制御作用，PPARγの活性化作用等の遺伝子発現制御作用が示唆されている（図4の②）[11〜13]。

このような神経保護作用が報告されている一方，PUFAについては試験管内でタンパク質の異常凝集を促進するという結果が報告されている[14,15]。PUFAは酸化反応により自らが反応性に富む酸化脂質となったことがこの原因である可能性がある（大澤ら，未発表データ）。

4.2 食品成分は寿命関連遺伝子を制御する

2003年，resveratorolが酵母の寿命を延長させ，sirtuin familyであるSir2の活性を増加させることが報告された[16]。その後，resveratorolの寿命延長作用は線虫，ショウジョウバエでも確認され，カロリー制限と類似したメカニズムであることが示唆された。さらにヒトsirtuin familyであるSirt1にresveratorolは共有結合し，その構造を変化させることによって活性を増加させることが報告された（図5の①）[17]。resveratorolの寿命延長作用についてはIGF-1 receptorとPI-3 kinaseとの結合を阻害することによりインスリンシグナルを抑制するためであるとの報告もあり，今後さらなる検討が必要である（図5の②）[18]。さらに，4.1項で書いた種々の食品由来成分による遺伝子発現制御作用がresveratorolと同様な機序によるのかについても解明が急がれる。著者の研究グループは名古屋大学大学院農学部・大澤俊彦教授との共同研究によ

第 3 章　脳内老化制御と食品機能

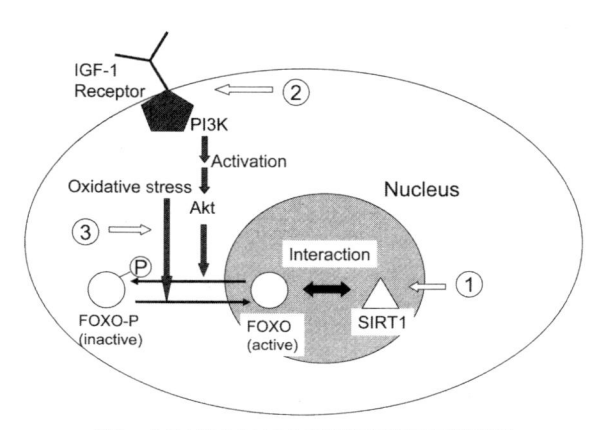

図 5　食品由来成分による寿命関連遺伝子の制御機構
resveratrol などの食品由来成分は Sirt 1 と直接反応することによりその活性を増加させる（矢印①）。また，PUFA は細胞膜に存在するレセプターの機能を変化させ，寿命関連遺伝子の発現を制御する可能性がある（矢印②）。また，リン酸化シグナルを変化させるとの報告もある（矢印③）。

り種々のポリフェノールによる遺伝子発現制御作用と寿命延長作用について網羅的な研究を現在行っている。

4.3　ヒトにおける疫学データおよび介入試験

　ヒトの疫学研究には長期間にわたる膨大なデータの積み重ねが要求される。さらに，食品については個人差だけでなく，食文化の相違があるため外国のデータを日本と比較することはきわめて困難である。ヨーロッパにおける Rotterdam study の報告では，脂質摂取量が高いこと，摂取総カロリー量が高いことがアルツハイマー病のリスクを高め，魚油の摂取はリスクを低下させることを報告している[19]。パーキンソン病についても PUFA がリスクを低下させると報告されている[20]。野菜および果物の摂取がアルツハイマー病やパーキンソン病のリスクを低下させることについては多くの報告があるが，多種にわたる野菜や果物の作用をどのように積算し，評価するかは今後の課題である。日本においては自治医科大学神経内科の植木らのグループが，魚および野菜の摂取がアルツハイマー病を予防する可能性について報告を行っている。

5　おわりに

　老化に伴う神経変性疾患の予防は急速に超高齢化社会を迎える日本にとって緊急の課題である。神経変性疾患発症の最大のリスクファクターは加齢であることは広く知られているが，これ

をコントロールする科学的に検証された方法論はないのが現状である。食品由来成分は酸化ストレスによるタンパク質の凝集を抑制し，老化に関わる遺伝子の発現を変化させることにより神経の老化を遅延させ，最終的に神経変性を予防する可能性がある。現在，世界的に発展が期待される分野と考えられる。

文　　献

1) Duda JE., Giasson BI., Chen Q., Gur TL., Hurtig HI., Stern MB., Gollomp SM., Ischiropoulos H., Lee VM., Trojanowski JQ., Widespread nitration of pathological inclusions in neurodegenerative synucleinopathies. *Am J Pathol.*, **157** (5), 1439-45 (2000 Nov)
2) Sayre LM., Zelasko DA., Harris PL., Perry G., Salomon RG., Smith MA., Related Articles. 4-Hydroxynonenal-derived advanced lipid peroxidation end products are increased in Alzheimer's disease. *J Neurochem.*, **68** (5), 2092-7 (1997 May)
3) Shamoto-Nagai M., Maruyama W., Kato Y., Isobe K., Tanaka M., Naoi M., Osawa T., An inhibitor of mitochondrial complex I, rotenone, inactivates proteasome by oxidative modification and induces aggregation of oxidized proteins in SH-SY5Y cells. *J Neurosci Res.*, **74** (4), 589-97 (2003 Nov. 15)
4) Furuyama T., Kitayama K., Shimoda Y., Ogawa M., Sone K., Yoshida-Araki K., Hisatsune H., Nishikawa S., Nakayama K., Nakayama K., Ikeda K., Motoyama N., Mori N., Abnormal angiogenesis in Foxo1 (Fkhr)-deficient mice. *J Biol Chem.*, **279** (33), 34741-9 (2004 Aug. 13) Epub 2004 Jun. 7.
5) Castrillon DH., Miao L., Kollipara R., Horner JW., DePinho RA., Suppression of ovarian follicle activation in mice by the transcription factor Foxo3a. *Science.*, **301** (5630), 215-8 (2003 Jul. 11)
6) Hosaka T., Biggs WH. 3rd, Tieu D., Boyer AD., Varki NM., Cavenee WK., Arden KC., Disruption of forkhead transcription factor (FOXO) family members in mice reveals their functional diversification. *Proc Natl Acad Sci USA.*, **101** (9), 2975-80 (2004 Mar. 2) Epub 2004 Feb. 20.
7) Rodgers JT., Lerin C., Haas W., Gygi SP., Spiegelman BM., Puigserver P., Nutrient control of glucose homeostasis through a complex of PGC-1alpha and SIRT1. *Nature.*, **434** (7029), 113-8 (2005 Mar. 3)
8) Picard F., Kurtev M., Chung N., Topark-Ngarm A., Senawong T., Machado De Oliveira R., Leid M., McBurney MW., Guarente L., Sirt1 promotes fat mobilization in white adipocytes by repressing PPAR-gamma. *Nature.*, **429** (6993), 771-6 (2004 Jun. 17) Epub

2004 Jun. 2.
9) Nemoto S., Fergusson MM., Finkel T., SIRT1 functionally interacts with the metabolic regulator and transcriptional coactivator PGC-1 {alpha}. *J Biol Chem.*, **280** (16), 16456-60 (2005 Apr. 22) Epub 2005 Feb. 16.
10) Parker JA., Arango M., Abderrahmane S., Lambert E., Tourette C., Catoire H., Neri C., Resveratrol rescues mutant polyglutamine cytotoxicity in nematode and mammalian neurons. *Nat Genet.*, **37** (4), 349-50 (2005 Apr)
11) Lim GP., Chu T., Yang F., Beech W., Frautschy SA., Cole GM., The curry spice curcumin reduces oxidative damage and amyloid pathology in an Alzheimer transgenic mouse. *J Neurosci.*, **21** (21), 8370-7 (2001 Nov. 1)
12) Marambaud P., Zhao H., Davies P., Resveratrol promotes clearance of Alzheimer's disease amyloid-beta peptides. *J Biol Chem.*, **280** (45), 37377-82 (2005 Nov. 11)
13) Lim GP., Calon F., Morihara T., Yang F., Teter B., Ubeda O., Salem N Jr., Frautschy SA., Cole GM., A diet enriched with the omega-3 fatty acid docosahexaenoic acid reduces amyloid burden in an aged Alzheimer mouse model. *J Neurosci.*, **25** (12), 3032-40 (2005 Mar. 23)
14) Kim YJ., Nakatomi R., Akagi T., Hashikawa T., Takahashi R., Unsaturated fatty acids induce cytotoxic aggregate formation of amyotrophic lateral sclerosis-linked superoxide dismutase 1 mutants. *J Biol Chem.*, **280** (22), 21515-21 (2005 Jun. 3)
15) Sharon R., Bar-Joseph I., Frosch MP., Walsh DM., Hamilton JA., Selkoe DJ., The formation of highly soluble oligomers of alpha-synuclein is regulated by fatty acids and enhanced in Parkinson's disease. *Neuron.*, **37** (4), 583-95 (2003 Feb. 20)
16) Howitz KT., Bitterman KJ., Cohen HY., Lamming DW., Lavu S., Wood JG., Zipkin RE., Chung P., Kisielewski A., Zhang LL., Scherer B., Sinclair DA., Small molecule activators of sirtuins extend Saccharomyces cerevisiae lifespan. *Nature.*, **425** (6954), 191-6 (2003 Sep. 11)
17) Borra MT., Smith BC., Denu JM., Mechanism of human SIRT1 activation by resveratrol. *J Biol Chem.*, **280** (17), 17187-95 (2005 Apr. 29)
18) Zhang J., Resveratrol inhibits insulin responses in a SirT1-independent pathway. *Biochem J.*, (2006) in press
19) Grant WB., Diet and risk of dementia: does fat matter? The Rotterdam Study. *Neurology.* **60** (12), 2020-1 (2003 Jun. 24)
20) de Lau LM., Bornebroek M., Witteman JC., Hofman A., Koudstaal PJ., Breteler MM. Dietary fatty acids and the risk of Parkinson disease: the Rotterdam study. *Neurology.*, **64** (12), 2040-5 (2005 Jun. 28)

第4章 生活習慣病予防とサプリメント
― 日本人のフィトケミカルの摂取量と健康影響 ―

渡邊　昌[*1], 卓　興鋼[*2], メリッサ・メルビー[*3], 君羅　満[*4]

1　はじめに

野菜などの植物性食品が健康・長寿に好ましいことは，歴史的にも明らかであるが，最近はその中のいわゆる非栄養成分（機能性食品因子，フィトケミカル）が話題になっている[1]。その多くはサプリメントとして市場に出回っているが，その効能に関しては試験管内の実験や動物実験がもとになっていてヒトで実証されたものはほとんどない[2]。

近年，食品ポリフェノール類への関心は大いに高まった。それは，その抗酸化能（フリーラジカル消去能及び金属キレート活性）や癌，心血管疾患，他の病態の治療や予防のようにヒトの健康に有益であるためである。

私たちはフィトケミカルの摂取量を総合的に推定し，健康影響を疫学的に研究できるようにFFFデータベースを作成した[3]。これにより秤量法による食事調査からフィトケミカルの摂取量を推計できるようになった。このようなデータを積み重ねてコホート研究や横断研究に応用できれば「食による疾病予防」の科学的根拠の提示に繋がる。本稿では一般住民のフィトケミカル摂取量を推計し，血液検査データと横断的に解析した結果を示し，FFFデータベースの有用性について考えたい。

2　FFFデータベースによるフィトケミカルの摂取量と妥当性

2.1　FFFデータベースによるイソフラボン摂取の妥当性

我々はフラボノイド，ポリフェノールを野菜，果物，お茶などから毎日摂取している。オランダのHertogら[4]は，フラボン及びフラボノールの平均摂取量はアグリコンとして23mgでそのうち16mgがケルセチンであることを報告していた。この摂取量は，他の抗酸化ビタミンの1日

[*1]　Shaw Watanabe　（独）国立健康・栄養研究所　理事長
[*2]　Kokyo Taku　（独）国立健康・栄養研究所
[*3]　Melissa Melby　（独）国立健康・栄養研究所
[*4]　Mitsuru Kimira　東京農業大学　応用生物科学部　助教授

当たり平均摂取量（ビタミンA約0.6mg，カロテノイド約1mg，α-トコフェロール約15mg）より多く，なんらかの健康影響があっても不思議ではない。さらに，Hertogらの研究は数種類のフラボノイドの摂取量を考慮するだけで，その他のフェノール性化合物は考慮されていない。不溶性ポリフェノールの分析を省略しているので，通常食品におけるポリフェノールの実際の含量が過小評価されている。実験で示されるようにさまざまなポリフェノールが個別に働きをもつとするとなおさら別々の摂取量の推計値が必要である。

FFFデータベースの妥当性をみるためには計算値と実測値を比較すればよい。とりあえず秤量法による食事調査より推計したイソフラボン摂取量（計算値）の妥当性を検討するため30名に対して陰膳調査（実測値）を実施し，両者の相関性より妥当性を検討した。

以前におこなった更年期女性の食事摂取記録よりFFFデータベースを用いてイソフラボン摂取量を計算した。総イソフラボン摂取量は47.2 +/- 23.6mg/dで，ゲニステインとダイゼインはそれぞれ30.5 +/- 15.6mg/dと16.6 +/- 8.0mg/dであった。摂取割合は豆腐（すべての種類の合計）からの摂取が最も多く（37%），ついで納豆（32%），味噌（18%）から摂取しており，この大豆食品3種類でイソフラボン摂取量の87%を，豆類摂取量全体の86%を占めていた。計算値と実測値の相関係数は，ダイゼイン $r = 0.816$（$p < 0.01$），ゲニステイン $r = 0.851$（$p < 0.01$）とともに有意な正の相関を示し，イソフラボンに関しては食事調査表から摂取量を推定できることが示された。

2.2 フィールド調査によるフィトケミカルの摂取量

栄養調査を継続しておこなっている岩手県下のI市で保健センターを通して対象者を募集し，一般住民79名（男性16名，女性63名，平均年齢63歳）のボランティアについて，フィトケミカル摂取量と健康影響の関係について断面調査をおこなった。

食事調査として調査日1日間の秤量法による食事記録を使用した。回収時に面接を行い，食品名，摂取重量，調理状態等を確認した。食品名は「五訂日本食品標準成分表」を用いてコード化し，栄養素摂取量はFFFデータベースの栄養計算用表を使用した。転記・入力時には，秤量時の食品の状態に最も近い食品コードを使用したが，本研究では野菜類の調理後のデータが不十分だったため，野菜類のみ生のコードに変換した。機能性食品因子を多く含む豆類，果実類，野菜類（緑黄色野菜，その他の野菜），穀類（米類，小麦類）の摂取量を平成13年国民栄養調査（食品群別摂取量）[5]と比較したが，この対象者は米類の摂取量が低く，男性の果実類の摂取量が少ない他はとくに差がなかったのでおおむね日本人平均に近いとみなせる。

健診時に，身長，体重，体脂肪，血圧測定をおこない，採血により，赤血球数（RBC），白血球数（WBC），平均赤血球容積（MCV），平均赤血球ヘモグロビン量（MCH），平均赤血球ヘモ

第4章 生活習慣病予防とサプリメント

グロビン濃度(MCHC),ヘマトクリット(Ht),ヘモグロビン(Hb),AST(GOT),ALT(GPT),グルタミルトランスペプチダーゼ(γ-GTP),アルカリホスファターゼ(ALP),コリンエステラーゼ(ChE),総たんぱく質(TP),アルブミン(Alb),A/G,総コレステロール(TChol),トリアシルグリセロール(TG),HDLコレステロール,LDLコレステロール,血糖(Blood glucose),ヘモグロビンA_{1c}(HbA_{1c}),総ビリルビン(Tbil),尿酸(UA),クレアチニン(Cr)を測定した。

男性,女性,全体の身体状況及び生体指標の平均値を示す(表1)。総コレステロールの平均が221±36mg/dLであり,LDLコレステロールにおいても全体平均で142±34mg/dLであり

表1 フィトケミカル摂取量調査の対象者特性

	unit	Males	Females	Total
n		16	63	79
Age	y	71 ± 9	61 ± 9	63 ± 10
Height	cm	161.7 ± 6.0	151.4 ± 5.0**	153.5 ± 6.7
Body weight	kg	61.2 ± 10.5	52.4 ± 6.5**	54.1 ± 8.2
BMI	kg/m²	23.4 ± 3.4	22.9 ± 3.0	23.0 ± 3.0
Body fat	%	21.0 ± 6.0	28.8 ± 6.1**	27.2 ± 6.8
SBP[1]	mmHg	132 ± 15	125 ± 19	126 ± 18
DBP[2]	mmHg	77 ± 9	72 ± 9	73 ± 10
RBC[3]	×10⁴/μL	444 ± 41	433 ± 39	435 ± 40
WBC[4]	×10²/μL	55 ± 10	55 ± 14	55 ± 14
Ht	%	40.8 ± 3.0	39.7 ± 3.5	39.9 ± 3.4
Hb	g/dL	14 ± 1	13 ± 1	13 ± 1
AST[5]	IU/L	30 ± 27	26 ± 9	27 ± 14
ALT[6]	IU/L	25 ± 17	23 ± 14	23 ± 14
γ-GTP[7]	IU/L	27 ± 14	33 ± 26	32 ± 24
ALP[8]	IU/L	264 ± 76	234 ± 77	240 ± 77
Choline esterase (ChE)	IU/L	194 ± 29	188 ± 35	189 ± 34
Total protein (TP)	g/dL	7.4 ± 0.3	7.4 ± 0.4	7.4 ± 0.4
Albumin	g/dL	4.5 ± 0.2	4.5 ± 0.2	4.5 ± 0.2
A/G[9]		1.5 ± 0.1	1.6 ± 0.2	1.6 ± 0.2
Total cholesterol (TChol)	mg/dL	228 ± 36	219 ± 36	221 ± 36
Triacylglycerol (TG)	mg/dL	103 ± 55	95 ± 49	97 ± 50
HDL cholesterol	mg/dL	55 ± 9	61 ± 15*	60 ± 14
LDL cholesterol	mg/dL	153 ± 34	139 ± 33	142 ± 34
Blood glucose	mg/dL	94 ± 6	97 ± 20	96 ± 18
HbA_{1C}	%	5.0 ± 0.4	5.0 ± 0.9	5.0 ± 0.8
Uric acid (UA)	mg/dL	5.4 ± 1.1	5.2 ± 1.3	5.3 ± 1.3
Creatinine (Cr)	mg/dL	0.8 ± 0.3	0.8 ± 0.3	0.8 ± 0.3

mean ± SD

[1]SBP, systolic blood pressure; [2]DBP, diastolic blood pressure; [3]RBC, red blood cell;
[4]WBC, white blood cell; [5]ALT, alanine aminotransferase; [6]AST, asparate aminotransferase;
[7]γ-GPT, γ-glutamyltranspeptidase; [8]ALP, alkaline phosphatase; [9]A/G, albumin/globulin.

Significant difference from males (*$p < 0.05$, **$p < 0.01$)

基準値よりやや高い数値であったが，その他の検査結果は正常範囲内の数値であった。

現在の健康状態，既往歴，飲酒喫煙習慣，食習慣，生活習慣，性格などは自記式回答による健康づくりアンケートにより調べた。既往歴と検査データによる罹患者は糖尿病罹患者7名，高血圧症罹患者25名，高脂血症罹患者54名であった。

2.3 機能性食品因子の摂取量と健康影響

機能性食品因子（Functional Food Factor, FFF）の複合的な生体影響を比較評価するために，FFFデータベース内にモル濃度（μmol/100g）含量のテーブルを作成した（http://www.nihn.go.jp）。食品分類と食品名と成分名と成分量（μmol/100g）を検索条件として，機能性因子情報を検索すると検索結果として，食品番号，食品名，成分名，成分量（μmol/100g）のデータが表示される。食事調査のデータから，作成したFFFデータベースを使用し，1人1日あたりのフィトケミカルの摂取量を算出した。

カロテノイド，含硫化合物，ポリフェノール，有機酸について，1人1日あたりの平均値，中央値，最大値，75％タイル，90％タイルの表および箱ひげ図で示す（表2，図1）。含硫化合物のS-methyl-L-cysteine sulfoxide, S-propyl-L-cysteine sulfoxide, S-1-propenyl-L-cysteine sulfoxideは，たまねぎ，根深ねぎ，葉ねぎなどねぎ類からの摂取が多かった。Isothiocyanateは，大根（根），キャベツ，わさびから多く摂取していた。ケルセチンはたまねぎ，トマト，モロヘイヤから，ゲニステイン，ダイゼイン，グリシテインは，糸引き納豆，挽きわり納豆，木綿豆腐，絹ごし豆腐から多く摂取していた。(−)-エピガロカテキン，(−)-エピカテキンは，煎茶，ウーロン茶，番茶から多く摂取していた。クロロゲン酸はコーヒー，なす，ももから，フェルラ酸は，なす，食パン，めしから，桂皮酸は，モロヘイヤ，ごぼう，ももからの摂取が多かった。

たんぱく質や脂質といった主要な栄養素に比べて含有量の少ない機能性食品因子は，個人個人の摂取量の差が大きく，1000倍もの差が現れることがある[6]。そのため，平均値が高くとも，75パーセンタイル，90パーセンタイルの値が小さければ，ごく一部の対象者しか多く摂取していないということを意味する。これらのことから中央値が10μmole以上の機能性食品因子に着目した。10μmole以上摂取している機能性食品因子は，ポリフェノールでは，フラボノイドであるケルセチン，ゲニステイン，ダイゼイン，グリシテイン，カテキン類である(−)-エピガロカテキン，(−)-エピカテキンであった。有機酸では，クロロゲン酸，フェルラ酸，桂皮酸が10μmole以上摂取していた（Table 5-5）。カロテノイドでは一つもなく，含硫化合物では，S-methyl-L-cysteine sulfoxide, S-propyl-L-cysteine sulfoxide, S-1-propenyl-L-cysteine sulfoxide, Isothiocyanateであった[7]。

各機能性食品因子の摂取量と生体指標との相関をSPSS ver.11.5によりみた。

第4章 生活習慣病予防とサプリメント

表2 フィトケミカルの摂取量

(n=79)

	mean	median	max	percentile 75th	percentile 90th
Carotenoids					
α-carotene	0.85	0.7	3.9	1.2	1.9
β-carotene	7.3	6.5	21.1	10.7	14.5
Cryptoxanthin	94.6	0.2	1547	0.5	5.0
Lutein	7.9	5.1	28.8	10.3	22.3
Lycopene	7.2	4.7	43.0	10.4	17.4
Zeaxanthin	0.48	0.3	4.3	0.6	1.1
Sulfur compounds					
S-methyl-L-cysteine sulfoxide	120	75.3	672	176	321
S-propyl-L-cysteine sulfoxide	189	106	1244	257	594
S-1-propenyl-L-cysteine sulfoxide	1018	318	6453	1685	2957
S-allyl-L-cysteine sulfoxide	26.3	0	184	36.8	89.3
Isothiocyanate	37.2	25.5	250	54.4	90.2
4-methylsulfinylbutyl isothiocyanate	1.4	0	27.0	0	0
6-methylsulfinylhexyl isothiocyanate	2.1	0	125	0	0
Polyphenols					
Flavonoids					
Apigenin	5.9	0	146	0	5.8
Luteolin	1.6	0	13.5	2.0	6.3
Diosmin	0.46	0	14.8	0	0
Chrysoeryol	0.04	0	3.3	0	0
Kaempferol	7.7	2.1	135	7.5	19.9
Quercetin	70.1	55.1	275	117	180
Rutin	2.2	0	33.6	0	8.2
Narirutin	15.0	0	382	0	35.5
Myricetin	0.35	0	3.6	0.3	1.0
Naringenin	24.8	2.8	546	6.6	12.1
Hesperetin	34.3	0	1236	0	109
Neohesperidin	1.2	0	31.8	0	0
Poncirin	0.99	0	25.2	0	0
Neoponcirin	0.63	0	8.7	0	3.3
Genistein	133	121	429	187	228
Daidzein	98.5	87.2	336	142	182
Glycitein	44.8	39.9	134	61.5	80.2
Eryocitrin	0.73	0	27.2	0	0
Catechins					
(−)-Epigallocatechin	1307	1131	6136	1887	2609
(−)-Epicatechin	383	356	1651	556	726
(+)-Catechin	5.0	0	101	0	20.7
Anthocyanins					
Anthocyanidin	20.5	7.0	140	33.0	55.0
Cyanidin	0.94	0	12.8	1.6	3.3
Organic acids					
Protocatechuic acid	0.34	0	5.4	0	1.1
Benzonic acid	1.2	0	75.6	0	0
Chlorogenic acid	131	24.0	1101	237	408
Caffeic acid	105	2.8	1090	192	365
Ferulic acid	63.9	52.8	198	84.2	112
Cinnamic acid	58.3	20.3	531	51.1	147
Gallic acid	2.5	0	37.5	0	7.5

アンチエイジングと機能性食品

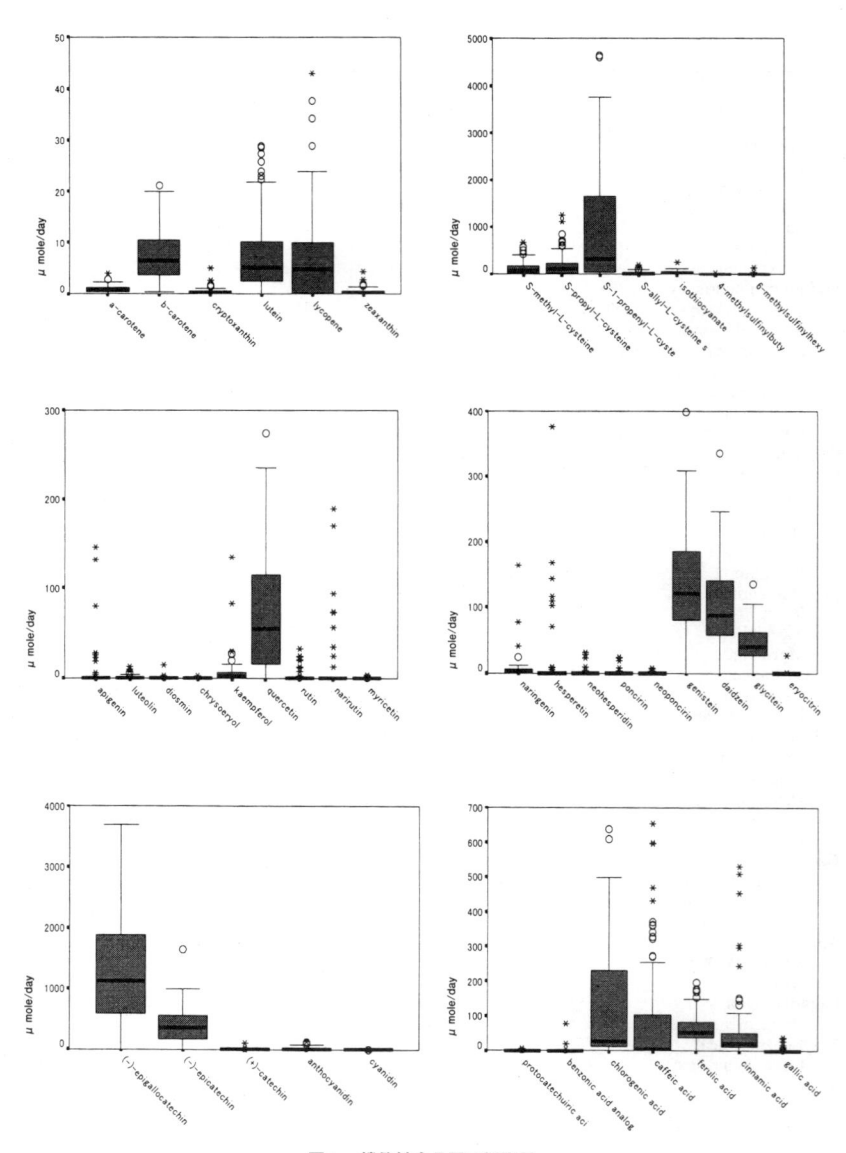

図1 機能性食品因子摂取量

第4章 生活習慣病予防とサプリメント

表3 主成分と生体指標の相関

	Factor 1	Factor 2	Factor 4	Factor 5	Factor 6	Factor 8	Factor 9	Factor 12
BMI	-0.002	0.250*	-0.222	-0.032	0.074	-0.086	0.116	0.060
SBP	0.123	-0.003	-0.059	0.052	0.004	-0.121	0.228*	-0.087
DBP	0.005	-0.002	-0.188	0.020	-0.083	-0.112	0.307**	-0.029
AST	-0.041	0.173	0.002	-0.049	-0.028	-0.249*	0.087	0.057
ALT	-0.078	0.233*	0.011	-0.173	0.057	-0.098	0.066	0.032
γ-GTP	0.012	0.343**	0.125	-0.076	0.129	0.144	-0.021	0.034
ALP	0.018	0.112	0.285*	-0.310**	-0.006	-0.101	0.131	-0.057
ChE	0.051	-0.025	0.129	-0.165	0.088	0.063	-0.070	-0.255*
Total protein (TP)	0.252*	0.069	0.099	0.110	-0.074	-0.133	-0.064	0.048
Alb	0.257*	0.024	0.013	-0.069	0.118	-0.144	-0.037	-0.011
Triacylglycerol (TG)	-0.247*	0.228*	0.055	0.010	0.377**	0.012	-0.103	-0.202
Total cholesterol (TChol)	0.041	0.132	0.052	-0.053	0.109	0.045	-0.095	-0.342**
HDL cholesterol	0.225*	-0.143	-0.015	-0.037	-0.129	0.019	0.005	0.103
LDL cholesterol	-0.011	0.149	0.049	-0.055	0.026	0.043	-0.074	-0.356**

Factor 1: Neohesperidin, Poncirin, Naringenin, Apigenin
Factor 2: β-carotene, Quercetin, Kaempferol, Lutein, Lycopene, Cinnamic acid
Factor 3: Daidzein, Glycitein, Genistein
Factor 4: Hesperetin, Neoponcirin, Narirutin
Factor 5: (-)-Epigallocatechin, (-)-Epicatechin, Benzonic acid
Factor 6: Eryocitrin, Diosmin
Factor 7: Chlorogenic acid, Caffeic acid
Factor 8: Protocatechuiric acid, Gallic acid
Factor 9: Cryptoxanthin, Luteolin
Factor 10: (+)-Catechin, Rutin, Ferulic acid
Factor 11: Chrysoeryol, Myricetin, α-carotene
Factor 12: Zeaxanthin, Cyanidin
*$p < 0.05$, **$p < 0.01$

フィトケミカル摂取量と生体指標は，正規分布をとっていないため対数変換をした。個別のフィトケミカルと生体指標の間にはいずれも有意な相関は得られなかった。そこで，摂取量が0となったフィトケミカルは分析から除き，主成分分析を行った。主成分分析により12のFactorに分類された。そして，年齢による誤差を調整し，それぞれのFactorについて生体指標との偏相関を見た。相関の認められなかったFactorと生体指標は除き，相関の認められたもののみを示す（表3）。

Factor1は，総たんぱく質，アルブミン，HDLコレステロールとの間に有意な（$p < 0.05$）正の相関が見られた。トリアシルグリセロールとの間には，有意な（$p < 0.05$）負の相関が見られた。たんぱく質，アルブミンは栄養状態を表しているので因果関係は難しいが，Factor1は，血中脂質に対し，なんらかの良い影響を与えると考えられる。

Factor2は，BMI，ALP，γ-GTP，トリアシルグリセロールとの間に有意な（$p < 0.05$，

γ-GTP は p＜0.01）正の相関が見られた。肝機能に悪影響を与えると推測できる。有意差は認められなかったが，総コレステロール，LDL コレステロールにも正の相関の傾向があり，HDL コレステロールでは負の相関の傾向が見られることから，血中脂質に対し，悪影響を与えると推測できる。Factor2 には β-カロテンが含まれ，過剰摂取のリスクを示すものと思われる。その点，イソフラボンが含まれる Factor3 は有意な関係は示さなかったが，多くの生体指標と良い方向での相関を示した。

Factor4 は，ALP との間に有意な（p＜0.05）正の相関が見られ，肝機能になんらかの悪影響を及ぼしていると考えられる。反対に，Factor5 では，ALP との間に有意な（p＜0.01）負の相関が見られ，肝機能になんらかの良い影響を及ぼしていると考えられた。Factor6 は，トリアシルグリセロールとの間に，有意な（p＜0.01）正相関が見られた。有意差は認められなかったが，総コレステロール，LDL コレステロールでも正相関の傾向があり，HDL コレステロールでは負の相関の傾向が見られることから，Factor2 と同様，血中脂質に対し，なんらかの悪影響を与えると考えられる。Factor6 にはエリオシトリン，ジオスミンが含まれ，脂質代謝になんらかの悪い影響を与えたと推測される。Factor8 は，AST との間に有意な（p＜0.05）負の相関が見られた。Factor9 は，最高血圧，最低血圧との間に有意な正の相関が見られ，血圧に悪影響を及ぼすと推測できる。Factor12 は，ChE，総コレステロール，LDL コレステロールとの間に有意な負の相関が見られた。

2.4　既往歴・罹患状態によるフィトケミカルの摂取量

Factor1，2，6，12 の機能性食品因子が，血中脂質に影響を与えることが推測されたので，健康者 25 名，高脂血症罹患者 54 名との間に機能性食品因子摂取量の違いがあるかを見た。その結果，Factor6，12 に有意な差が認められた。Factor6 の摂取量は罹患者に比べ，健康者の方が多く，Factor12 の摂取は罹患者に比べ，健康者の方が少なかった（図 2 a）。やはり，Factor6 は，血中脂質に良い影響を与え，高脂血症の予防に関与していると考えられる。

Factor9 の機能性食品因子が，血圧に影響を与えることが推測されたので，健康者 54 名と高血圧症罹患者 25 名との間に機能性食品因子摂取量の違いがあるかを見ると，やはり健康者に比べ，罹患者の方は摂取量が有意に多かった（図 2 b）。また，Factor6 についても健康者の方が有意に多く摂取していた。Factor6 は，脂質代謝に好影響を及ぼすと思われるフィトケミカルであるので血圧にも良い影響がある可能性がある。

糖尿病の指標である血糖値と HbA_{1c} と各 Factor の間に有意な相関は見られなかったが，健康者 72 名，糖尿病罹患者 7 名に分け，摂取量の違いを見たところ，Factor4，5，10 に有意差が認められた。Factor4，10 は，健康者の方が多く摂取しており，糖尿病の予防に関与している可能

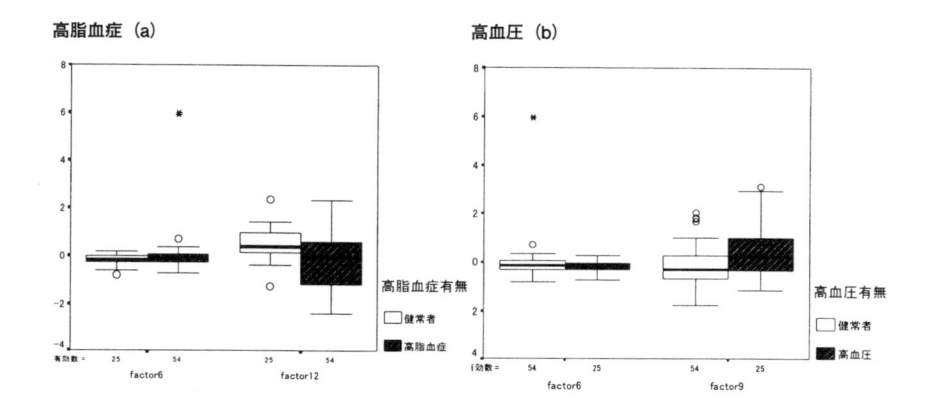

第4章 生活習慣病予防とサプリメント

高脂血症 (a)

高血圧 (b)

糖尿病 (c)

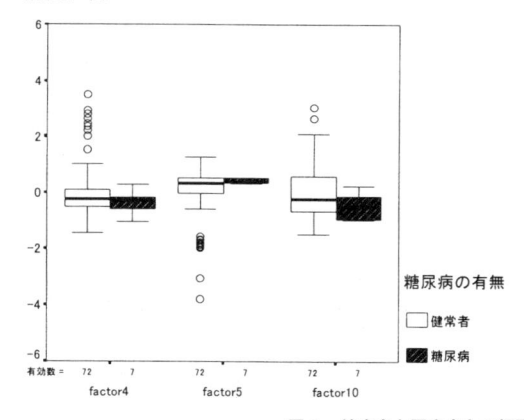

図2 健康者と罹患者との摂取量の違い

性がある。Factor5 は，反対に罹患者の方が多く摂取しており，なんらかの悪影響を及ぼす可能性があると考えられる（図2c）。

将来的にはこのように非栄養性機能物質の摂取量と組み合わせを長期コホート調査結果と結びつけて解析していくことによって介入研究に変えられるブレイクスルーになると思われる。

3 フラボノイド等の生体内代謝と複合作用

食品中にはフラボノイド以外にもビタミンC, E, β-カロテン，低分子ポリフェノールなど，多種多様の抗酸化物質が存在しており，我々はこれらを複合して摂取している。生体膜の脂質過

酸化において，ビタミンCは膜中のビタミンEラジカルの再生反応に寄与する。このような再生機構は尿酸，グルタチオン，システインなどにもあるが，ビタミンCは最も強い。寺尾ら[8]は，ビタミンEを含むリポソーム膜の水溶性ラジカル酸化反応に対するフラボノイドの作用について検討し，フラボノイドがビタミンEよりも先にラジカルと反応して減少し，ビタミンEの減少を遅延させることを報告している。その理由として，フラボノイドがビタミンEと異なり，極性の違いから膜の界面で作用することを挙げている。このような結果から，生体内でも，種々の抗酸化物質が複合的に作用すると思われる。フラボノイドは，吸収された後，グルクロン酸などの抱合体，メチル化体，あるいはフリーのまま血中に存在するが，それらの極性や金属とのキレート作用から，生体内でユニークな役割を演じる可能性がある。

　フラボノイドは多くが配糖体であるが，腸管からの吸収は腸内細菌によってアグリコンにされた後に吸収される。吸収後も代謝をうけて生理活性が変化する場合もある。我々のおこなったきな粉摂取後のダイゼインとゲニステインの血中濃度は，2時間後より上昇し，6時間で最高濃度に達した[9]。半減期はダイゼイン6.31時間，ゲニステイン8.95時間となった。ゲニステインはダイゼインに比べて血中半減期は1.5倍長く，生体内においてその作用が長く維持されていると考えられる。ダイゼインの代謝産物であるO-DMAおよびエクオールはダイゼインに2～4時間遅れて，血漿中濃度の上昇が認められた。尿中へのダイゼイン及びゲニステイン排泄は，きな粉摂取後8時間から12時間に最も排泄量が多かった。尿中へは，ダイゼイン及びゲニステイン摂取量のそれぞれ35.8％と17.6％が排泄された。イソフラボンの糞便中への排泄は，きな粉摂取当日より翌日もしくは翌々日に多く，糞便中へ排泄されたイソフラボンは，いったん吸収されたものが胆汁を介して排泄されたと考えられた。エクオールはダイゼインよりエストラジオールに構造が似ていて生理活性も強いことが発見されている。

　本研究は横断研究なので，原因・結果を示すものではない。しかし，フラボンの一種であるケルセチン摂取量が多くなるほど，血中LDLコレステロールが低い傾向があり，ケルセチンの健康影響が示唆された[10]。Hollmanら[11]は玉ねぎやりんご（各々ケルセチンとして68mg，98mgを含む）を摂取した後のヒトの血中動態をアグリコンのケルセチンとして調べた結果，それぞれ0.7時間，2.5時間後に血中濃度が最高になり，そのレベルは224μg/L（約0.1μM），92μg/Lであること，また，血中濃度は低くなるが24時間後でも血中に存在することを報告している。試験管実験においてケルセチンは1～20μMでヒトLDLの酸化を抑えた[12]。血中濃度から推察すると，吸収されたフラボノイドが血管中LDL酸化を抑える可能性はあると考えられる。一方，Manachら[13]のラットにおける実験結果から，混餌でフラボノイド（ルルチン，ケルセチン）を投与すると，単回投与に比べ血中濃度が高くなることが推察される。従って，これらの結果からフラボノイドを含む食品を食事のたびに摂取すれば，血中濃度を維持できると思われた。長期の

第4章 生活習慣病予防とサプリメント

食生活が生活習慣病予防に果たす可能性にエビデンスを与えるものである。臓器蓄積に関してはまだ明らかにされていないが，ベータカロテンのように脂溶性のものでは代謝回転はおそく，蓄積による毒性も考慮する必要があろう。

4 おわりに

　機能性食品因子データベースを完成させることが今後の課題となる。現段階では，機能性食品因子データベースのデータが不十分であったため，ゆでて食べた食品を生のコードに変換したり（野菜類），食べていてもデータがないために摂取量を算出できなかった食品もあったが，重量で80％以上の食品について計算ができ，おおむね初期の目標は達成できたと思われる。今後，機能性食品因子データベースの未測定食品の数値を埋めていけばより正確な摂取量を算出できる。これにより各機能性食品因子が生体に与える影響について明らかにし，機能性食品因子の相互作用についても検討できる。サプリメントブームの中，生体にとって好ましいと思われる機能性の方向にばかり目が行き勝ちであるが，β-カロテンの投与が肺がん死亡率を逆に増加させてしまったという報告[14]もあり，過剰摂取に対する影響も含め，生体内での複合作用に関して，今後，もっと検討する必要がある。フィトケミカルの包括的な影響を推測するのにFFFデータベースはきわめて強力な手段となることが示された。

文　　献

1) 渡辺昌，食事でがんは防げる，光文社（2004）
2) 渡邊昌（監修），サプリメント，産調出版（2006）
3) 卓興鋼，渡邊昌，機能性食品因子データベースの作成，公開と応用に関する研究，朝倉書店（2006）
4) Hertog MG., Hollman PC., Katan MB., Kromhout D. Intake of potentially anticarcinogenic flavonoids and their determinants in adults in The Netherlands., *Nutr Cancer.*, **20**, 21-9 (1993)
5) 健康・栄養情報研究会編：国民栄養の現状，第一出版，pp86-88, 114-115（2003）
6) Swinbanks D., O'Brien J. Japan explores the boundary between food and medicine. *Nature*. Jul., 15, 364 (6434), 180 (1993)
7) Ohigashi H. *et al* (eds.)., Food Factors for Cancer Prevention, Springer-Verlag, Tokyo,

(1997)

8) Terao J., Piskula M., Yao Q. Protective effect of epicatechin, epicatechin gallate, and quercetin on lipid peroxidation in phospholipid bilayers., *Arch Biochem Biophys.*, Jan, **308**(1), 278-84 (1994)

9) Watanabe S., Yamaguchi M., Sobue T., Takahashi T., Miura T., Arai Y., Mazur W., Wahala K., Adlercreutz H. Pharmacokinetics of soybean isoflavones in plasma, urine and feces of men after ingestion of 60 g baked soybean powder (kinako). *J Nutr.*, **128**, 1710-1715 (1998)

10) Arai Y., Watanabe S., Kimira M., Shimoi K., Mochizuki R., Kinae N. Dietary intakes of flavonols, flavones and isoflavones by Japanese women and the inverse correlation between quercetin intake and plasma LDL cholesterol concentration. *J Nutr.*, **130**, 2243-50 (2000)

11) Hollman PC., van Trijp JM., Buysman MN., van der Gaag MS., Mengelers MJ., de Vries JH., Katan MB. Relative bioavailability of the antioxidant flavonoid quercetin from various foods in man. *FEBS Lett.*, Nov 24, **418**(1-2), 152-6 (1997)

12) Zhu Q.Y. *et al.*, Interaction between flavonoids and α-tocopherol in human low density lipoprotein. *J. Nutr., Biochem.* **11**, 14-21 (2000)

13) Manach C., Morand C., Demigne C. et al., Bioavailablity of rutin and quercetin in rat., *FEBS Lett,* **409**, 12-16 (1997)

14) Beta Carotene Cancer Prevention Study Group., "The effect of vitamin E and beta carotene on the incidence of lung cancer and other cancers in male smokers.", *N Eng J Med.*, **330**, 1029-1035 (1994)

第5章　漢方とアンチエイジング

三谷和男[*]

1　はじめに

　人間は肉体的，精神的に年輪を重ねるが，この「年をとる」という現象，つまりエイジング（aging：加齢）は，生物にとって普遍的な現象である。しかもエイジングは，生物個体としては，一方向としての衰退の経過だけではなく，成熟の意味も含まれている。エイジングによって生体内には種々の変化が起こり，当然のこととして機能は低下する。その結果，疾病の発病率，罹患率も増加すると考えられる。その病態はエイジングによる生理的変化だけではなく，病理的変化が加わったものであるが，一つの器官，一つの組織だけではなく，生体内の多くの器官系が同時に障害されていると考えられ，疾病構造は複雑である。高血圧症（の状態を含める）を例にとってみる。血圧が高いということは，心臓，腎臓，脳血管，眼など多数の器官系をおかす可能性がある。しかし血圧だけを下げればよいとする方法には疑問が残る。高い血圧をやむを得ず必要としている背景をもった病人の全体像を理解した中で，薬方を考える必要がある。生体にはホメオスタシスの機構があり，一つの因子を抑制すると他の因子が亢進してしまうという矛盾を抱えている。従って比較的早期より，作用機序の異なった二つの薬を併用するのがよいといわれている。東洋医学・漢方医学では随証治療と呼ばれるように，この病人にはどのような治療を施すべき確証があるか，という判断（これを「証」という）に基づいて薬方を考えていく。様々な病人に対応する時，身体的な疾病と同時に精神的な問題，殊に病人を取り巻く生活環境までみつめていく必要がある。主訴が頭痛やめまい，動悸・息切れ，咳軟，腹部の膨満感，便秘・下痢，排尿異常などのいずれであっても，多くの疾病が背景にあることを考えて薬方を決定する必要がある。症候としての主訴にとらわれず，病人の全体像をみつめて薬方を考えるわけである。その結果として，多器官障害の一つ一つが改善するわけである。つまり，一臓器の変調のみに目を奪われることなく，全体像をとらえることが大切である。エイジングについての東洋医学な考え方の基礎となるのは，前漢期（BC200年頃）に成立した黄帝内経（素問・上古天真論篇）における黄帝と岐伯とのやりとりである。本稿では，漢方医学の基本的な考え方を述べる中で，エイジングの予防をみていきたい。

---

　[*]　Kazuo Mitani　京都府立医科大学　東洋医学講座　助教授

2 漢方医学概論

一般に，現代の医療機関では，患者と接する場合，あまりにも「身体的な病気」のみに注意が向けられていて，その人が社会的な存在であることや精神的な苦しみがどうなのかに無関心なことが多い。疾病について語る場合，生物学的な観点から説明するのが一般的だが，社会学的な観点からの追求が不十分なことが多い。患者を「社会的な存在」とみることは，漢方医学の優れた視点である。では，どうして「身体的な側面」に相当の比重を置く西洋医学が重視され，漢方医学の良さがみえなくなっているのか。その遠因として，あくまでも「西洋医学の枠組の中での漢方医学」とした明治以降の医療制度（医学教育も含めて）の歪みが考えられる。西洋医学の歩みは，科学（サイエンス）としての基盤をもち「個を知らずして全体像は把握できない」という考え方である。確かにそれはそれで一面の真実だが，こういったやり方で認識された「個」を，固定化したもの，静止しているもの，独立したものとされてしまうことで問題が生じる。なぜなら，人間はいつも「動的」な存在であり，一つの地点には留まってはいない。では，漢方医学はどうか。個々の分析よりも結合，つまり「全体」がまずどうなっているのかをつかむことから治療がスタートする。これが「証の把握」である。我々が，患者といろいろな話をしながら脈を診（み），舌を診，おなかをみるのは，「患者の証をつかむ，漢方医学的に理解する」ためである。いずれにしても，「個」も「全体」も共に治療を進めていく上で決しておろそかにしてはならないが，漢方医学の立場で仕事をする我々は，まず「全体像」をしっかり見据える必要がある。患者は，決して神秘的なものを期待しているわけではない。私は，近代西洋医学の背景にある三段論法哲学を考え，その機械論的思考を検討し，「患者中心の医療」という考え方に基盤をおく医療を追求する立場を明らかにする中で，長い歴史の中で検討され続けた漢方医学を見直すことができると考えている。

3 病（やまい）とは

漢方医学も西洋医学も，その目的は，まず目の前の患者を治療することであり，疾病の再発を予防することである。では漢方医学的に，病（やまい）はどう捉えられているのかを考えてみる。病は，生体と環境との不調和より引き起こされた生体側の反応であり，これを「陰陽の不調和」と考える。しかも，生体は環境に対し常に適応を試みているわけであるから，我々が捉えている諸症状は，外からの攻撃（これを外邪という）に対する防禦反応と理解される。病態生理学的には，疾病は病因に基づき，その病態が説明されているが，本質的な問題に加えて二次的な要因が必ず絡んでくるわけであり，複雑な相対関係の中で発生機序がより明らかにされていく。メタボ

第5章 漢方とアンチエイジング

リックシンドロームをとりあげてみる。この疾患概念は，少し前までは個々の疾病（高血圧症，高脂血症，動脈硬化症，肥満等々）の羅列に過ぎないと批判する先生方もおられたが，今はそういった疾病に共通する背景は何かが真剣に考えられている。疾病の原因は多岐にわたるのが普通である。ただし，先に述べたように，感染症をはじめ，多くの疾病には外邪が原因と考えられることに異論はない。古代中国では，こうした観点で「上工は国を治し，中工は人を治し，下工は疾を治す」という思想が生まれたと理解される。また，古代中国の医には「巫医」と「疾医」に区別されており，巫は現在理解されているような「巫女」の概念ではなく，むしろ中央集権体制下の王の指導者あるいは助言者としての意味を含むと考えると，疾病の主因として「時の政治」にまで言及されていたことが十分予想される。もちろん太古の医療は，きわめて素朴なものであるから，霊感的な治療法あるいは精気論的な巫祝療法が広く存在していたことも否定できない。
さて，古代中国においては，疾病がどのような機序によっておこるかについて，黄帝内経「素問・繆刺論」には次のように述べられている。「人体に異常を起こさせるような邪気が，人のからだに侵入して病を起こすにいたる経緯を仔細に検討してみるに，邪気が一足とびに内臓にとびこむわけではない。生体の有する自然防護力とたたかいつつ，遂次内部に侵入するもので，まず最初は皮膚に入って，そこで一休みすることを余儀なくされる。ここで生体の自然防護力にあい，その行動を阻止される。この際，自然防護力の力が強いときには外邪は退却するが，これと反対に，外邪の勢盛んにして生体の防護力に勝つときは，邪は前進して孫絡に侵入する。ここでふたたび生体の防護力に阻止されて，そこにひと休みすることを余儀なくされる。ここでまた両者のたたかいとなり，邪が勝つときはさらに前進して絡脈に侵入するが，ここで三たび生体の防護力に阻止されてひと休みすることを余儀なくされる。このように，つぎつぎと作用する生体の自然防護の阻止とたたかいつつ，これに勝つときは終に経脈に侵入するようになる。経脈には，ある一定の法用にしたがい，経気が流注しているので，ひとたび経脈に侵入した邪は，その流れとともに経脈内を移動して五臓に達し，その組織内に喰い入るが，一方邪の一部は経脈の流注に関係なく各所から分散して胃腸に侵入するのである。こうなると生体の機能を司る陰陽の一グループは，ともに大なるショックを受けて陰陽の機能はその平衡を失い，その結果，五臓は傷れて病体となり，胃腸はその機能が低下して食欲の減退を起こすのである。以上が，邪が皮毛に入ってから最後に五臓に行きつくまでの概略の順序であるが，邪がこのような順序を経て経脈に入り，さらに五臓に入って，その結果，五臓傷れて病体となる。このような病変を正病というのである。…
ところが疾病には，このような一定の経絡に従うことなく起こるものがある。それは，前述のように邪が皮毛即ち皮膚に入り，さらに侵入して孫絡に一休みすることを余儀なくされているときに，生体の自然防護が旺盛のため，経脈に通ずる路が塞がれてしまうことがある。こうなると，邪はこれを通りぬけて経脈中に入ることができないし，といってまた後退しようともしない。そ

んなときには，邪は大絡に横すべりして，はいりこみ，たちまち大絡を充満してしまう。その結果，生体は病状を起こすもので，これを奇病と名づけるのである。この場合には，痛みその他の病状が，邪の客している位置とは反対の側に現出されることが多い。

さて大絡にすべりこんで，そこを充満させてしまった邪は，あらあらしく，迅速に，注ぐように，あるいは右にあるいは左に移動する。このような邪気の行動は，生体中を整然と流注している十二の経脈を上下左右あっちでもこっちでも，ぶつかり合いつつ，だんだん分散して手足の未端にむかい，体表に広くひろがりつつのびていくのである。…」

こうした古代中国における疾病の機序は，現在においても比較的素直に理解されるものであり，疾病の要因として外邪を考えていることは，傷寒論医学の思想と大差はない。なお「巫医」の概念は，やがて「食医」および「陰陽師」に変化していく。

4 疾病の治療

疾病の治療は，一般的に対症療法（標治）と原因療法（本治）に大別されている。現在，大半の感染症は，抗生物質あるいは抗ウイルス剤によって，治療効果はほぼ一定しており，患者にとってもある程度満足すべき状態であると評価されている。したがって，感染症に対する治療法は原因治療と考えられ，今後もこうした治療，つまり抗生剤（あるいは抗ウイルス剤）の開発は重要である。しかし，こうした治療が本質的な治療といえるであろうか。一般的に感染症の原因は，単純に Parasite と考えられる。しかし，これだけで疾病が解明されるわけではない。ペッテンコーフェルの例をとるまでもなく，それは否である。

さて，漢方治療が見直された要因を単純に考えてみると，西洋医学的治療だけではなかなか好転しない慢性疾患に対して，その有効性が体感的に評価されてきたことといえる。患者は，「確かに効果がある」ことをもっとも期待するわけである。西洋医学が，病理解剖学的な特定の病巣に対する局所治療に力を発揮するのに対し，漢方は常に全身的な観点で，個人の治癒力を促進させようとする働きをもっている。漢方が，補完代替医療として位置づけられるのは，ある意味で近代西洋医学の欠陥を補うと考えられているからであろう。しかし私は，近代西洋医学のもつ方法論に対する検討から漢方を見直そうと考えている。こうした観点なくしては，これからの漢方はいかにあるべきかという命題に答えは出せない。私は，患者のためによりよい医療をつくっていこうとする姿勢が，漢方を見直す立場につながると考えている。そして，ここから西洋医学と東洋医学の正しい結合，新しい医学の創造につながっていくものと確信している。

第5章　漢方とアンチエイジング

5　漢方治療

　漢方治療は，具体的にはどういうものであろうか。このことを明らかにするためには，漢方医学の病理観に触れるべきであろう。漢方医学では「随証論治」あるいは「弁証論治」といわれているように，患者の陰陽・虚実を明らかにして（これを証という）薬方が決定されていく。このことは経験的，類推的，直感的見地から考えられた漢方病理観（その代表的な見解として気血水論がある）に基づいて漢方医学が形作られているといえる。気血水の概念については，古方派の吉益南涯の気血水弁より引用すると，次のとおりである。「…陰陽の分は天道なり，事物にこの分あらざるなし。陰陽を立てて病証に推し以てその本を知る。これ医の常法なり。気は陽にして形なし。水と血とは陰にして形あり。陽病は気動いて水血の証あるなり。陰病は水血ありて気塞るの証あるなり。…若し熱気あるときは則ち逐気の薬を用い，若し瘀血あるときは敗血の薬を用う。若し宿水あるときは則ち逐水の薬を用う。水血固より体中にありと雖も必ずその症は大表にみる。故に三物各々その形表に示す。風水の病には発汗或は小便利し或は水を吐下するときは則ちその諸症やむ。故にその水たるを知るなり。血の病には吐血，下血或は腫膿或は経閉，漏下，その諸症現出す。故にその血たるを知るなり。気の病にはその状あってその形なし。気発散するときは，則ちその症ことごとく退く。故にその気たるを知るなり。その前に徴なきものは，必ず後に徴あり。空理にあらざるなり。」と述べられている。すなわち，疾病は陰陽の不調和と述べられるように，健康な生体は，気血が調和しているという流動的な観点がある。したがって，患者に対しては，その不調和を平衡状態にもっていくために，虚に対しては補し，実にたいしては瀉す。また「頭痛発熱し，身痛み腰痛み，骨節疼痛し，悪風し，汗無くして喘する者は麻黄湯之を主る」とあるように，無汗が主証である場合には，発表剤である麻黄湯を与えることによって，風水の不調和の改善を図る方針となる。一方，生体は常に平衡状態を保とうとする力が働いており，これがよく自然治癒力といわれるものである。したがって我々は，この働きを注意深く観察する必要がある。換言すれば，漢方治療の本質は「例え漢方薬を与えなくとも，適正な養生によって治癒に至るかどうかを判定すること」といえる。無薬湯の証という概念があるように，疾病に対する漢方治療では，薬は必ずしも必要でないわけである。このことは漢書藝文誌に「病ありて治せずんば，常に中医を得」と述べられているように，庸医（疾患を治療する外科医）にかかって誤治を得るよりも，自然の経過を待つ方がかえって好結果を得ることを指示しているわけである。我々の誤治に対する痛切な批判であり，これからも深く考えておきたい問題である。

6 未病ヲ治ス

　漢方医学の基本的な姿勢の一つに「未病を治す」ことが挙げられる。中国の古典に「聖人ハ已（い）病ヲ治セズシテ未（み）病ヲ治ス，已乱ヲ治セズシテ未乱ヲ治ス」という一文がある。つまり，すでに病気が成立してしまってから（病気になってしまってから），あれやこれや必死になって治療するのではなく，現在はまだ病気とはいえないけれど，何となく元気のない時期にうまく適応できるように生活全般の指導を丁寧にする，そしてそれが根本的に病を治すことにつながる，ことが述べられている。漢方医学を専門とする医師は，「患者を診察して，薬を出す」だけでは，治療を行う立場としては不十分なのである。「治療」は，薬を出すだけではなく，食事のことや運動のことも丁寧に話していかないといけない。医師は，死が目前に迫った患者をも助けるという使命があり，そこに優れた技術はもちろん大切であるが，患者が当然生きるはずの状態にあったことを謙虚に受けとめるべきである。「病を医するものは自然なり」と医聖ヒポクラテスも述べているように，自然治癒力は医療の原点である。「未病」の定義は，「未（いま）だ，病（や）まず」とされ，症状が生体にあらわれていなくても，体の中に病（やまい）が成立しつつある状態である。漢方の考え方では，病気の原因を，内なる原因（内傷）と外からの原因（外感）に分けて考えるが，どちらが主かといえば，「邪気ノ侵入」ということで，外感から始まるものが主と考えている。「未病」は，あるレベルまで外邪の侵入を受けてはいるが，内臓（五臓）にまで影響が及んでいない，つまり，生体の抵抗力（これを衛気（えいき）という）は十分に機能している状態と考えられる。抵抗力が勝っているため，発病しないということである。

7 徐福伝説

　古来より，不老不死への憧れは人類にとって永遠のテーマであった。司馬遷の『史記』によると，秦の始皇帝は，徐福という人物に「はるか東の海上にある蓬莱・方丈・瀛洲の三神山には，不老不死の薬を知る仙人が住んでいるという。是非，その薬草を求めたい。」と命じた。徐福は早速旅立ったが，鯨（おそらく台風）に阻まれて到達できなかったが，その後大旅団を結成し，目的を成就，「平原広沢」の王となったとある。この徐福が到達したという場所が，九州（佐賀県，鹿児島県），紀伊半島（三重県，和歌山県）など各地にあり，歴史家にとっては興味深い伝説となっているが，中でも和歌山県新宮市では財団法人徐福協会が設立され，徐福の求めた不老長寿の薬草がこの地に自生する天台烏薬と考え，JR新宮駅前にある徐福公園を整備し栽培されている。天台烏薬はクスノキ科の常緑の低木で，薬用部位は数珠状の肥厚した根である。天台烏薬について，活性酸素のSuperoxide，Hydroxyradicalを対象として実験をした結果，Superoxide消

去作用は，SOD 単位に換算する 115.3 ± 5.4SOD 単位であった．これは Superoxide 消去作用が強力とされている「いちょう葉エキス：63.4 ± 0.7SOD 単位」「フラボノイド：99.2 ± 14.2SOD 単位」よりも高い数値を示しており，天台烏薬は最強のクラスにランクづけられた結果を示した（カリフォルニア大学バークレイ校・野田泰子先生）．また天台烏薬には，肺癌細胞の生育抑制効果や虚血性心疾患への応用の可能性も示唆されており，今後の研究に期待がかけられている．

8　加齢と漢方医学

　加齢についての基本的な考え方は，黄帝内経素問・上古天真論編に天子である黄帝と侍医岐伯との問答形式で述べられている（表1, 2）．「余（黄帝）が上古の人のことを聞くと，皆百歳までも生き，しかも動作は衰えなかったが，現代の人は五十歳前後で皆衰えている．これは時代（環境）が異なっているためなのか，それとも人々が養生ができていないためなのか？」と問うと，岐伯は「上古の人は，道を理解し，陰陽にのっとり，術数の和を図り，節度ある飲食をとり，決まった時間に起き，働き，労働と休息にリズムがあった．その結果，形（肉体）と神（精神）は健やかで，天年（天寿）を全うして，百歳をすぎて世を去った．現在の人は，酒を飲み，いつもの自分を失い，房事を欲し，自らの精気を枯渇させ，散逸させてしまっている．精を保たず，快を貪り，楽な方に流れている．労働と休息とにもリズムがなく，五十歳になる前に衰えてしまう．」と答えた．さらに，人間の一生についても岐伯はこう語っている．まず女性についてであるが，「女性は七歳になると，腎気が盛んになり，乳歯が永久歯に生え替わり，髪の毛も伸びる．十四歳になると天癸（腎気）が充実し，（腹部正中線の）任脉が通じ，（奇経八脉の一つである）太衝の脉が充実し，生理が始まり，子供を産むことができるようになる．二十一歳になると，腎気が安定し，親しらずが生えて，身長も伸びるところまで伸びる．二十八歳になると，筋骨はしっかりして，毛髪も十分に伸びる．身体が最も丈夫な時期である．三十五歳になると，陽明経の脉が衰えはじめ，顔の表情はやつれ始め，頭髪も抜け始める．四十二歳になると，三つの陽経の脉は全て衰える．皆顔面はやつれ，頭髪も白くなりはじめる．四十九歳になると，任脉は虚し，太衝の脉は衰え，天癸は尽きて生理がなくなる．身体は衰え，もう子どもを産むことは出来ない（表

表1

余聞上古之人，春秋皆度百歳，而動作不衰；今時之人，年半百而動作皆衰者，時世異耶，人將失之耶．

表2

上古之人，其知道者，法於陰陽，和於術數，食飲有節，起居有常，不妄作勞，故能形與神俱，而盡終其天年，度百歳乃去．今時之人不然也，以酒為漿，以妄為常，醉以入房，以欲竭其精，以耗散其真，不知持滿，不時御神，務快其心，逆於生樂，起居無節，故半百而衰也．

3)｡」これに対し，男性については，「八歳にて，腎気充実し，髪の毛がのびて，乳歯が永久歯に生替る｡二八（16歳），腎気盛んにて天癸に至る。精氣溢れ出て，陰陽和し，故に子をつくる能有す。三八（24歳），腎気平均して，筋骨が勁強し，故に真牙（親知らず）が生え成長極る。四八（32歳），筋骨はしっかりして，肌肉満ちて充実す｡五八（40歳），腎気衰えて，髪の毛や歯が抜け始める。六八（48歳），陽気竭きて衰え上に於いて，顔やつれ，髪鬢まだらになる。七八（56歳），肝気衰えて，筋の動き不能して天癸竭ち，精少なくして，腎衰え，からだの形皆極まる。八八（64歳），則ち歯も髪もぬけ去る。腎は水を主り，五藏六腑が受ける精を藏し，故に五藏盛んは能があふれ，今五藏が皆衰えしは，筋骨解けて堕ち，天癸つきるとなる。故に髪鬢白く，身からだ重く，歩行が不正になりて，子をつくること無くす（表4）｡」といった具合に，八の倍数で六十四歳までの記述がある｡このように，エイジングを漢方医学の観点では，長寿と養生の関係，とりわけ腎精（気）を保つことを重視している。賢気の経過を図1にまとめた。

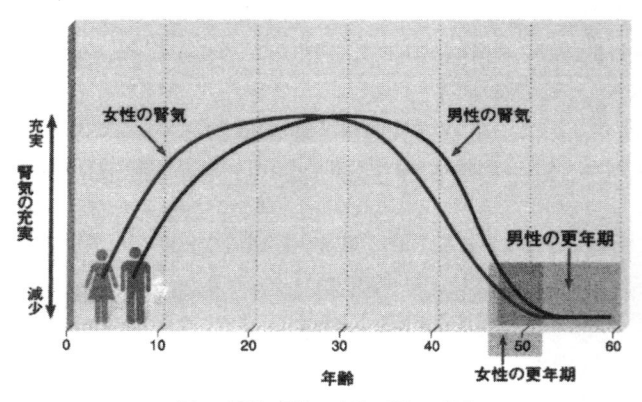

図1　男性の腎気，女性の腎気の経過

表3

女子七歳．腎氣盛．齒更髮長；二七而天癸至．任脈通．太衝脈盛．月事以時下．故有子；三七．腎氣平均．故真牙生而長極；四七．筋骨堅．髮長極．身體盛壯；五七．陽明脈衰．面始焦．髮始墮；六七．三陽脈衰於上．面皆焦．髮始白；七七．任脈虛．太衝脈衰少．天癸竭．地道不通．故形壞而無子也．

表4

丈夫八歲．腎氣實．髮長齒更；二八．腎氣盛．天癸至．精氣溢寫．陰陽和．故能有子；三八．腎氣平均．筋骨勁强．故真牙生而長極；四八．筋骨隆盛．肌肉滿壯；五八．腎氣衰．髮墮齒槁；六八．陽氣衰竭於上．面焦．髮鬢頒白；七八．肝氣衰．筋不能動．天癸竭．精少．腎氣衰．形體皆極；八八．則齒髮去．腎者主水．受五藏六府之精而藏之．故五藏盛．乃能寫．今五藏皆衰．筋骨解墮．天癸盡矣．故髮鬢白．身體重．行步不正．而無子耳．

9　五行説と五臓

さて，漢方医学においてはagingにおいて腎精（気）が深く関わっていることを述べたが，では腎とはどういう概念であろう。漢方医学では，生体内の臓器組織を臓腑と呼び，実質臓器を五臓（心・肺・脾・肝・腎），管腔臓器を六腑（小腸・大腸・胃・胆・膀胱・三焦）と呼び，生体のアンバランスを臓腑の不具合からみてきた。この考え方は，古代中国における五行説に基づく。五行説は，自然界に存在する物質は，「木（もく），火（か），土（ど），金（こん），水（すい）」の五つの要素によって構成されているという考え方である。そして，我々が認識する自然界の現象は，すべてこの五つの要素の運動・変化によって説明が可能，とされた。五行の「行」は，運動・変化の規律である。そして，宇宙を大宇宙，人間を小宇宙として，生命現象も五行説の応用で説明することが可能と考えた。この基本要素を黄帝内経素問・陰陽応象大論篇より表5にまとめる。次に，この五行の考えを生命現象（活動）応用した分類が，表6である。五臓の発想は，解剖生理学の知識のない時代のものであり，西洋医学的な臓器の認識とは全く別個のものとして

表5　五行の考え方（黄帝内経素問・陰陽応象大論篇）

木　東方生風，風生木，木生酸，酸生肝，肝生筋，筋生心。肝主目。其在天為玄，在人為道，在地為化，化生五味，道生智，玄生神。神在天為風，在地木，在体為筋，在蔵為肝，在色為蒼，在音為角，在声為呼，在変動為握，在竅為目，在味為酸，在志為怒。怒傷肝，悲勝怒。風傷筋，燥勝風。酸傷筋，辛勝酸。
火　南方生熱，熱生火，火生苦，苦生心，心生血，血生脾。心主舌。其在天為熱，在地為火，在人為脈，在蔵為心，在色為赤，在音為徴，在声為笑，在変動為憂，在竅為舌，在味為苦，在志為喜。喜傷心，恐勝喜。熱傷気，寒勝熱。苦傷気，鹹勝苦。
土　中央生湿，湿生土，土生甘，甘生脾，脾生肉，肉生肺。脾主口。其在天為湿，在地為土，在体為肉，在蔵為脾，在色為黄，在音為宮，在声為歌，在変動為噦，在竅為口，在味為甘，在志為思。思傷脾，怒勝思。湿傷肉，風勝湿。甘傷肉，酸勝甘。
金　西方生燥，燥生金，金生辛，辛生肺，肺生皮毛，皮毛生腎。肺主鼻。其在天為燥，在地為金，在体為皮毛，在蔵為肺，在色為白，在音為商，在声為哭，在変動為咳，在竅為鼻，在味為辛，在志為憂。憂傷肺，喜勝憂。熱傷皮毛，寒勝熱。辛傷皮毛，苦勝辛。
水　北方生寒，寒生水，水生鹹，鹹生腎，腎生骨髄，骨髄生肝。腎主耳。其在天為寒，在地為水，在体為骨髄，在蔵為腎，在色為黒，在音為羽，在声為呻，在変動為慄，在竅為耳，在味為鹹，在志為恐。恐傷腎，思勝恐。寒傷血，燥勝寒。鹹傷血，甘勝鹹。

表6　五行の概念

五行	五臓	五腑	五体	五官	五華	五神	五志	五声	五労
木	肝	胆	筋	眼	爪	魂	怒	呼	歩
火	心	小腸	血脈	舌	面色	神	喜	笑	視
土	脾	胃	肌肉	口	唇	意	思	歌	坐
金	肺	大腸	皮毛	鼻	体毛	魄	憂	哭	臥
水	腎	膀胱	骨	耳	髪	志	恐	呻	立

とらえる必要がある。まず肝は自律神経系の働きを調整し，血を貯蔵（蔵血）し，筋骨格系のトーヌスを保持，全身の新陳代謝活性化と解毒（疏泄）を受けもっている。心は，肝と協同して精神活動を司り，血液循環を保ち，体温の調節に関わる。脾は，おもに消化機能全般の調整を受けもち，血液循環がスムーズにいくようにし，筋肉の安定化を図る。肺は，呼吸により取り入れられた気を全身の流れの中で調整し，皮膚の防御力を保持する。そして腎は，人間の成熟と老化を司り，腎尿路系よりの水分の排泄を調整し，ホルモンのバランスに深く関わり，思考力（判断力）の安定化も図る，とされている。具体的な訴えからみていくと，肝は自律神経症状全般，月経困難症，頭痛・肩こり・めまい・筋痙攣などであり，心は精神神経症状（焦り，易興奮性，不眠），循環器症状（動悸，息切れ，不整脈），およびホットフラッシュ等の自律神経症状，脾は消化器症状全般に加え，四肢の脱力，抑うつ症状として発現する。また，肺は呼吸器症状全般に加え，発汗の異常，皮膚の痒み，物憂げな気分などであり，腎は，不妊，性的欲求の低下，骨粗鬆症，夜間頻尿，浮腫，乾燥症状，耳鳴り，白内障まで広い概念でみていく必要があるが，加齢に伴う症状の大半はここに入ると考えられる。また五臓の働きは，陽気（気のめぐり）と陰液（血・水の流れ）という二元論でとらえ，治療の方向は常に調和を意識して進むことになる。

10　五行・五臓の相生相克について

先に述べた五行の概念は，一つ一つが独立した概念ではなく，相互の関係が構築されている。一つは相生（そうせい）でありこれは一つの概念が今ひとつの概念に対して促進的に働くという意味である。五行に当てはめると，木が火を生み，火が土を生み，土が金を生み，金が水を生み，水が木を生む，となる。これに対し相克（そうこく）は，一つの概念に対し今ひとつの概念が抑制的に働くという意味をもつ。これを五行に当てはめると木は土に克ち，土は水に克ち，水は火に克ち，火は金に克ち，金は木に克つ。この二つの概念が同時に存在することにより，東洋医学の考え方が，常に生体全体のバランスを重視して考えていくことが理解される。これを五臓に応用したものを図2に示す。

11　漢方医学の養生

漢方医学において，患者を診る，ということはどういうことであろう。私が患者を診察するときには，いろいろな話をする。「今日は何時に起きましたか？」「毎日便は出てますか？」「昨日は無理したのとちがいますか？」等々。こういった何気ない話によって，患者の日常が浮かび上がり，患者自身をイメージすることが治療の第一歩である。例えば，カゼで来られた患者がおら

第5章　漢方とアンチエイジング

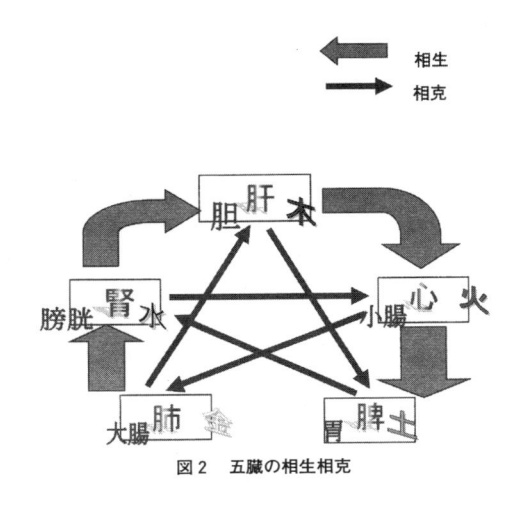

図2　五臓の相生相克

れるとしよう。「先生，からだがガタガタふるえて，頭が痛いんです」「それはいつからですか？」「そうですねえ，昨日ぐらいからでしょうか」「ご飯食べてますか？」「食欲はあるんです」「じゃあ，舌を出して下さい」「べーっ」…この方が，普段体力のある人で働き盛りであり，仕事を休めるならば，葛根湯である。舌の先が赤ければ，一日で治癒に至らせることも可能である。ところが，実際はすぐ休めるだろうか。「明日は仕事休みなさいね」「えっ？もちろん行きますよ。休めるのでしたら病院に来ませんよ」私は常日頃「休みなさい，養生しなさい」というので，「先生は，ふた言目には休め休めといわはるけど，そんなんむりむり」何人もの患者に言われた。「休みなさいね」と話した時，患者の表情をみて「休める人，休めない人，強く説得すれば休める人」を判断するわけである。休めない人は，どうしても不養生になりますから葛根湯に加え，小柴胡湯に代表される柴胡剤を併用せざるを得ない。同じ病態でも，出される薬方がこういったことでも違ってくる。「休まないといけないよ」というのは，「休まないと治らない！」という脅しではない。その患者に適切な薬方がここで決まってくる。

12　まとめにかえて

　antiagingの考え方は，決して不老長寿を目標とするものではなく，健康長寿，つまり全ての臓器がバランスよく年輪を重ねることを目指すものである。この考え方は，まさしく漢方医学におけるagingの概念と一致する。私は，純粋に西洋医学的な発想であるantiagingの概念が，実は漢方医学の相生相克を背景とした五臓の考え方に通じると考えている。今後も，この

antiagingの考え方を漢方医学的なagingへの理解とともに，メタボリックシンドロームを代表とする老化の研究に活かすとともに，漢方医学的診察の上で重要な目標となる「未病」の研究に活かしたいと考える。

参考文献

- 大塚敬節，矢数道明，清水藤太郎：漢方診療医典，南山堂，東京（1972）
- 長濱善夫：東洋医学概説，創元社，大阪（1975）
- 細野史郎：漢方医学十講，創元社，大阪（1982）
- 寺澤捷年：症例から学ぶ和漢診療学　第2版，医学書院，東京（1998）
- 喜多敏明：やさしい漢方理論，医歯薬出版，東京（2001）
- 藤平健，小倉重成：漢方概論，創元社，大阪（1988）
- 日本東洋医学会学術教育委員会編：入門漢方医学，南山堂，東京（2002）
- 小曽戸洋：漢方の歴史，大修館書店，東京（1999）
- （財）日本漢方医学研究所編：新版漢方医学，東京（1990）
- 矢数道明：漢方後世要方解説，医道の日本社，神奈川（1959）
- 矢数道明：臨床応用漢方処方解説，創元社，大阪（1966）
- 印会河，張伯訥：中医基礎理論，中国，上海科学技術出版

第6章　免疫アレルギーから見た機能性食品

細野　朗[*1]，上野川修一[*2]

1　はじめに

　食品には生命維持のためのエネルギー源にとどまらず生体調節機能としての役割が重要視されており，特に近年は，生体防御機構としての免疫機能についても食品の免疫調節作用が期待されている。それは，生体側が食品を経口摂取することによって生命の維持にとって重要な栄養素を体外から取り入れている一方で，それと同時に常に様々な病原性微生物や自己の生体構成成分とは異なる，いわゆる生体外異物の暴露に身体がさらされていることとも関係が深い。そして宿主には種々の感染症から身を守り，また生体内に侵入してくる非自己成分と自己のタンパク成分を見分け，非自己を排除することによって生体の恒常性を維持する生体防御機構が免疫機能として備わっているのである。つまり，宿主自身においては自身の身体にとって安全なものと危険なものを識別する免疫機能が効果的にはたらくことによって健常な生命活動を営むことができる。このとき，生体にとって膨大な量の抗原性物質との暴露にさらされている代表的な器官が消化管である。特にヒトの消化管は身体の内側にあるものの，テニスコート1.5面分にも相当する広大な面積の腸管粘膜によって覆われて外界と接している特徴をもつ。すなわち，ここに腸管免疫系という生体にとって最大の免疫関連組織を有し，生体防御に重要な役割を担っている。この腸管粘膜では経口摂取した食品成分をはじめとするさまざまな抗原などと接触する機会があるばかりでなく，さらにこの腸管粘膜面には膨大な腸内細菌が生息することによって腸内細菌に由来する刺激も受けていることになる。

　本稿では生体防御機構としての免疫のしくみを感染防御やアレルギーなどの生体反応との関わりの中で注目し，さらに免疫調節機能をもつ機能性食品として期待される食品成分や栄養素などについて以下に解説する。

[*1]　Akira Hosono　日本大学　生物資源科学部　講師
[*2]　Shuichi Kaminogawa　日本大学　生物資源科学部　教授

2 消化管に存在する腸管免疫系の構造と特徴

 腸管は摂取した食品の消化吸収という，生命の営みにとって重要な食品成分を選択的に生体内に取り込む消化器官としての役割をもつ一方で，膨大な面積の粘膜面を介して外界と接し，食品成分，病原性微生物や腸内細菌，消化酵素等の様々な刺激に対して物理的・化学的なバリアー機能を備えている。さらに，腸管には全身のリンパ装置の7割にも及ぶ消化管関連リンパ組織（gut-associated lymphoid tissue; GALT）が存在する。この腸管免疫系の構造の特徴は図1に示すとおりであるが，腸管の粘膜組織は厚い粘液層によって覆われており，その粘液層下に上皮層，さらにその下層の基底膜を介して粘膜固有層という構造をとっている。上皮層は，上皮細胞（intestinal epithelial cell; IEC）および上皮細胞間リンパ球（intraepithelial lymphocyte; IEL）などによって構成される。また，腸管上皮層と基底膜で接する粘膜固有層（lamina propria; LP），さらに粘膜筋板を境に接する粘膜下組織には血管・リンパ管叢，神経叢が存在している。

 腸管免疫系の特徴は，この粘膜固有層に多数の形質細胞が存在し，特に細胞表層面にIgAを発現するB（surface IgA; sIgA$^+$B）細胞から分化したIgA形質細胞がこの形質細胞全体の80％を占めていることである。さらに粘膜固有層に存在するリンパ球（lamina propria lymphocyte; LPL）にはB細胞のほかCD4$^+$T細胞やCD8$^+$T細胞が存在し，加えて，単球・マクロファージ・樹状細胞および，顆粒球系細胞・マスト細胞などの炎症性細胞などが多数存在している。また，マウス腸管陰窩にはクリプトパッチ（cryptpatch; CP）とよばれる未分化リンパ球小集積も同

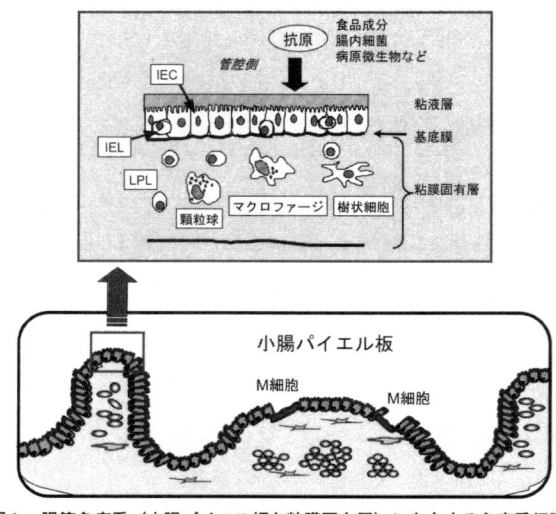

図1　腸管免疫系（小腸パイエル板と粘膜固有層）に存在する免疫系細胞

第6章 免疫アレルギーから見た機能性食品

定されている。

小腸に存在する腸管免疫系の誘導部位として考えられているのがパイエル板（Peyer's patch; PP）である。一方、粘膜固有層はパイエル板で誘導された抗原感作に対してIgA産生などの実効組織として考えられており、腸管免疫系の特徴的な応答である分泌型IgA（secretory IgA; S-IgA）の産生を制御している。腸管粘膜に外分泌されるS-IgAの特徴は、分泌小片（secretory component; SC）とよばれる糖タンパク分子がJ鎖と会合したIgAの2量体と結合した構造をとっていることである。S-IgAは、SCをもたない血清型のIgA単量体とは生化学的な特性が少し異なる。つまり、S-IgAは腸内細菌によって産生されるIgA分解酵素に対する抵抗性のあるSC分子を有することで血清型のIgA単量体に比べて分解されにくいこと、さらに親水性の高いSC分子をもつことで、S-IgA自体も他の免疫グロブリンに比べて親和性が高いのが特徴である。それにより、S-IgAは微生物の粘膜上皮への接着阻止、毒素・酵素・ウィルスに対する中和作用、腸管での高分子吸収抑制など極めて重要な生体防御機能を担っている。まず腸管内の抗原はM細胞などを介してPP内に取り込まれ、マクロファージや樹状細胞などの抗原提示細胞によってプロセッシングを受けてT細胞などへの抗原感作がおこる。そして、$CD4^+$T細胞によってsIgM$^+$B細胞（IgMを細胞表面に有するB細胞）からsIgA$^+$B細胞へのクラススイッチが誘導される。さらに実効組織である粘膜固有層へホーミングしてIgA形質細胞として分布し、IgA抗体が産生される。産生されたIgAは少なくとも2分子がJ鎖とともに会合し、これがIECの基底部側にあるポリIgレセプター（pIgR）によってIEC内に取り込まれ、最終的に管腔側にS-IgAとなって分泌されることになる。

3 腸内細菌が関与する宿主の免疫応答

腸管免疫系はその腸管腔内において常時多種多様な腸内細菌を有することで、その免疫応答が強く影響していると考えられている。つまり、腸管免疫系応答が腸内細菌に由来する刺激によって修飾されていると示唆される現象が報告されている。その中のひとつに経口免疫寛容と腸内細菌との関係がある。経口摂取した食品抗原に対して免疫的な寛容状態が全身的に獲得され、すなわち食品抗原特異的な抗体産生を全身に強く誘導しない「経口免疫寛容」という現象は腸管免疫系が関わるユニークな特徴であるが、この応答が正常に誘導されないと摂取した食品成分を排除する生体側の反応が起こり、食品アレルギーにつながると考えられている。例えば、経口免疫寛容の反応には腸内細菌からの刺激が関与していると考えられている一つの現象として、無菌状態または腸内細菌が限定された特殊な環境下で飼育されるノトバイオートマウスを用いた経口免疫寛容の誘導実験に関して、次のような報告がある。あらかじめタンパク抗原を一定期間継続的に

経口摂取させたマウスに，同じタンパク抗原とアジュバントの混合液を腹腔内投与し，このときの抗原特異的な血中抗体価を測定したところ，通常，特定の病原菌に感染していない SPF マウスではタンパク抗原を経口摂取した場合はタンパク抗原の腹腔への注入によって抗原特異的な IgG_1, IgG_{2a}, IgE 値の著しい上昇はおこらないのに対し，無菌マウスでは抗原とアジュバントの混合液の腹腔内投与後に IgG_1 および IgE 抗体価の顕著な上昇がみられ，つまり腸内細菌のいない無菌マウスでは経口免疫寛容の誘導がおこりにくいことが明らかとなっている[1]。また，無菌マウスにおいてはコンベンショナル（通常飼育条件の）マウスに比べて腸管免疫系組織の $CD4^+$ T 細胞などの発現が抑制されており，腸内細菌からの刺激が腸管免疫系細胞の発達に重要な要素であると考えられること[2]，さらに腸内に共生する細菌は病原性細菌とは異なり腸管免疫系における炎症性反応を制御する一方で，細菌性刺激を与えることによって宿主の免疫応答を調節していると考えられている[3]。また，近年，衛生学説（Hygiene hypothesis）とよばれる感染とアレルギーの関わりが注目されている。すなわち，アレルギーの発症と細菌感染には逆相関がみられるという疫学的な調査報告[4,5]がこの考え方の根拠となっているが，アレルギー発症のメカニズムとの詳細な関係はまだ十分に明らかになっていない。

4　腸内細菌などの微生物を認識する免疫系応答

一般に微生物，ウィルスなどの生体への侵入に対しては，自然免疫系の応答が第一次生体防御の中心であり，主にマクロファージ，樹状細胞，ナチュラルキラー（NK）細胞などの抗原非特異的な細胞がその中心的役割を担っている。近年，微生物特有の分子パターン（pathogen-associated molecular patterns; PAMPs）の認識機構が免疫系細胞に備わっていることが明らかになっている。特に，Toll 様受容体（Toll-like receptor; TLR）といわれる細胞膜受容体が同定され，この抗原非特異的な応答をする免疫細胞が TLR を介して微生物等の侵入を識別していることが徐々に明らかになってきている[6]。

TLR は IL-1 レセプター（IL-1R）と相同性の高い Toll/IL-1R（TIR）ドメインが細胞質内領域に，さらに細胞外領域にロイシンに富んだ Ig 様領域（leucine rich repeat; LRR）で構成され，微生物等の抗原情報を認識していると考えられる。既に TLR ファミリーとして同定されている約 10 数種類のもののうち，グラム陰性菌の細胞壁成分であるリポ多糖（LPS）やグラム陽性菌のリポテイコ酸は TLR 4 に，グラム陽性菌のペプチドグリカンやリポタンパク，リポテイコ酸などは TLR2，ウィルスの二重鎖 RNA は TLR3，細菌の鞭毛成分フラジェリンは TLR5，マイコプラズマのリポタンパクは TLR6，TLR7/8 はイミダゾキノリン誘導体やウィルス由来一本鎖 RNA，細菌由来の非メチル化 CpG DNA は TLR 9 といったように，認識成分と TLR の特異性

第6章 免疫アレルギーから見た機能性食品

についても徐々に明らかになってきている（図2）。これらの微生物由来成分のパターン認識はTLRからの刺激を免疫系細胞内でこれらのアダプター分子であるMyD88を介してIRAK（IL-1 receptor associated kinase），TRAF6（TNF receptor associated factor 6），NF-κBへと活性化する経路と，MyD88分子を介さずにTRAM（TRIF-related adaptor molecule）やTRIF（TIR domain-containing adaptor protein inducing interferon β）へとシグナル伝達される経路があり，それぞれ炎症性サイトカイン産生や抗ウィルス活性をもつサイトカインI型インターフェロン（IFN-α/β）の誘導へと作用している。そして，活性化した腸内細菌成分などが抗原提示細胞にTLRを介して認識され，抗原のプロセッシング，抗原ペプチド・MHC分子複合体とTCRの結合，CD80/86分子を介したT細胞側への補助刺激，さらに抗原提示細胞側から産生されるサイトカイン等によって適応免疫系であるT細胞側への活性化にも強く関与していると考えられる。なお，TLR以外にもパターン認識を担う受容体（pattern recognition receptors; PRRs）が同定されている。マイコプラズマを除くほとんどの細菌種に対して普遍的に存在するペプチドグリカン（peptidoglycan; PGN）の構成成分であるムラミルジペプチド（Mur$N$Ac-L-Ala-D-isoGln; MDP）やジアミノピメリン酸（DAP）を含むペプチドグリカンフラグメントのγ-D-glutamyl-$meso$-DAP（iE-DAP）はNOD（nucleotide-binding oligomerization domain）分子[7,8]によって認識され，さらに，真菌の細胞壁成分であるβ-glucanの認識にはDectin-1[9]，病原微生物に由来するマンノースおよびフコース認識型レクチンであるDC-SIGN（dendritic cell specific ICAM3 grabbing non-integrin）[10]，微生物の複合糖質や動植物のムコ多糖・糖脂質・糖タンパクなどに分布するN-アセチルガラクトサミンなどのガラクトース型糖鎖を認識するマクロファージガラクトース型C型レクチン（macrophage galactose-type C-type lectin; MGL）[11]，ウィ

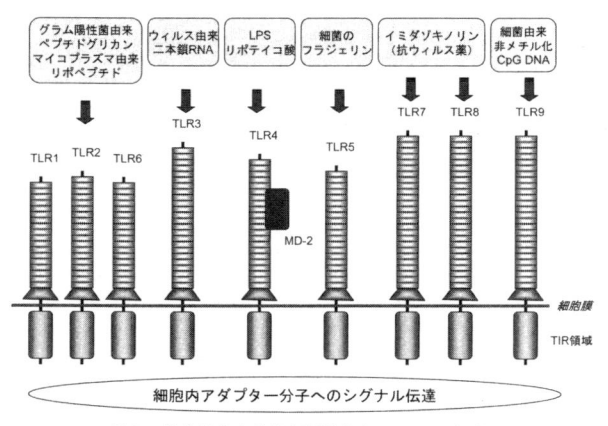

図2　微生物由来成分を認識するTLRファミリー

ルスの感染抑制に関与するコレクチン (collectin)[12] などがある。

しかしながら,腸管免疫系は腸管粘膜において病原性細菌の感染にさらされているだけでなく,腸管内に生息する共生細菌からも常時細菌性刺激を受けており,特に腸内細菌の多くは積極的に腸管から排除されることはないというのが特徴である。また,腸管免疫系細胞における TLR の発現は他の末梢組織におけるその発現に比べて抑制されているという報告がある。すなわち,腸管免疫系細胞では TLR-2 分子の発現が Tollip (Toll inhibitory protein) によって抑制されているというもので,Tollip は IRAK の阻害を介して TLR-2 のシグナルを阻害していると考えられている[13]。このように,腸管免疫系においては腸管共生細菌の存在を許容するという意味では,腸内細菌からの刺激を過剰な細菌性刺激として免疫系応答の惹起にはならないように生体の恒常性が調節されているのかもしれないが,腸内共生細菌と病原性細菌の刺激をどのように認識して宿主の免疫応答を制御しているのかなど不明な点も多く,この研究のさらなる解明が期待されている。

5 プロバイオティクスによる免疫調節作用

プロバイオティクス (probiotics) という言葉は,生体の生理機能にとって有用な効果が期待されるものとして 1960 年代に Lilly と Stillwell によって提唱された。当初,抗生物質(アンチバイオティクス)とは意を異にするものであったが[14],後になって「消化管(腸管)微生物のバランス改善により宿主に有益な作用をもたらす生きた微生物添加物」として定義された[15]。また,同様の考え方は Metchnikoff による発酵乳の長寿効果についての報告[16]にもみられ,食品微生物の保健効果として今日まで様々な研究がすすめられてきている。なお,現在,プロバイオティクスとして利用されている菌種には表 1 のようなものがあり,発酵乳などのスターターとしての利用だけでなく,いわゆる「健康食品」としての食品開発への応用,家禽畜産用の飼料への応用が進められている。

プロバイオティクスとして生体に有用な効果が期待される微生物の中で,種々の感染防御やガ

表 1 プロバイオティクスとして利用されている主な微生物

Lactobacillus	L. acidophilus, L. bulugarics, L. casei, L. gasseri, L. helveticus, L. johnsonii, L. reuteri, L.rhamnosus など
Streptococcus	S. thurmophilus など
Enterococcus	E. faecalis, E. faecium など
Lactococcus	Lc. Lactis など
Bifidobacterium	B. bifidum, B. breve, B. infantis, B. pseudolongum, B. longum, B. thurmophilum, B. lactis など

第6章 免疫アレルギーから見た機能性食品

表2 プロバイオティクス細菌に期待されている機能性

栄養学的機能	乳の栄養価向上 ・タンパク・脂肪の吸収性向上 ・カルシウム・リンの吸収性向上 ・ラクトース分解の補助 脂質代謝改善作用 ビタミンの産生
生体調節機能	整腸作用 血圧上昇抑制作用 抗菌作用
免疫学的機能	免疫調節（抗感染・抗アレルギー）作用 抗ガン作用 ・抗腫瘍活性

ンなどの抗腫瘍効果，さらにアレルギーの発症との関係について研究が近年盛んに進められている（表2）。一方で，プロバイオティクスという解釈を広義で「宿主にとって有益な微生物由来成分」ととらえることができれば，より汎用性のある利用とともに生体調節作用の機能評価につなげたいという流れもある。つまり，乳酸菌・ビフィズス菌由来ペプチドグリカンなどの菌体成分などによる抗腫瘍活性や菌体多糖成分による免疫学的な活性など，必ずしも生菌ではなくても高い活性がみられるものもあり，免疫系を介した感染症の予防，アレルギー予防，抗腫瘍効果などへの期待も大きい。

プロバイオティクス成分としては，ビフィズス菌（*Bifidobacterium*）やラクトバチルス菌（*Lactobacillus*）などの乳酸菌などには，リンパ球の増殖活性や，IgA産生を亢進させる効果をもつ菌が存在し，プロバイオティクスの免疫調節作用としての効果が期待されている。なかでも，その細胞壁を構成しているペプチドグリカンには抗腫瘍効果や，アジュバント活性などが知られているが，*Bifidobacterium*の菌体由来成分のうち水溶性高分子多糖成分にも高い免疫賦活作用があることが明らかになっている[17]。また，マウスに*B. pseudocatenulatum* 7014由来菌体成分（*B. pseudocatenulatum* 7041菌体を超音波破砕処理したもの）を7日間連続経口投与することによって，腸管免疫系の誘導部位であるパイエル板細胞の総IgA抗体産生量が亢進し（図3），このときパイエル板CD4$^+$T細胞のIL-6およびIFN-γ産生が増加すること（図4）が明らかとなっている[18]。すなわち，プロバイオティクス菌体成分を経口摂取することにより腸管免疫系の誘導部位である小腸パイエル板ではM細胞よりその菌体成分が取り込まれてパイエル板細胞に直接作用していることが考えられ，腸内細菌成分などが抗原提示細胞にTLRを介して認識され，抗原のプロセッシング，抗原ペプチド・MHC分子複合体とTCRの結合，CD80/86分子を介したT細胞側への補助刺激，さらに抗原提示細胞側から産生されるサイトカイン等によって適応免疫系

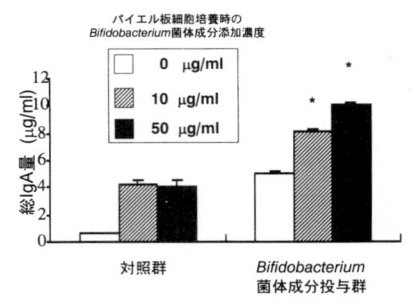

図3 Bifidobacterium 菌体成分をマウスに経口投与したときのパイエル板細胞による総 IgA 産生

Bifidobacterium 菌体成分（10mg）を7日間経口投与したマウス（非投与マウスは対照群）よりパイエル板細胞を調製し，Bifidobacterium 菌体成分と共培養したときの培養上清中の総 IgA 量を ELISA にて定量。（$^*P < 0.05$ で対照群に比べて有意差あり）

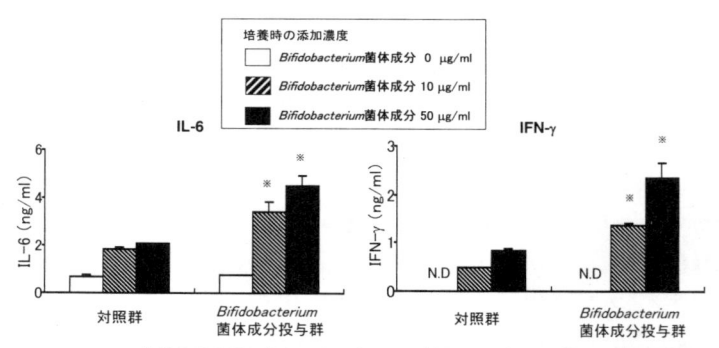

図4 Bifidobacterium 菌体成分を経口投与したマウスより採取したパイエル板 CD4$^+$T 細胞のサイトカイン産生への影響

Bifidobacterium 菌体成分を7日間経口投与（10mg/日）したマウスまたは非投与のマウス（対照群）よりそれぞれパイエル板 CD4$^+$T 細胞を調製し，Bificobacterium 菌体成分 0, 10, 50μg/ml を添加して72時間培養した培養上清中のサイトカイン産生量を定量した。
測定値は各ウェルの平均値±標準偏差で表した。
（$^*P < 0.05$ 対照群に対して有意差あり）

である T 細胞（CD4$^+$T 細胞応答）を活性化して IgA 抗体産生を誘導することが示唆されている。また，健康な乳児に Bifidobacterium 添加調製粉乳を投与した際にも，糞便中の総 IgA 量および抗ポリオウィルス IgA 抗体価が有意に上昇したという報告[19]もあり，プロバイオティクスによる感染防御作用がヒトにおいてもその効果が期待されている。

一方で，近年のアレルギー疾患の増加は「衛生学説」との関わりで注目を集めているところであるが，プロバイオティクスをその治療や予防に対して応用する試みもすすめられている。そもそもアレルギー反応はその反応機序から I～IV 型に分類されており，食品アレルギーに多くみら

第6章　免疫アレルギーから見た機能性食品

れるI型アレルギーは，腸管を介して侵入したアレルゲンに対する特異的なIgE抗体が大量に産生されるのが特徴である。アレルゲンとなりうる食品抗原はアレルギー反応を引き起こすエピトープに特徴的な構造がみられるものがあるが，消化酵素などによって十分に低分子化されずに抗原提示細胞内に取り込まれると，そこでペプチドに分解され，細胞内で生成されたペプチド断片がMHCクラスII分子と結合した複合体として抗原提示細胞表面上に提示され，これがT細胞レセプターを介して認識され活性化される。ここでの反応は特にインターロイキン4（IL-4）やIL-5などのサイトカインが分泌されるTh2型細胞が活性化される特徴をもっている。そして産生されたIL-4などによりアレルゲンに特異的に反応するB細胞が活性化（分化を誘導）され，アレルゲン特異的IgE抗体の産生が誘導される。さらに，このIgE抗体はマスト細胞の表面のIgEレセプター（FcεRI）に結合し，2分子以上のIgE抗体がアレルゲンによって架橋されると，マスト細胞の細胞内に顆粒として蓄積されていたヒスタミン，ロイコトリエンなどのケミカルメディエーターが放出される。それによって，アレルギー性炎症反応が引き起こされる。したがって，末梢におけるナイーブな$CD4^+$細胞（ヘルパーT細胞）のTh1型（インターフェロンγ（IFN-γ），IL-2などのサイトカインを産生する特徴をもつ）細胞またはTh2型（IL-4，IL-5，IL-13などのサイトカインを産生する特徴をもつ）細胞への機能分化において，Th1/Th2バランスの異常がIgE産生の亢進やケミカルメディエーターの放出などのアレルギー発症と強く関わっているという説が現在のところは一般的である。アレルギー反応を制御するプオティクスの応用については以下のような報告がある。Shida *et al.* は，卵白オボアルブミン（OVA）に対する特異的T細胞受容体（TCR）遺伝子を導入したトランスジェニックマウスにOVAを含む餌を自由摂取させると，血中のOVA特異的IgEおよびIgG_1抗体価がOVAの摂取期間とともに上昇するという動物実験モデルを用いて，プロバイオティクスとして期待される *Lactobacillus casei* Shirota菌株を腹腔内投与した際に，OVA特異的血中IgEおよびIgG_1の上昇を有意に抑制することを報告している[20]。この実験モデルにおいては，*Lactobacillus* 菌体の投与によって全身性の免疫応答がTh1型に誘導され，そのTh1型のサイトカインであるIL-12に依存したIgG_1およびIgE上昇抑制効果であると考えられている。すなわち，全身性免疫応答がIL-12を介したTh1型の誘導によってTh1/Th2バランスが調節され，アレルギー発症の抑制につながると推察されている。また，ヒトのアレルギー症状の改善にプロバイオティクスを用いる試みで，アトピー性皮膚炎への適用としてアレルギーの既往歴がある妊婦に対してプロバイオティクスとして乳酸菌製剤，*Lactobacillus* GGを出産の前後にわたって6ヶ月間以上服用させた結果，血中IgE抗体価への影響はみられなかったものの，小児のアトピー性皮膚炎の発症率が *L.* GGを服用しなかったものに比べて有意に低下したという報告がある[21]。このように，プロバイオティクス菌体を用いた腸内環境の正常化や，Th1/Th2バランスを制御，S-IgA分泌の亢進，IgE産生の抑制

や炎症性ケミカルメディエーターの制御などによってアレルギーの発症を制御する試みが進められている。しかし，実際にはアレルギー反応が必ずしもIgE応答やTh1/Th2バランスだけでは説明できない現象も多く，アレルギー反応についての生理学的および分子生物学的な視点でのより詳細な解明が期待される。

　一方，潰瘍性大腸炎やクローン病などの炎症性腸疾患（inflammatory bowel disease; IBD）は過敏性腸症候群（Irritable bowel syndrome; IBS）ともあわせて近年，その発症が増加しており，これらの病因は未だ不明な点が多いが病態に腸内細菌が関与していると考えられている。そこで，臨床的にプロバイオティクスを投与して腸内細菌叢の正常化を図り，炎症症状を改善しようとする臨床的な取り組みも近年は実施されている。

6　プレバイオティクスによる免疫調節作用

　プロバイオティクスが宿主に有益な微生物を生体外から積極的に取り入れるという概念であるのに対し，プレバイオティクス（prebiotics）は，「経口摂取したときに生体に有益な作用が期待される，腸内細菌を選択的に増やしたり活性化したりすることのできる難消化性食品成分」としてGibson & Roberfroidによって定義された[22]。したがって，プロバイオティクスの生体への有効性は摂取した生菌の腸管内への定着性に影響を受けやすいのに対し，プレバイオティクスの効果はもともと宿主がもっている腸内細菌叢（腸内フローラ）に対し，摂取した難消化性糖類などがどれだけ利用（資化）されやすいかどうかがポイントになる。例えば，オリゴ糖を含む難消化性糖類や食物繊維にはこれらを経口摂取したときに消化酵素などによって胃や小腸で分解されずに大腸まで到達し，腸内常在菌の基質として利用される作用が知られており，その結果，利用した腸内細菌の代謝産物である短鎖脂肪酸などが大腸内で作用して宿主のエネルギー源として利用され，大腸内のpHが低下することにより腸内細菌叢の構成が変化し，ヒトにおいては*Bifidobacterium*が選択的に増加することが知られており，その結果，利用した腸内細菌の代謝産物である短鎖脂肪酸などが大腸内で作用して宿主のエネルギー源として利用され，大腸内のpHが低下することにより腸内細菌叢の構成が変化し，腸内の生理作用に大きな影響をおよぼしている。

　現在，プレバイオティクスに分類されるオリゴ糖類には以下のようなものがある。フラクトオリゴ糖（$(Fru)_n$-Glu），ガラクトオリゴ糖（$(Gal)_n$-Glu），ラクトスクロース（Gal-Glu-Fru），イソマルトオリゴ糖（$(Glu)_n$），キシロオリゴ糖（$(Xyl)_n$），ラクチュロース（Gal-Fru），大豆オリゴ糖（$(Gal)_n$-Glu-Fru），ラフィノース（Gal-Glu-Fru）などである。また，このほか，糖アルコールや食物繊維，レジスタントスターチ，サイクロデキストリンなどもプレバイオティクスと

第6章 免疫アレルギーから見た機能性食品

して分類される。これらは実際に市販食品として応用されているものがあり，わが国においてはその一部は厚生労働省より「特定保健用食品」としての表示（整腸作用・ミネラル吸収促進など）が許可されているものがある。ただし，免疫関係への表示は未だ許可されていない。

プロバイオティクスが腸内細菌の作用によって免疫学的な修飾をすることが明らかになってきたように，プレバイオティクスによって腸内環境が変化することも生体の免疫学的応答の変化をもたらすと考えられている。フラクトオリゴ糖（FOS）はスクロース分子にフラクトースが1～3個付加されたケストース（GF_2），ニストース（GF_3）などの混合物であるが，これをマウスに一定期間経口投与すると腸内細菌叢の構成を変化させることができる。ヒトにおいてはFOSを経口摂取することによって腸内の優性菌である *Bifidobacterium* を増加させることが知られている[23]が，マウスのように *Bifidobacterium* をその腸内共生菌としてほとんどもたない動物においては *Bacteroides* を増加させる特徴がみられる[24]。このようにFOSの摂取によって腸内細菌叢が変化することはまた，腸管免疫系においても腸粘膜中に分泌される総IgA量を増加させる作用を示すことも明らかになっている（図5）。すなわち，FOSを投与されたマウスでは，腸内細菌叢の変化や腸管内代謝産物の変化などの腸内環境が変化することによって，IgA産生の誘導部位と考えられるパイエル板細胞においてはCD4$^+$T細胞によるIFN-γ，IL-10産生がFOS投与量依存的に上昇し，さらにIL-5，IL-6産生が高濃度で維持されていた。このことからFOSの摂取で変化した腸内環境は，パイエル板においてはIgA産生（IgAクラススイッチ，IgA形質細胞への分化誘導およびポリIgレセプターの活性化など）を促進するというメカニズムが考えられている[25, 26]。このようにマウスへのFOS経口投与の実験系では，腸内で増加した *Bacteroides* 菌が直接，宿主の免疫応答に影響を与えているのかどうかについてはまだ不明な点が存在するが，その一方で，マウス腸内共生細菌としては優性菌である *Bacteroides* 菌が宿主の免疫系の発達に

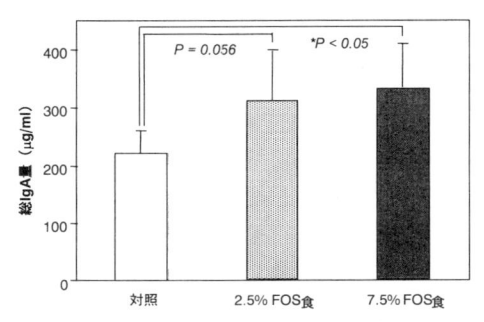

図5　フラクトオリゴ糖（FOS）をマウスに経口投与したときの腸管内容物中の総 IgA 量への影響
BALB/c マウスに FOS 配合実験食を5週間与え，各マウスの腸内容物中の総 IgA 量を ELISA 法によって定量した。
（$^*P < 0.05$，対照群に比べて有意差あり）

重要な役割を果たしているという報告[27]もあることから，FOSがマウス腸内細菌叢のBacteroides菌を増やすことで腸管免疫系応答を調節しているかもしれないという可能性は興味深い。以上より，腸管免疫系においてプレバイオティクス摂取はプロバイオティクス摂取による効果と類似した応答を誘導することが考えられ，腸内細菌叢の変化は活性化した菌体成分自体が直接腸管免疫系を刺激し，さらに菌体からの代謝産物である短鎖脂肪酸などは腸管上皮細胞をはじめとする腸管組織に作用していると考えられる（図6）。したがって，FOSの摂取によって腸内細菌腸管粘膜における感染防御に重要なIgA分泌が促進されることから，日和見感染をはじめとする生体の免疫力の低下によってもたらされる感染の防御にとってFOSなどのプロバイオティクスが有効にはたらくかもしれない。

さらに，アレルギー症状に対するプロバイオティクスの作用についても研究がすすめられている。Iikura et al. は食品アレルギーを想定したマウスの実験系においてFOSを投与した際に，便中の有機酸（酪酸など）の増加によってアレルギーの炎症を低減化させることを報告している[28]。また，Nagura et al. は卵白アルブミン特異的T細胞受容体トランスジェニックマウスを用いた実験で，卵白配合飼料を8週間継続的にマウスに投与して血中の総IgE濃度を上昇させるマウスモデルでは，ラフィノースを経口投与するとIgE濃度の上昇が有意に抑制されることを報告している。このとき，IgEを誘導する反応であるヘルパーT細胞からのTh2型サイトカインIL-4産生が顕著に低下し，逆にTh1型細胞を誘導するIL-12産生は有意に増加がみられたことから，ラフィノースには生体の免疫系に作用してTh1型免疫応答を誘導，あるいはTh2型免疫応答を抑制し，その結果アレルギー症状に関連の深いIgE産生を低下させる効果をもつことが示唆されている[29]。

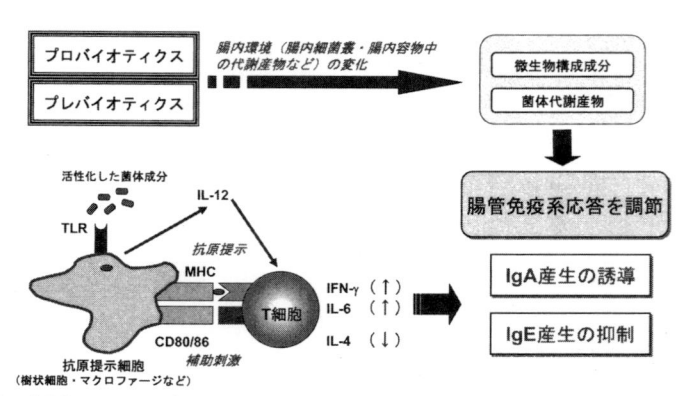

図6　プロバイオティクス・プレバイオティクスによる免疫調節作用〜自然免疫系と適応免疫系の相互作用を介して期待される抗感染・抗アレルギー効果

第 6 章　免疫アレルギーから見た機能性食品

　以上のことから，プロバイオティクス・プレバイオティクスの摂取によって腸内細菌叢の変化や腸内容物中の代謝産物の変化などといった腸内環境が変化し，その結果，活性化した腸内細菌成分などは上皮細胞層に作用し，またパイエル板などに取り込まれて抗原提示細胞に TLR を介して認識され，抗原のプロセッシング，抗原ペプチド・MHC 分子複合体と TCR の結合，CD80/86 分子を介した T 細胞側への補助刺激，さらに抗原提示細胞側から産生されるサイトカイン等によって適応免疫系である T 細胞側への活性化にも強く関与していると考えられる（図6）。さらに，プロバイオティクスなどの腸内細菌等の種類と量的な刺激も特異的に識別されて，腸内細菌と適応免疫系の相互作用に関わっていると推測される。しかし一方で，腸内共生細菌は腸管内の管腔側粘液層にはその存在が認められるが上皮層側の粘液層には細菌が検出されず，つまり腸管上皮細胞が腸内細菌からの直接的な刺激を受ける機会は制限されているとする見解もあり[30]，腸内細菌と免疫系との直接的なクロストークについての詳細は未だ明らかになっていない。

7　その他の食品成分が免疫応答におよぼす影響

7.1　脂質成分と免疫応答

　栄養素の中でもとりわけタンパク質の欠乏が免疫系の機能低下につながることはよく知られているが，脂質についても免疫系に少なからぬ影響を及ぼすことが報告されている。多価不飽和脂肪酸は n-6 系（リノール酸，γ-リノレン酸など），n-3 系（α-リノレン酸，エイコサペンタエン酸，ドコサヘキサエン酸など）に分類することができるが，これらの脂肪酸の摂取と免疫系への影響については，その脂肪酸の代謝経路において生じる代謝産物との関係が深い。n-6 系脂肪酸は，アラキドン酸カスケードを経てエイコサノイド（プロスタグランジン（PG）やロイコトリエン（LT））のうち PGG_2，PGE_2，LTC_4，LTD_4，LTE_4 などを生じることから，毛細血管の透過性亢進，炎症への関与，ヒスタミンを介した気管支平滑筋の収縮，気管支喘息の気道炎症など，過剰に摂取するとアレルギー症状を誘発することが知られている。一方，n-3 系脂肪酸は PGE_2，LTB_4 などの産生を低下させるなど，n-6 系脂肪酸によって産生されるエイコサノイドの調節に関与しており，免疫抑制反応を誘導する。しかし，n-3/n-6 摂取バランスは脂質代謝上の問題だけでなく，免疫応答における関係についても未解明な部分も多い。

7.2　ビタミン成分と免疫応答

　ビタミンは生体にとって必須の栄養素であることから，免疫系に対しても欠乏時には重大な影響を受ける。これまでに免疫系との関係が報告されているビタミン類はビタミン A，ビタミン B6，ビタミン C，ビタミン D，ビタミン E，カロチン，ルテイン，コエンザイム Q10 などがある。

これらはNK活性や抗体産生，T細胞の増殖活性などを高めることによって免疫機能の維持亢進に有用であり，抗腫瘍効果についても期待されている．また，抗酸化作用のあるビタミンCやビタミンEなどは酸化障害を抑制し，抗老化作用を示す可能性も考えられている．特に，術後の免疫力が低下して感染症のリスクを負う患者等に対して，ビタミンの補給が免疫機能の回復（亢進）効果が期待されている．

7.3 ミネラル（微量元素など）成分と免疫応答

ミネラル類もビタミン同様，欠乏時には免疫機能に対して重大な影響を受ける．現在までのところ，カルシウム，鉄，セレン，亜鉛，クロムなどと免疫系との関係が報告されている．なかでも，セレン，亜鉛，クロムはNK活性やT細胞応答に対して重要な栄養素であり，欠乏時には感染症などにおける重篤な問題を生じかねない．近年，若年女性などにみられる過剰なダイエット等による食品摂食量不足や，高齢者の摂食量の低下による栄養不良などはミネラルの摂取不足を生じやすく，免疫機能への影響も少なからず危惧されるところである．したがって，通常の食事から十分なミネラル摂取が難しいような場合に限っては，免疫機能の維持のためにサプリメント等による補給も必要な場合があり得ると考えられる．

8 おわりに

食品成分は種々の栄養素として生命活動を維持するためのエネルギー源として必要ばかりでなく，宿主が種々の感染症やアレルギー反応から守るための免疫機能にとっても重要であることを述べてきた．このことは，栄養素の欠乏時には代謝系の疾患と合わせて免疫機能の低下がおこり，生体防御機構にとっても重篤な問題につながることは避けられないことであり，また一方で，免疫調節作用のある食品成分を効果的に用いることにより，宿主の免疫機能の活性化を図り，健康の維持増進につなげていこうとする期待も大きい．特に，摂取した食品の消化吸収をする器官である消化管は生体にとって最大の免疫装置である腸管免疫系を有しており，そこでは摂取した食品成分や腸内細菌の影響を直接受けることから，免疫機能の調節という意味で特に重要性が高い．高齢化社会を迎えたわが国において，国民の健康の維持増進を目指していくには，食品をうまく応用した免疫機能の調節を日常の食生活に取り入れていくことは極めて有効な手段となるであろう．それは，通常は生物体が老化（エイジング）によって生理的な機能低下とともに免疫機能の低下も危惧されるのに対し，日常摂取する食品を通して宿主の免疫応答の健常化を図り，感染症やアレルギーの予防につなげていくことをめざすものであり，社会的なニーズも高いからでもある．そのためには，食品成分による免疫調節作用の詳細な分子メカニズムのさらなる解明や，

第6章 免疫アレルギーから見た機能性食品

腸内細菌の健全化と免疫応答との相互作用を解明していくことが将来の重要なポイントとなるはずである。この分野のさらなる研究の発展をなおいっそう期待したい。

文　献

1) N. Sudo et al., *J. Immunol.*, **159**, 1739 (1997)
2) M. Fujioka et al., *Animal Cell Technol : Basic & Applied Aspects*, **13**, 243 (2004)
3) D.Kelly et al., *Trends in Immunol.*, **26**, 327 (2005)
4) T. Shirakawa et al., *Science*, **275**, 77 (1997)
5) P. Shirtcliffe et al., *Respirol.*, **7**, 153 (2002)
6) T. Kaisho, and S. Akira, *Biochim. Biophys. Acta.*, **1589**, 1 (2002)
7) M. Chamaillard et al., *Nat. Immunol.*, **4**, 702 (2003)
8) N. Inohara et al., *J. Biol. Chem.*, **278**, 278 (2003)
9) G. D. Brown et al., *J. Exp. Med.*, **197**, 1119 (2003)
10) T. B. Geijtenbeek et al., *J. Exp. Med.*, **197**, 7 (2003)
11) M. Tsuiji et al., *J. Biol. Chem.*, **277**, 28892 (2002)
12) Y, Kozutsumi et al., *Biochem. Biophys. Res. Commun.*, **95**, 658 (1980)
13) G. Melmed et al., *J. Immunol.*, **170**, 1406 (2003)
14) D.M. Lilly & R.H. Stillwell, *Science*, **147**, 747 (1965)
15) R. Fuller, *J. Appl. Bacteriol.*, **66**, 365 (1989)
16) E. Metchnikoff: "The prolongation of Life", Heinemann, London (1907)
17) A. Hosono et al., *Bioscience Microflora*, **17**, 97 (1998)
18) Y. Nakanishi et al., *Cytotechnol.*, **47**, 69 (2005)
19) Y. Fukushima et al., *Int. J. Food Microbiol.*, **30**, 39 (1998)
20) K. Shida et al., *Clin. Exp. Allergy*, **32**, 563 (2002)
21) M. Kalliomaki et al., *Lancet*, **357**, 1076 (2001)
22) G.R. Gibson & M.B. Roberfroid, *J. Nutr.*, **125**, 1401 (1995)
23) H. Hidaka et al., *Bifidobacteria Microflora*, **5**, 37 (1986)
24) Y. Nakanishi et al., *Appl. Environ. Microbiol.*, in print
25) A. Hosono et al., *Biosci. Biotechnol. Biochem.*, **67**, 758 (2003)
26) Y. Nakamura et al., *Clin. Exp. Immunol.*, **137**, 52 (2004)
27) S.K. Mazmanian et al., *Cell*, **122**, 107 (2005)
28) Y. Iikura et al., *Bioscience Microflora*, **21**, 69 (2002)
29) T. Nagura et al., *Br. J. Nutr.*, **88**, 421 (2002)
30) L.A. van der Waaij et al., *Inflamm. Bowel Dis.*, **11**, 865 (2005)

第7章　ニュートリゲノミクスと機能性食品

1　総論

阿部啓子[*1]，荒井綜一[*2]

　わが国をはじめ世界の先進諸国の多くに到来した高齢化社会が社会問題として浮上し始めたのは20世紀末であった。内臓脂肪症候群（メタボリックシンドローム）を起因とする生活習慣病，それにがんやアレルギーといった免疫不全を主因とする疾病への人々の懸念は国際的に広がった。同時に，これらを食生活の改善によって，また新食品の開発によって未然に防ごうとする新しい動きも出始めた。その動きの1つが栄養学の分野の中に新領域として生まれた機能性食品科学の開始である。しかもこれは，古来の医食同源を現代科学の視点から考証し，実証することを目的とし，1980年代に日本（文部省研究班）から世界へ発信した新領域研究であった[1]。その直後，厚生省は機能性食品の一部に健康強調表示を許可し，これを特定保健用食品の名で認可したことは周知の通りである。こうした学術・行政の両面でのわが国の状況を『ネイチャー』[2]が"日本は食と医の境界に踏み込む"と大きく報道したことから，現代版「医食同源」は海を越え，"functional food"はそのコンセプト（上述）とともに国際的に受け容れられた。そればかりではない。とりわけヨーロッパ連合（EU）各国は，互いに連携して，functional food scienceを世界戦略として展開し始め，本家（日本）を激しく追い上げてきている。その中で，諸国が最も力を入れていることの1つは，機能性食品の効果の評価法の開発である[3]。とくに，先端科学・技術を駆使した分子レベルでの効果判定を，バイオマーカーの活用による短期的予測で代弁させることへの関心は，ますます大きくなってきている。その実用性に食品産業界は一段と強い興味を示し始めたのである。

　こうした中で，21世紀に入るや否やライフサイエンス分野にヒトゲノム計画の一応の完成，より詳しくはヒトの全遺伝子の概要（ドラフト配列）の決定という画期的出来事があった。これにより，私たちの身体を構成する約60兆個の細胞のそれぞれには22,000種類の遺伝子DNAの存在することがわかり，しかも個々の遺伝子の塩基配列の概要がすべて解読された。主要な動・植・微生物のゲノム（全遺伝子群）も解明された。こうして世の中は，遺伝子を1つ1つ解明す

---

*1　Keiko Abe　東京大学　大学院農学生命科学研究科　教授
*2　Soichi Arai　東京農業大学　総合研究所　客員教授

る時代から，解明されたゲノムの情報を利用する時代に入った。いわゆる"ポストゲノム時代"の到来である。

ゲノム情報を利用する科学として，まず，医薬品分野にファルマコゲノミクス（pharmacogenomics）が誕生した。次いで栄養学の新領域である機能性食品科学の領域にニュートリゲノミクス（nutrigenomics）すなわち栄養科学におけるゲノミクス（genomics in the science of nutrition）が誕生した[4]。バイオインフォーマティクスの一種である。こうして，1980～1990年代に草創期を迎えた機能性食品科学は，先端ライフサイエンスと融合し，第二世代に入ったのである。

振り返ると1960年代に，いわゆるセントラルドグマなるものが発表された。これによれば，遺伝子DNAが有する情報は転写されてmRNA（トランスクリプト）という形のメッセージとなり，これが翻訳されてタンパク質（プロテイン）となる。そのタンパク質が酵素であれば，さまざまな代謝産物（メタボライト）が生成する。これらの場合，それぞれを"群"としてみるとトランスクリプトーム→プロテオーム→メタボロームとなり，それぞれの解析法をトランスクリプトミクス（transcriptomics），プロテオミクス（proteomics），メタボロミクス（metabolomics）と呼び，オミクス（omics）と総称する。

ニュートリゲノミクスは当初，遺伝子型（ゲノタイプ）を直接反映するトランスクリプトミクスそのものであったが，最近では拡大解釈され，遺伝子発現（転写）によって生じるすべての表現型（フェノタイプ）の解析法であるプロテオミクスおよびメタボロミクスを含める新しい考え方が支配的になってきた（図1）。

さらには，DNAのメチル化によって通常の転写が進行しなくなることの影響（epigenetic effect）を解析するエピジェノミクス（epigenomics），タンパク質の代謝分解によって生じるペプチド群を解析するペプチドミクス（peptidomics），そしてタンパク質の翻訳後の修飾（post-translational modification）としてのSHスイッチ，リン酸化，糖鎖付加などまで含めて考える。

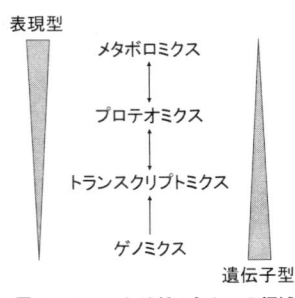

図1　ニュートリゲノミクスの領域

第7章 ニュートリゲノミクスと機能性食品

タンパク質などに付加する糖鎖を群としてとらえて解析するグリコミクス（glycomics）まで含まれることもある。いずれも語尾にomicsの綴りがあるので、まとめてオミクスという。

ここで、私たちが食品を摂取した場合のオミクスを考えてみよう。私たちは、基本的に、食によって健康を維持し、健康を増進し、病気の予防（リスク軽減）を図っている。時には、かえって病気を発症したり、病状を増悪してしまうこともあろう。これらの場合、関与するのは、これまで無視・軽視されていた非栄養性成分（表1）と、それらが体内に入って代謝変換を受けて生じるメタボライトである。しかし、これらはきわめて多種で、化学類型も多様であるため、現状では、いくつかのものについては例えば抗体チップ法によって解析されてはいるものの、網羅的（all-inclusive）なメタボロミクスは未だ不可能である。

これに対してタンパク質は、健康・病態という表現型をメタボライトほど直接的に反映するものではないが、それほど多種多様でもないので、プロテオミクスが発展している。そこには、抗原・抗体反応、酵素・基質反応、レセプター・リガンド反応といった特異的相互作用を利用した

表1 非栄養性の機能性食品成分とその効果の抄例

機能性食品成分	例（存在）	推定の効能
ポリフェノール（アグリコン）		
フラボノール	ケルセチン（タマネギなど）	遊離基捕捉
フラボン	ルテオリン（野菜）	抗酸化
イソフラボン	ゲニステイン（ダイズ）	抗骨粗鬆、抗がん
フラバノン	ナリンゲニン（柑橘類）	抗酸化、抗がん
カテキン	エピガロカテキンガレート（茶）	抗酸化、抗肥満
アントシアニン	ナスニン（ナス）	抗酸化、抗動脈硬化
単純ポリフェノール	クロロゲン酸（コーヒーなど）	抗酸化
カロテノイド	リコペン（トマトなど）	一重項酸素消去
トリテルペノイド	ソヤサポニン（ダイズ）	抗酸化
トコフェロール類縁体	トコトリエノール（ダイズなど）	抗酸化
植物ステロール	β-シトステロール（ダイズ）	コレステロール低減
リグナン	セサミン（ゴマ）	抗酸化、抗悪酔い
イソチオシアネート	スルフォラファン（ブロッコリー）	抗がん、解毒
アルカロイド	カフェイン（コーヒーなど）	覚醒、抗肥満
フェニルプロパノイド	フェルラ酸（種実）	抗がん
機能性タンパク質		
難消化性ポリペプチド	プロラミン（コメ）	整腸
疎水性ポリペプチド	グリシニン（ダイズ）	コレステロール低減
プロテアーゼ阻害剤	オリザシスタチン（コメ）	抗ヘルペスウイルス
オリゴペプチド	Val-Pro-Pro（発酵乳）	血圧調節
アミノ酸	γ-アミノ酪酸（発酵食品）	血圧調節
有機酸	酢酸（食酢など）	血圧調節
機能性脂質	イコサペンタエン酸（魚）	中性脂肪低減
難消化性多糖	アルギン酸（海藻）	コレステロール低減
プレバイオティクス	ガラクトオリゴ糖（乳）	ビフィズス菌生育
プロバイオティクス	乳酸菌（ヨーグルト）	整腸
非グリセミック甘味物質	ネオクリン（食用熱帯植物）	抗糖尿、抗肥満

プロテイン・チップ開発技術の進歩がある。

一方，表現型には遠いが遺伝子型に最も近いmRNA（より正確にはcDNA）を解析するトランスクリプトミクスは，上記したエピジェネティックの問題を除けば，さまざまなDNAマイクロアレイとアルゴリズムの解析により，全遺伝子の発現変動プロファイルを網羅的に計測できる利点をもち，ニュートリゲノミクスの中心として欧米でもの凄い勢いで発展しているのである。

その主要な理由として，食品というものの，そして食品を摂取したことの効果の複雑性を挙げることができる（表2）。こうした問題を乗り越えて1つの総合的判定を下すためには，個別的解析ではなく網羅的解析こそが必要なのである。ニュートリゲノミクス発展の所以である。

栄養学の新領域である機能性食品科学にとって，現在，最も重視されているのは機能の評価である。とりわけ関心が寄せられるのは，ヒト介入試験で効能効果を検証するのに先だってバイオマーカーの利用によって事前予測しようという方向である。しかも，バイオマーカーは，それが化学マーカーであればメタボロミクスにより，タンパク質マーカーであればプロテオミクスによ

表2　医薬品と食品の特徴—原則論

項　目	医薬品	食品
物性		
成分化学	純粋	複合[*1]
成分由来	非天然	天然[*2]
製品構造	均質系	不均質
成分間反応	僅少	多大[*3]
摂取		
対象	病気	健康・嗜好[*4]
時期	特定時	日常
期間	限定	恒久
量	微量	多大
体内挙動		
味覚	無関係	重要
吸収	容易	多様
滞留	短期	多様
標的	特定部位	不特定部位
効能/効果	速効	徐効
副作用	多少	僅少[*5]
代謝産物	明確	不明確
成分間相互作用	多少	多大[*6]
個人差	有	有[*7]

*1　数百数千種類の混合系
*2　食経験のある天然物
*3　とくに発酵・加熱加工の場合
*4　機能性食品の場合はこれに病気リスク軽減が加わる
*5　安全性が第一条件
*6　相乗・相殺効果として発現
*7　栄養スニップスに起因

第 7 章　ニュートリゲノミクスと機能性食品

り，DNA マーカーであればトランスクリプトミクスにより（確認のために特定の mRNA の発現をしらべる RT-PCR の併用によって）計測することができる．

　従来，ごく普通に利用されるバイオマーカーはメタボライトとタンパク質（とくに酵素，ホルモン，サイトカインなど）である．このことは，私たちが受ける血液検査の項目（blood biochemistry）からもわかる．有名な GOT と GPT（現在ではそれぞれ AST と ALT）は肝機能の良悪を推定するタンパク質マーカーである．他にもいろいろなマーカーが知られている．事実，これらのマーカーの変動は健常状態から病態またはその兆候への好ましくないシフト，あるいは逆方向への好ましいシフトをほぼ忠実に反映している．しかし，多くの場合，それは因果関係を指摘するのではなく，単に相関関係を示唆するのに過ぎないのである．

　一般に，マーカーというのはそれが 1 つの事象の原因である場合と結果である場合に分けられる．ところが，こうした因果関係をメタボロミクスやプロテオミクスはほとんど教えてくれない．この両者は，実用的にはきわめて重要であり，利用価値は非常に高い半面，起きた事柄の"なぜ・なぜならば"（why-because）の理解を求める基礎科学としては不十分である．これを補完するものこそ，生命事象の根源を取り扱うトランスクリプトミクスなのである．トランスクリプトミクス（T）とプロテオミクス（P）とメタボロミクス（M）は必ず連動するので，3 者を包括して取り扱うのがニュートリゲノミクスの新しい方向で，これは基礎科学と応用科学のニーズを同時に満たす．

　T・P・M 連動を詳しく解析することにより，システム生物学（systems biology）という新しい基礎科学が拓かれる．これは，先端生物学のあらゆる手法を用いてデータの統合により，生体の生物学的表現型（現象）の全体を包括する科学である．最初に発表されたのは，ある種の酵母の細胞内で進行する多様な代謝の全経路の体系化（systematization）を行った論文であった[5]．これが最近，身体の特定部位の病態を系統的に解析したり，ある食品を摂取した際の特定器官の健常性を包括的に検証したりする研究へと発展してきた（図 2）．こうした研究のツールボックスこそトランスクリプトミクス，プロテオミクス，メタボロミクスであり，機能性食品の効能効果を体系的に解析するのに不可欠なのは，オミクスを基盤とするニュートリゲノミクスなのである．

　システム生物学によって特定組織（例えば血液とくに白血球）での全代謝経路を包括的に解析すると，そこには何らかの個人（個体）差があることに気付くであろう．一般に，個人差というと，同じ薬を同じように摂取しても効く人もあれば効かない人もあるという表現型（現象）として観察されるが，その起因を分子レベルにまで掘り下げてしらべると，遺伝子 DNA のわずかな変異であることがわかってきた．

　同一種類の遺伝子でも，その塩基配列の一ヵ所に変異が起これば複数の型の変異体が生じる．

211

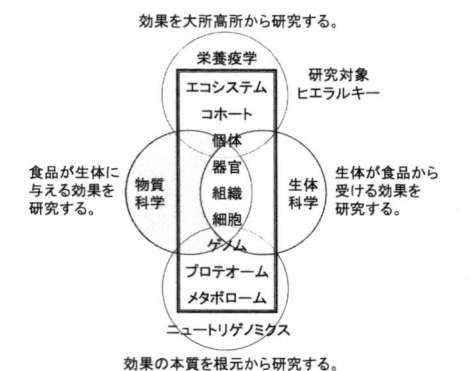

図2　食品研究の多角的方法論

これを一塩基多型（single nucleotide polymorphism）といいSNP（"スニップ"と発音）と略記する。例えば，唐辛子の辛味成分カプサイシンの摂取によって分泌されるカテコールアミンを受容するβ3アドレナリン・レセプターには，3つのSNP（c/c, t/c, t/t）があって，発現するタンパク質はカテコールアミンを受容できない変異体（W64R）であるため，脂肪酸のβ酸化を誘導できず，肥満予防の効果もない[6]。こうしたSNP解析にもニュートリゲノミクスは利用され始めている。

個人差を考慮した栄養を"個"の栄養（personalized nutrition）という。狭義の栄養に限らない。欧米では，前述したように，機能性食品科学を栄養学の新領域と考えているので，上述の香辛料成分をはじめ，ポリフェノール，カロテノイド，テルペノイド，リグナンといった非栄養性の機能性食品因子（表1）の効能効果に関する個人差は，きわめて関心の高い研究対象である。

こうした研究から，近い将来，個人別の食品（日本でしばしば言うところのテーラーメード食品）が必ず登場してくると思う。第三世代の機能性食品科学への道は着実に広がりつつある。

はじめに述べたように"nutrigenomics"という言葉は欧州で生まれた。2002年のことである。現在，オランダのワーゲニンゲン大学に本部を置く"The European Nutrigenomics Organisation"（NuGO）（Prof. Ommen主宰）が設立されている。2004年には，アメリカのカリフォルニア大学デービス校に本部を置く"Nutritional Genomics Center of Excellence"（Prof. Bruice German主宰）が発足した。両者とも産・官・学の連携により，しかも多額の資金の支援を受け，活発な動きを見せている[7]。

わが国では2002年，京都府立医科大学の吉川敏一教授を役員とし，筆者の一人荒井と名古屋大学の大澤俊彦教授を顧問とするベンチャー企業㈱バイオマーカーサイエンスが設立され，プロテオミクスを中心に活動を開始した。同年，東京大学に筆者の一人（阿部）を窓口としてILSI

第7章 ニュートリゲノミクスと機能性食品

Japan 寄附講座「機能性食品ゲノミクス」(担当：松本一朗助教授) が開設され，トランスクリプトミクスを中心に研究を進捗させている。これは，32社の食品企業の共同出資によるもので，各社から研究者・技術者が参集し，大学スタッフと融合して研究を行っている。コンソシアム型の産学連携のモデルともいえるこの活動がニュートリゲノミクスを共通項として進められていることに大きな意義を感じる[8]。設立から2年半を経た本年6月，「産学連携による機能性食品科学とニュートリゲノミクスの展開」と題する研究報告会を公開の場で行い，成功裡に終始したことを付記する。

文　献

1) 機能性食品の解析と分子設計（文部省科学研究費重点領域研究）成果報告書：監修・荒井綜一 (1995)
2) D. Swinbanks and O'Brien: *Nature*, **346**, 180 (1993)
3) M. B. Roberfroid: *Brit. J. Nutr.*, **88**, S133-138 (2002)
4) M. Müller and S. Kersten: *Nature Reviews*, **4**, 315-322 (2003)
5) D. Hanahan and R. A. Weinberg: *Cell*, **100**, 57-700 (2000)
6) Y. Kagawa, Y. Yanagisawa, and K. Hasegawa: *Biochem. Biophys. Res. Commun.*, **295**, 207-222 (2002)
7) 荒井綜一：*Techno-Innovation* (No. 59 STAFF), **16**, 23-27 (2006)
8) K. Abe, *Science & Technology in Japan*, No98, 26-27 (2006)

2 食品機能のDNAマイクロアレイ解析の具体例

加藤久典[*]

2.1 ニュートリゲノミクスデータベース

　ニュートリゲノミクスに関連するDNAチップの利用例は急速に増えている。多くの研究例が蓄積し，論文となって報告されているものも近年多くなった[1, 2]。この分野が効率的に発展する上で，既存のマイクロアレイ解析のデータを有効に利用できることが重要であると考えた。例えば，それぞれの研究で得られたマイクロアレイ解析のデータを他の研究者が相互利用すること，ニュートリゲノミクスの文献情報を簡単に引き出してデータを比較検討することなどを可能にする必要があると思われた。そこで筆者らは，ニュートリゲノミクスデータベースを作成し，文献情報およびアレイデータの蓄積を図っている（http://park.itc.u-tokyo.ac.jp/ayo/ngdb（図1））[3]。マイクロアレイデータを登録，取得できる公共のデータベースとして，米国NCBIのGEO（Gene Expression Omnibus）[4]やヨーロッパEBIのArrayExpress[5]，DDBJのCIBEX[6]などがある。しかしこれらは食品や栄養に関するデータはごくわずかしか登録されておらず，さらにこうした

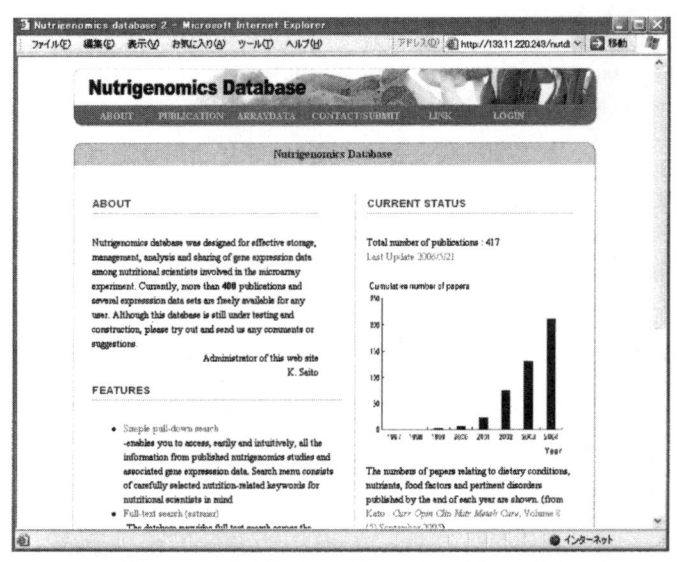

図1　ニュートリゲノミクスデータベースのトップ画面

---

[*] Hisanori Kato　東京大学　大学院農学生命科学研究科　応用生命化学専攻
　　栄養化学研究室　助教授

第7章 ニュートリゲノミクスと機能性食品

分野の情報に絞って利用したい場合には便利なものとは言えない。本ニュートリゲノミクスデータベースは，この分野における研究者の共通の資産として自由にかつ簡便に利用できるものを目指している。

トップページには，Publication, ArrayData, Links, Login といった項目が表示される。Publication からは，既に公開されているニュートリゲノミクス関連の論文を見ることができる（2006年現在400件余り）。以下の項目から自分の求める文献を探すようになっている。すなわち，使っている動物種，解析対象の組織あるいは細胞，発行年，食品成分の種類の何れかについて，興味のあるものをプルダウンメニューから選ぶと，対象となる論文の一覧が表示される。各論文は PubMed へのリンクアウトがついているほか，オープンアクセスの雑誌の論文の場合はフルテキストへのリンクもつけてある。さらに，上記 GEO にデータがあるものについては，そのデータへリンクがされている。一方，本データベースの便利な機能として，Full Text Search がある。主な使い方は2通り考えられる。ある食品成分名が含まれるニュートリゲノミクス分野の論文を探したい場合，polyphenol などと入力すれば，論文中にその語が含まれる論文の書誌情報が得られる。例えば，ageing をキーワードとして入力すると，30件近い論文がヒットし（2006年現在），エイジングを視野に入れたニュートリゲノミクスの論文が既に多く出ていることがわかる。別な使い方として，ある遺伝子に注目して，その遺伝子の発現を変化させるような成分を知りたい場合，遺伝子名を入力すればその遺伝子について本文中で触れている論文を知ることができる。

マイクロアレイの生のデータも一部登録されていて，ARRAY DATA VIEWER の機能を使うと，ある遺伝子群について，その発現の増減を様々な実験について横断的に眺めることができる。対象の遺伝子は ID で選択するか Pathway 毎に選ぶことができる。しかし今のところ本データベース独自の Raw Data（特に Guest としてログインした場合にも閲覧できるデータ）は非常に少ないので，今後各方面に広く呼びかけてデータの蓄積を図る予定である。特に，実験動物の状態（月齢や性別，摂食量，摂食後の時間など）の違いによる各組織における基本的な発現プロファイルを多く集めて，リファレンスデータとしての利用を推進できれば有益なものとなると考える。さらに，各種疾患初期の遺伝子発現の変化，酸化ストレスや肥満などに伴う発現プロファイルの動きなども同時に取り込むことで，食品成分がこれらを改善・予防する効果を探る際の基礎データとして活用できるはずである。

2.2 摂取タンパク質の効果の検討の例

トランスクリプトミクス解析のひとつの実例として，摂取タンパク質の機能およびタンパク質栄養が生体に及ぼす影響を調べた筆者らの研究を紹介する[7]。約6週齢の Wistar 系雄ラットを

用い,以下の食餌を一週間摂取させた。対照群にはカゼインを12%含む食餌を与え,他の2群に小麦グルテンを12%含む食餌,あるいはタンパク質を含まない食餌を摂取させた。グルテンはリジンやスレオニンが制限アミノ酸となっており,これによる影響を解析することを目的としたが,一方グルテンが持つその他の性質による固有の機能を探るという目的でも使用した。無タンパク質食は,タンパク質摂取量の影響に関して極端なモデルとして用いた。肝臓を採取し,GeneChip (Rat Genome U34A Array, Affymetrix) による発現比較を行った。8,000余りのプローブのうち,12%カゼイン食と比較して,2倍以上発現が変化した遺伝子は,グルテン食で111個,無タンパク質食で281個であった。これらを遺伝子の機能別に分類して,その数をまとめたのが表1である。これまでにタンパク質栄養に応答することが知られていた遺伝子,あるいは筆者らのグループで応答することを既に見出していた遺伝子が多く含まれており,これまでの結果を再現することができた。例えば,動物の成長制御において主要な役割を担うインスリン様成長因子1 (IGF-1) の遺伝子発現はグルテンや無タンパク質食で低下し,IGF-1の活性を制御するIGF結合タンパク質 (IGFBP-1) の遺伝子[8]は顕著に誘導されていた。また,I型およびIII型のコラーゲン遺伝子が顕著に発現低下しており,これらは食餌タンパク質に応答しやすい遺伝子であること[9]が確認された。一方これまでにタンパク質栄養に応答することが知られていなかった

表1 グルテン食および無タンパク質食で発現が変化した遺伝子の数(機能分類別)[7]

機 能[*1]	無タンパク質食		12%グルテン食	
	Up[*2]	Down[*2]	Up[*2]	Down[*2]
Growth factors	3	5	3	3
Receptors and signal transduction	4	25	3	3
Energy metabolism	5	10	3	6
Transport and binding proteins	6	19	2	6
Gene expression control	5	16	5	6
Stress responses	1	3	3	2
Cholesterol metabolism	0	11	15	0
Lipid metabolism	3	8	0	6
Metabolism of xenobiotics	6	5	2	2
Amino acid metabolism	7	13	3	0
Biologic oxidation	8	7	3	0
Inflammatory responses	0	2	0	0
Cell cycle	0	6	0	2
Cell structure	0	3	2	0
Ribosomal proteins	11	0	0	0
Unassigned	38	51	17	14
Total	97	184	61	50

*1 各遺伝子産物の機能別に便宜的に分類した。
*2 無タンパク質食および12%グルテン食において,12%カゼイン食と比べて2倍以上発現が増加あるいは減少した遺伝子をそれぞれ示す。

第7章 ニュートリゲノミクスと機能性食品

遺伝子についても,様々な変化が認められ,食事タンパク質による複雑な遺伝子制御ネットワークが機能していると考えられた。特に,各種の転写制御タンパク質や翻訳制御タンパク質が変化していることも明らかになった。転写制御因子としては,コレステロール恒常性に関わっているとされるSHP,多くの転写因子と相互作用することが知られるIdタンパク質遺伝子などが顕著な変動を示した。また,タンパク質の翻訳を抑制する因子である4EBP-1やHsp27の発現がグルテンや無タンパク質食で増加していたことは,タンパク質栄養の悪化によるタンパク質合成抑制の機構のひとつとなっていると考えられた。

本解析で明らかになった例として,グルテン食摂取によりコレステロールの合成に関与する多くの遺伝子が増加していたが,一方でコレステロール処理の律速酵素CYP7A1の遺伝子発現も増加していた。この際,血中の総コレステロールは低下しており,また糞中への胆汁酸排泄が増加していることもわかったので,コレステロール代謝の回転速度が全体に増加し,全体としては血中コレステロールの低下につながっていると結論された。これは既に報告されている結果とも一致するものであった[10]。このように,コレステロール代謝経路の遺伝子は,食餌タンパク質の影響を非常に受けやすいことが明らかとなった。

図2には,コレステロール合成と代謝関連の遺伝子についてGeneChipの結果を他の方法で確

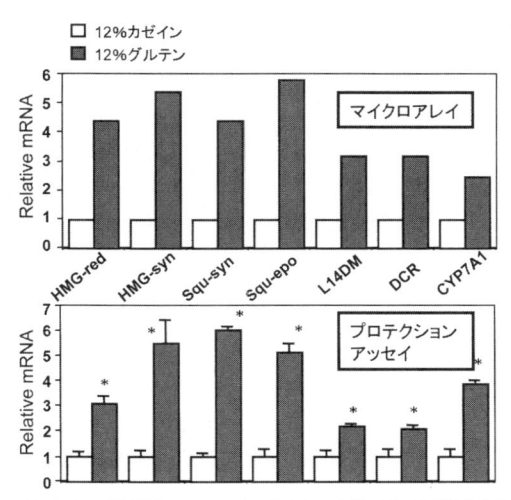

図2　マイクロアレイ解析とRNaseプロテクション法での発現変化倍率の比較[7]
コレステロール関連の7種の遺伝子について,グルテン食による増加倍率を示した。上段がマイクロアレイ,下段がRNaseプロテクション法のもの。左からHMG-CoA reductase, HMG-CoA synthase, squalene synthetase, squalene epoxidase, lanosterol 14-demethylase, dehydrocholesterol reductase (以上合成系), cholesterol 7-a hydroxylase (異化系)。

認した実験例を示す。定量性が特に優れているといわれるRNaseプロテクション法を用いて，個体ごとに分析を行い，平均を求めた。グルテン食による発現量の増加の倍率を両手法において比較したところ，よく一致した傾向を示し，アレイの信頼性は十分であると判断した。

筋肉においては，肝臓に比べると食事タンパク質に応答する遺伝子の数は少なかった。この場合も，コレステロール代謝に関連する遺伝子の発現変化が見られた。さらに成長因子関連遺伝子，糖代謝関連遺伝子，アミノ酸代謝関連遺伝子など，多くの興味深い応答が明らかとなった。これらも上記のRNaseプロテクション法による確認ができた。

食餌タンパク質の機能に関連したDNAマイクロアレイ解析の例はまだ少ないが，今後様々なタンパク質の機能性がこの手法で解明されていくことが期待される。

2.3　食品機能解析の様々な例

上述のように，DNAマイクロアレイ法による食品の機能性解析が行われた例は非常に多くなっているが，そのうちの一部について，簡単に紹介したい。いずれかの成果について興味を持たれた場合は，その詳細を上記データベースの文献情報から参照していただけると幸いである。

DNAマイクロアレイによる機能性評価は，アレイ解析によって既知の機能性に対してそのメカニズムを探る場合と，未知の機能性の発見を指向する場合とに分けられる。DNAマイクロアレイ法の特長はその網羅性であり，ひとつの食品成分に対して様々な機能性が見出されることは少なくない。しかし以下では敢えて各食品や食品成分に見出される代表的な効果の別に分類してみる。

抗肥満効果や脂質代謝改善効果に関しては，大豆タンパク質[11]，カカオ[12]，ヒドロキシクエン酸（ガルシニア）[13]，DHA[14]，アルギニン[15]などでマイクロアレイ解析の報告がある。なお筆者らは，リンゴポリフェノールの抗肥満作用の機構について，ラットにおいて解析し，脂肪酸合成酵素，分解酵素の遺伝子発現の変化を見出している[16]。抗ガン作用関連の論文は多く，DHA[17]，大豆タンパク質[18]，ゲニステイン（大豆イソフラボン）[19]，プロポリス[20]，ECGCなどの緑茶成分[21〜23]，ハーブ（オウレン）[24]，ニンニクエキス[25]，クルクミン[26]，レスベラトロール[27]などで評価例がある。特に抗酸化作用に注目したものとしては，プロアントシアニジン[28]，コエンザイムQ10[29]などの報告がある。脳機能や神経保護作用に着目しているものとして，イチョウエキス等[30,31]の効果が調べられている。その他，セサミンによる肝機能維持[32]，プロバイオティクスによる消化管粘膜機能維持[33]，ゲニステインによる骨代謝調節[34]などに関して，DNAマイクロアレイによりその機構が明らかにされ，報告されてきた。これらの解析においては，各機能成分の既知の効果を裏付けるような遺伝子レベルの応答を見出したり，予想されていなかった作用による効果発現機構が明らかになったりしている。

第7章 ニュートリゲノミクスと機能性食品

　以上の解析では，既に何らかの効果が知られている成分についての検討が多かったが，今後は新しい成分のスクリーニングにも DNA マイクロアレイ法が用いられていくと予想される。それを効率よく進めるためには，特定の機能をターゲットとした安価なカスタムアレイの利用や，検出系の改良などによる多サンプル同時解析系の開発などが有用であろう。

2.4　食品の安全性評価への応用の試み

　DNA マイクロアレイ解析は食品の機能性の解析に限らず食品の他の側面への利用も期待できる。例えば食品の安全性の分野への適用が考えられる[3, 35]。食品中の微生物の検出，遺伝子組換え食品の検出や安全性評価，アレルゲンの同定や検出，重金属などの毒性成分の影響の評価，新規機能性食品の安全性評価，各種成分の適正摂取量の設定，食品の保存や加工に伴う有害因子生成の解析などといった分野が挙げられる。

　安全性と機能性の両者に関わる解析例として，Kumakura ら[36]は，40℃で保管して劣化させたローヤルゼリーについて，新鮮なものと比較してマウス肝臓の遺伝子発現レベルでどのような違いがあるかを調べている。また，新規の食品素材の安全性をマイクロアレイ解析で評価した例として，筆者らは低アレルゲン化処理した小麦粉をラットに摂取させ，肝臓や小腸における遺伝子発現プロファイルを調べ，この食品が安全であることを再確認するデータを得ている[37]。その他，食品に含まれる様々な毒性成分が生体に及ぼす影響を調べた例として，カドミウム，アクリルアミド等に関する解析がある（上記データベース参照）。食品の安全性分野における DNA マイクロアレイ技術の応用例はまだそれほど多くないが，これらの解析例は安全性分野においてもこの技術が有効に利用できることを示すものといえ，今後の発展が期待される。

文　　献

1) 加藤久典，食品と技術，**404**, 1 (2005)
2) H. Kato *et al.*, *Curr. Opin. Clin. Nutr. Metab. Care*, **8**, 516 (2005)
3) K. Saito *et al.*, *Brit. J. Nutr.*, **94**, 493 (2005)
4) http://www.ncbi.nlm.nih.gov/geo/
5) http://www.ebi.ac.uk/arrayexpress/
6) http://cibex.nig.ac.jp/index.jsp
7) Y. Endo *et al.*, *J. Nutr.*, **132**, 3632 (2002)
8) A. Takenaka *et al.*, *Br. J. Nutr.*, **69**, 73 (1993)

9) Y. Oishi et al., *Biosci. Biotechnol. Biochem.*, **66**, 117 (2002)
10) M. Bassat et al., *Br. J. Nutr.*, **53**, (1985)
11) N. Tachibana et al., *J. Agric. Food Chem.*, **53**, 4253 (2005)
12) N. Matsui et al., *Nutrition*, **21**, 594 (2005)
13) S. Roy et al., *Gene Expr.*, **11**, 251 (2004)
14) J.A. Kramer et al., *J. Nutr.*, **133**, 57 (2003)
15) W.J. Fu et al., *J. Nutr.*, **135**, 714 (2005)
16) 佐見学ほか：2005年度日本農芸化学会大会講演要旨集，pp.417 (2005)
17) B.A. Narayanan et al., *Int. J. Oncol.*, **19**, 1255 (2001)
18) T.M. Badger et al., *J. Am. Coll. Nutr.*, **24**, 146S (2005)
19) W.F. Chen et al., *Biochim. Biophys. Acta*, **1638**, 187 (2003)
20) S. Mishima et al., *J. Ethnopharmacol.*, **99**, 5 (2005)
21) V.M. Adhami et al., *J. Nutr.*, **133**, 2417S (2003)
22) W.S. Ahn et al., *DNA Cell Biol.*, **22**, 217 (2003)
23) R. Vittal et al., *Mol. Cancer Ther.*, **3**, 1091 (2004)
24) N. Iizuka et al., *Int. J. Cancer*, **107**, 666 (2003)
25) D.J. Frantz et al., *Nutr. Cancer*, **38**, 255 (2000)
26) C. Ramachandran et al., *Anticancer Res.*, **25**, 3293 (2005)
27) S.B. Jones et al., *Cancer Epidemiol. Biomarkers Prev.*, **14**, 596 (2005)
28) D. Bagchi et al., *Mutat. Res.*, **523-524**, 87 (2003)
29) A.W. Linnane et al., *Free Radic. Res.*, **36**, 445 (2002)
30) J.V. Smith et al., *Cell. Mol. Biol. (Noisy-le-grand)*, **48**, 699 (2002)
31) S. Rho et al., *Biol. Pharm. Bull.*, **28**, 87 (2005)
32) N. Tsuruoka et al., *Biosci. Biotechnol. Biochem.*, **69**, 179 (2005)
33) S. Di Caro et al., *Dig. Liver Dis.*, **37**, 320 (2005)
34) J.E. Pie et al., *J. Nutr. Biochem.*, **17**, 157 (2005)
35) S. Roy et al., *Toxicology*, **221**, 128 (2006)
36) M. Kamakura et al., *J. Nutr. Sci. Vitaminol.*, **51**, 148 (2005)
37) S. Narasaka et al., *Biosci. Biotechnol. Biochem.*, **70**, 1464 (2006)

第8章　疾病リスク低減と機能性食品

清水俊雄＊

1　食品の疾病のリスク低減とは

　食品が持つ疾病のリスク低減の効果に関しての総合的な研究開発は，1984年の文部省（現文部科学省）の特定研究として発足した機能性食品プロジェクトにおいて開始され，日本が世界に先駆けて取り組んだ分野である。食品の機能として従来から研究が行われていた栄養機能（生きて行く上で必須である栄養素やカロリーを供給する機能），感覚機能（味・香りなどの感覚に関わり美味しいと感じさせる機能）に加えて，第3番目の機能として挙げた体調調節機能の中に疾病の予防が含まれている。「疾病の予防」と「疾病のリスク低減」の違いは，法律上は「疾病の予防」は薬事法に基づく医薬的な表示となり，「疾病リスク低減」は健康増進法に基づく食品に許される表示である。一般には「予防」とは，疾病にならないように防ぐことであり，「疾病のリスク低減」は疾病になる可能性が減少することであると捉えることができるが，実際の研究開発および消費者が実用上の使用する上において，本質的な差異を明確に定義することは困難である。後述するコーデックス委員会の国際基準を作成する会議においても，「疾病の予防」と「疾病のリスク低減」の差異についても議論があったが，全員が納得できる明確な結論には達しなかった。

　食品の国際基準を作成するコーデックス委員会において，疾病のリスク低減は食品の強調表示として2004年に採択された[1]。この基準による疾病のリスク低減強調表示とは，「食生活全体を踏まえて，食品あるいはその成分の摂取と，疾病及び健康に関する状態の進行（発症）に関するリスクの低減との関係を示す表示であり，リスクの低減とは，疾病または健康の悪化の主なリスクを有意に改善することである。疾病には複数のリスク要因があり，そのうちの一つだけの改善では実際の効果がないこともあるため，リスク低減表示を記載するに当たっては，適切な言葉で考慮すべき他のリスク要因にも言及して，消費者が疾病予防の表示と明確に誤認しないようにしなければならない」と定められている。

　コーデックス委員会の基準が採択されたことを契機に，日本では2005年2月に厚生労働省の省令改正[2]が行われ，特定保健用食品の制度の中に疾病のリスク低減の表示制度が新たに設けら

＊　Toshio Shimizu　名古屋文理大学　健康生活学部　教授

れることになり，関与成分の疾病リスク低減効果が国内外において医学的・栄養学的に確立されている場合，特定保健用食品の許可において表示を認めることになった。現時点において許可対象として認める候補としては，「カルシウムと骨粗鬆症」と「葉酸と神経管閉鎖障害」の2つである。これら2つ以外の表示として許可されるには原則として，複数の研究論文からなるメタアナリシスの論文があり，日本人の疾病の罹患状況に照らして必要性があることが求められ，十分な科学的根拠を揃えた申請があった場合に，専門家による審査を行って許可することになる。

2 「疾病のリスク低減」の科学的評価法

2.1 アメリカ合衆国

アメリカ合衆国では1990年に定められた栄養表示・教育法（NLEA）により，連邦食品医薬局（FDA）が科学的に立証されていると認めた食品成分については疾病のリスク低減との関係を表示できることが制度化され，FDAが収集したデータを評価して，科学的根拠を十分に満たしているヘルスクレームを公表している（表1参照）。アメリカ合衆国のNLEAで用いられるヘルスクレームは食品成分に関する疾病リスク低減表示であり，身体の構造機能に影響を及ぼす高度機能表示（コーデックス委員会では「その他の健康表示」）をも含めてヘルスクレームと定義するコーデックス委員会やヨーロッパとは異なる。

FDAが定めるヘルスクレーム（疾病リスク低減表示）の評価の基準が明確でないことその基準を満たしていない全ての表示を禁止することは表現の自由に反しているとの訴えを受けて，1999年に基準の定義に関する産業界向け指針[3]を発表して，疾病のリスク低減を評価する上での科学的根拠の基準を明らかにするとともに，科学的根拠を評価して，科学的根拠のレベルに応

表1　栄養表示教育法（NLEA）に基づく疾病リスク低減表示

①カルシウムと骨粗鬆症
②ナトリウムと高血圧症
③脂肪と癌
④飽和脂肪・コレステロールと冠状動脈性心疾患
⑤繊維を含む穀物・果物・野菜と癌
⑥繊維（特に可溶性繊維）を含む穀物・果物・野菜と冠状動脈性心疾患
⑦果物・野菜（脂肪が低く，VA，VC，繊維を一つ以上含む）と癌
⑧葉酸と神経管欠損症
⑨全粒のオーツ麦（エン麦）の可溶性繊維と冠状動脈性心疾患
⑩サイリウム（オオバコ）の可溶性繊維と冠状動脈性心疾患
⑪糖アルコール含有ガムと虫歯
⑫大豆蛋白と心臓病
⑬植物ステロールまたはスタノールエステルと冠状動脈性心疾患

第8章 疾病リスク低減と機能性食品

じた条件文を付ける条件付きヘルスクレーム（Qualified Health Claim）の制度を設置した。2003年に発表された科学的有効性に基づいた指針によれば[4]疾病のリスク低減を評価する具体的なシステムは下記の通りである。

　疾病のリスク低減表示が格付けされる科学的根拠を評価する具体的な手法として，試験デザイン，試験の質，科学的根拠の強さが3つの主要なチェックポイントとなる。まず，試験デザインは表2に示す通りヒト試験を4つに分類する。無作為割付介入試験が最上級のタイプ1に位置づけられ，タイプ2の前向きコホート研究，タイプ3の過去の試験を対照とする試験と非無作為割付介入試験，タイプ4が断面研究と一連の患者報告である。メタアナリシスは従来のヒト試験の論文を総合的に評価する手法であるが，その評価の手法が確立しておらず，評価実施者により判定基準が異なることがあるとの理由で，メタアナリシスとしての研究論文は評価の対象とせず，FDAが自ら全て原著に当たって総合的な評価を実施することになっている。

　研究の質による格付けは，試験の対象患者の選定または除外基準，バイアス削除法，データ収集法，統計的解析法などが評価される。エビデンスの強度の格付けは，被験者数，試験の実施回数，試験間の整合性，アメリカ合衆国における疾病のリスク低減に関する全国民への関連性について収集した一連のエビデンスを評価し，科学的根拠のレベルを格付けする（表3）。

　試験デザイン，科学的証拠の質及び強度それぞれに評価されたレベルを総合的に評価して図1

表2　ヒト試験デザインの4タイプ

試験タイプ	デザインの内容
タイプ1	無作為割付介入試験
タイプ2	前向きコホート研究
タイプ3	過去の試験を対照（Historical Control）とする試験 非無作為割付介入試験
タイプ4	断面研究 一連の患者報告

表3　科学的根拠の評価に基づく序列システム

	試験デザイン	試験の質	科学的根拠の強さ		
			試験の数	整合性	関連性
A	Type1,2	＋	＊＊＊	＊＊＊	＊＊＊
B	Type3以上	0〜＋	＊＊〜	＊＊〜	＊＊〜
C	Type3	0〜＋	＊〜＊＊	＊〜＊＊	＊〜＊＊
D	Type3	－	＊	＊	＊

バイアスの＋：殆どなし，－：有り
＊，＊＊，＊＊＊：の数が多いほどレベルが高い

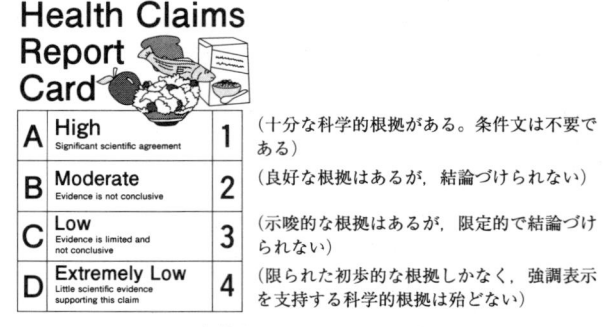

A	High (Significant scientific agreement)	1 (十分な科学的根拠がある。条件文は不要である)
B	Moderate (Evidence is not conclusive)	2 (良好な根拠はあるが，結論づけられない)
C	Low (Evidence is limited and not conclusive)	3 (示唆的な根拠はあるが，限定的で結論づけられない)
D	Extremely Low (Little scientific evidence supporting this claim)	4 (限られた初歩的な根拠しかなく，強調表示を支持する科学的根拠は殆どない)

図1　条件付きヘルスクレームの表示例

のような4段階に分類される。

　A．高（High）：明確な科学的根拠に基づいている。健康強調表示に明確な科学的根拠があるもので，条件文は必要でない。例「カルシウムは骨粗鬆症の危険性を低減する」
　B．中（Moderate）：良好な根拠はあるが完全には確定されていない。
　C．低（Low）：根拠はあるが限られたもので確定されていない。
　D．最低（Extremely Low）：強調表示を支持する科学的根拠は殆どない。

　最高段階である"A"は明確な科学的根拠に基づいていて，これには条件文が必要でない表示となる。この例としては，「カルシウムは骨粗鬆症のリスクを低減する」が挙げられている。ランクBからDは条件付のヘルスクレームであり，消費者の誤解を招かないように，「根拠はあるが限られたもので確定されていない」などの条件文が付け加えられる。

　FDAはすべての条件付ヘルスクレームを，食品に表示される前に評価することになり，この過程で入手可能な科学的根拠についての総合的評価と，必要に応じてFDA以外の専門家スタッフによる詳細な評価が行われるものとされている。FDAはこの指針を基に，2003年9月より施行され，条件つきヘルスクレームの評価を進めており，その結果が順次発表されている。

2.2　欧州連合

　欧州連合（EU）は機能性食品を科学的に調査し，EUにおける基本的なコンセプトを提案することを目的にFUFOSEプロジェクト（The European Commission Concerted Action on Functional Foods Science in Europe）を1996年に設置した。適切なマーカーを選んで食品やその成分の身体への機能を立証できれば，食品成分の機能の科学的根拠が得られたことになり，直

第8章 疾病リスク低減と機能性食品

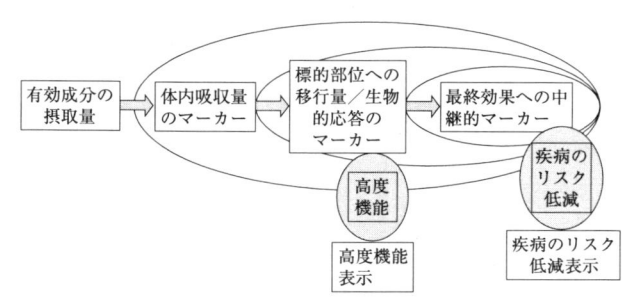

図2 マーカーと疾病リスク低減表示

接健康に関する表示をすることが可能となる，との考えをまとめている[5]。その概念は図2に示されており，摂取した有効成分が体内に吸収され，目標とする部位に到達し，更に機能を有する代謝物に変換されたマーカーを定量して有効量に達していれば，その表示は高度機能表示となり，更に最終のマーカーを定量して有効性が確認できれば疾病のリスク低減表示が可能となる。高度機能表示と疾病リスク低減表示の名称は2004年に採択されたコーデックス委員会の健康表示の初期の提案に生かされている。

更に，EUはPASSCLAIM（Process for the Assessment of Scientific Support for Claims on Food）プロジェクトを立ち上げ，2001年から2005年までの4年間，機能性食品の科学的根拠に基づく評価法の調査とその評価法と健康表示に関する検討を行なった。機能性食品の制度と評価に関する基本的なコンセンサスは下記の通りである。

① 入手可能な全ての試験結果・情報について科学的に検証すること。
② 健康機能表示には，Generic Claim（一般的表示：学術文献や国または世界の保健機構／科学専門委員会で一般に受け入れられている事実に基づく表示）とProduct Specific Claim（個別評価の表示：食品または食品成分毎にそれぞれの効果を科学的事実に基づいて証明するがある表示）を区別して評価すること。
③ Product Specific Claimについては，ヒト介入試験が必要であること。
④ バイオマーカーの種類により高度機能表示と疾病のリスク低減表示に分類される。

本プロジェクトは，基準原則に関するコンセンサスの作成とともに，下記7つの健康機能に関する評価法とバイオマーカーを実用化するための共通基準をつくるワーキンググループを設置し，調査・討議が行われた結果，3つの報告書[6〜8]が出版された。各ワーキンググループの結論をまとめて下記に記載する。

① 食事が関与する心血管疾患
　食事が関与した高血圧とLDLコレステロールの変化に対しては，高度機能表示と疾病の

リスク低減との関係は確立しているため科学的実証が可能であると考えられる。現状では，HDL コレステロール，空腹時トリグリセリド，および血漿ホモシステイン値は高脂血症などのリスク低減の表示と定量的な相関が期待されており，血液凝固および酸化傷害に関しては，健康表示と相関するマーカーの開発が必要である。

② 骨の健康と骨粗鬆症

骨粗鬆症に関しては，骨中のカルシウム含量の尺度である骨密度（BMD）が広い年齢層の男女の骨強度に関連した高度機能表示と疾病リスクの低減の両方のマーカーとなる。骨折リスクの高い国の 50 歳以上の人では，BMD が骨折のリスク低減表示のリスクマーカーとなる。

③ 運動能力とフィットネス

筋力，エネルギー代謝，摂食量，消化管機能の試験が健康表示の根拠として信頼性および妥当性が概ね良好であり，表示の根拠となりうる。

④ 体重調節，インスリン感受性，糖尿病リスク

体重調節は体脂肪の蓄積が指標となり，体脂肪の調節に関与する多くの機能も測定可能である。糖尿病を中心とするメタボリック症候群はインスリン感受性やそれに関連する脂肪毒性，体脂肪組成，酸化ストレス，炎症，および血管機能が高度機能表示および疾病リスク低減の科学的評価マーカーの候補となる。

⑤ 食事に関連する癌

悪性ヒト腫瘍における真のエンドポイントは表示の根拠として測定できるものはなく，現状ではヒトでのポリープ再発が疾病リスク低減表示の根拠となりうる唯一の可能性あるマーカーであるが，ポリープの発症に引き続いてがんに必ずしも進行するわけではない。

⑥ 精神状態と行動

気分，喚起（賦活，覚醒，注意，睡眠を含む），動機づけと努力，認知，記憶，および知性などの脳機能の改善に関しては適切なテストで直接評価できることが多く，いくつか高度機能表示，疾病リスク低減に繋がる精神機能に関係する表示を実証する有効な科学的手段が確立しつつある。

⑦ 腸管の健康と免疫

胃腸に関するマーカーである吸収と分泌，排泄習慣と通過時間，腸内菌叢，胃内容物排出と運動性などの評価法は，個人差があるため解釈は複雑である。免疫系も定量的に判定するのが難しく，免疫機能を明らかにできる単一の測定法はなかったが，複数のマーカーを組み合わせて測定することにより高度機能および疾病リスク低減効果の評価が可能となる。

3 疾病リスク低減と食品成分

　1984年に開始された機能性食品の特定研究プロジェクトを契機に，健康機能に関する研究が進み，機能を有する食品成分が多く報告されるようになった。しかし，それらの報告は，*in vitro*試験，動物試験が多く，これらの試験は作用メカニズムに関する知見を得るため，または有効成分を見出すスクリーニングを実施するためには有用であるが，最終的には消化，吸収，代謝，体内動態が異なるため，ヒトでの効果を確認する試験が必要である。更に，疾病リスク低減においては構造機能に関する機能の有効性評価以上にヒト試験がより重要となる。

　また，ヒト試験であっても，試験の対象者が人種，民族，性別，年齢などがそれぞれの試験で異なっており，ひとつの試験結果で有効性の科学的根拠が実証されたとはいえず，ひとつの研究報告により効果が確認された機能がその後の研究により否定される例も少なくない。そのため，今までに公表された研究論文を総合的に解析して，判定する必要がある。過去に行われた複数の研究結果を統合して解析する手法がメタアナリシスである。疾病のリスク低減効果においては，身体の構造機能への影響以上に，ヒト試験が重要であるため，この節では，食品成分の有効性についてのメタアナリシスの論文を中心に取り上げ，メタアナリシスまたは大規模疫学研究により有効性が明らかとなっている食品成分を主に取り上げている。

　1991年に施行された身体の構造と機能に影響を及ぼす機能の表示（構造機能表示）を許可する特定保健用食品の制度は，2005年に疾病のリスク低減表示が可能となった。行政が専門家を集めて，その有効性を判定したものであれば，その科学的根拠は一定のレベルに達していると考えられるので，厚労省から許可されている特定保健用食品の疾病のリスク低減表示とアメリカ合衆国のNLEAで認められた疾病のリスク低減表示に関しては，主な内容を記載した。疾病のリスク低減の表示内容は，疾病の予防と区別するために微妙な表現が用いられているため，海外の表示には訳文と合わせて原文も記載した。

3.1 骨粗鬆症

　カルシウムによる骨粗鬆症のリスク低減の作用は国際的に広く認められている食品成分と疾病との関係である。骨粗鬆症は加齢に伴い増加する疾病であり，骨量が減少し，骨の微細構造が変化し，骨折しやすくなった病態である。骨と血液の間ではカルシウムの移動が常時行なわれている。骨のカルシウムが溶出されることを骨吸収と呼び，血液のカルシウムが骨に移行することを骨形成と呼んでいる。骨吸収が骨形成を上回ると骨量が減少し，その期間が続くと骨粗鬆症となる。転倒した時の骨折は，大腿骨の頸部で起きやすく，寝たきりの原因となることが多いため，高齢化社会では，そのリスクを低減することの社会的意義は大きい。

骨粗鬆症の主要な成因は3つである。第1は閉経または加齢に伴う骨量の低下で，カルシウム吸収の低下，ビタミンD活性化の低下，女性ホルモン（エストロゲン）や骨形成ホルモン（カルシトニン）の分泌低下など歳を取ることにより生じる種々の因子が関与している。第2は栄養や運動などのライフスタイルに関するもので，カルシウムやビタミンD・ビタミンKなどの栄養素の摂取不足，リン・塩分やアルコールの摂取過剰，ダイエットによる体重減少，運動や日光照射の不足などが関与している。第3が遺伝的な成因で，骨代謝の遺伝的異常，遺伝的やせ体型等が上げられる。

カルシウムは体内で最も量の多いミネラルであり，99％は骨に存在する。血中カルシウム濃度は厳密に調節されており，長期にわたりカルシウムの摂取量や体内への吸収量が減少すると骨粗鬆症を招く。子供や青年を対象にした二重盲検試験ではカルシウムを摂取したことにより有意に骨密度が増加したことが明らかにされている。

日本では，2005年の特定保健用食品にカルシウムによる骨粗鬆症のリスク低減表示としては，「この食品はカルシウムを豊富に含みます。日頃の運動と，適切な量のカルシウムを含む健康的な食事は若い女性が健全な骨の健康を維持し，歳をとってからの骨粗鬆症になるリスクを低減するかもしれません」とすることが基準化されている。

アメリカ合衆国においては，1990年に施行されたNLEAに「健全な食生活において充分なカルシウムは，特に10代以上の若年層にとって，将来の骨粗鬆症になるリスクを低減します。(Especially for teen and young adult women, adequate calcium in a healthful diet may reduce the risk of osteoporosis later in life.)」のヘルスクレームが記載されており，明確な科学的根拠があるもので，条件付けが必要でないヘルスクレームとされている。

3.2 がん

日本における2005年の1年間の死亡者合計は108万人であり，その死因はがんが最も多く，約3割を占めており，今後も増加傾向が続くと予想されている。特に男性の肺がんと女性の大腸がんは20年前と比較すると倍増している。

がんは，紫外線，放射線，発がん物質などにより遺伝子が損傷を受け，生体内の防御能力によって抑えることができなくなり，がん化した細胞が無秩序に増殖してゆくことによって身体の機能が障害を受けることである。その発症は，食生活や運動，タバコなどの生活習慣によって影響を受ける。特に，食生活は影響が大きく，過酸化物を多量に摂取したり，免疫を弱める食品を摂取したりすると細胞のがん化につながる。一方，抗酸化物質のビタミンやミネラル，更にはそれ以外の食物繊維などの食品成分を多く摂取することによって，各種のがんのリスクが低減するとの報告が多く発表されている。

第8章　疾病リスク低減と機能性食品

　がんのリスク低減効果を持つことで注目されていた抗酸化作用を有する食品成分がβカロチン，ビタミンA，C，Eなどである。これらの成分をサプリメントとして投与した無作為割付臨床試験の14件（全体の被験者170,525人）の結果を総合的に評価した結果[9]，生存率は高まる傾向が認められたが，胃がんを中心とするがんのリスク低減の効果は確認されなかった。

　「食物繊維の消費量が多い国では，大腸がんの死亡率が低い」との報告[10]が発表された後，多くの研究が行われており，食物繊維と大腸がんのリスク低減に関して，13の前向きコホート研究（期間：6年～20年，全対象者：725,628人）を解析したメタアナリシス[11]が報告されている。この報告で，年齢補正を加えた解析では，食物繊維の摂取量は大腸がんのリスクと逆相関する結果が得られたが，他の食品のリスクを考慮すると植物繊維の大量摂取が大腸がんのリスクを低減するとは結論付けられないとされている。

　アメリカ合衆国では「果実，野菜などの豊富な低脂肪食（低脂肪で食物繊維，ビタミンA，Cが含まれている食品）はいくつかのがんのリスクを低減するかもしれません。(Low fat diets rich in fruits and vegetable (foods that are low in fat and may contain dietary fiber, vitamin A and C) may reduce the risk of some types of cancer.)」との記載が定められており，このヘルスクレームは明確な科学的根拠があるもので，条件付けが必要でないとされている。

　緑茶については13の研究論文（8カ国）のメタアナリシスにより，その摂取量が増加すると，乳がんのリスクが低減されることが示唆されたが，25の研究論文（11カ国）のメタアナリシス[12]によれば，in vitroと動物試験では確認された大腸がんのリスク低減効果は認められなかった。

　アメリカ合衆国では，乳がんと前立腺がんの評価が行われ，下記の条件付きヘルスクレーム[13]として結論付けられている。「2つの研究報告は緑茶を飲むことで，乳がんのリスクを減らすことはないことを示している。しかし，更に限定された，より弱いひとつの研究報告ではあるが，緑茶は乳がんのリスクを低減するかもしれないことが示されている。これらの試験研究に基づき，FDAは緑茶が乳がんのリスクを減らす可能性は極めて低いと結論付ける。(Two studies do not show that drinking green tea reduces the risk of breast cancer in women, but one weaker, more limited study suggests that drinking green tea may reduce this risk. Based on these studies, FDA concludes that it is highly unlikely that green tea reduces the risk of breast cancer.)」

　前立腺がんについての条件付ヘルスクレームは次の通りである。「ひとつの研究報告は緑茶を飲むことで，前立腺がんのリスクを減らすことはないことを示している。しかし，限定された弱い研究が，緑茶は前立腺がんと乳がんのリスクを低減するかもしれないことが示されている。これらの研究報告に基づき，FDAは緑茶が前立腺がんのリスクを減らす可能性は極めて低いと結

論付ける。(One weak and limited study does not show that drinking green tea reduces the risk of prostate cancer, but another weak and limited study suggests that drinking green tea may reduce this risk. Based on these studies, FDA concludes that it is highly unlikely that green tea reduces the risk of prostate cancer.)」

3.3 心臓病（冠状動脈疾患）

心臓のポンプの駆動部の役割を果たす心臓の筋肉（心筋）は常にエネルギーを消費しており，エネルギーを心筋に補給するための血管を冠状動脈という。冠状動脈は心臓の表面を覆い，心筋の中に潜り込んでいる血管で，多くの曲折を伴う分岐の血管で成り立っているため，狭窄や閉塞が起きやすい血管である。この冠状動脈に動脈硬化が生じ，心筋への血液の供給が悪くなり，心筋の機能が低下して生じる心臓病が冠状動脈疾患である。冠状動脈疾患は肥満，運動不足，ストレスなどの生活習慣の影響を受け，食生活を中心とする生活様式の改善により，発症のリスクを減らすことが可能である。特に，動脈硬化と関係の深い総エネルギー，脂肪，糖分などの摂取を控える必要がある。

追跡調査10件（期間：6～10年，全対象者：336,244人）を解析して，食物繊維を一日10グラム多く食べると，冠状動脈疾患になるリスクが低くなったとの結果が報告[14]されている。食物繊維が冠動脈疾患を予防するメカニズムは血清脂質の改善，血圧の低下，インスリン感受性の改善などが考えられている。

159の研究報告を解析した結果，植物ステロールと食物繊維にはコレステロールを低下する効果があり，n-3高度不飽和脂肪酸には中性脂肪とコレステロールを低減する効果が認められたとのメタアナリシス[15]が報告されている。

アメリカ合衆国では「水溶性食物繊維を，飽和脂肪酸・コレステロールが低い食事の一部として，摂取することにより，心臓病のリスクが低下するかもしれません」との記載が定められており，このヘルスクレームは明確な科学的根拠があるもので，条件付けが必要でないとされている。

3.4 高血圧症

高血圧症には，高血圧となる原因が特定できない本態性高血圧と，腎疾患や動脈硬化など他の病気に伴って発症する続発性高血圧とに分類される。日本の高血圧の殆どは本態性と見なされている。本態性高血圧の発症因子としては，遺伝的要因と食生活や運動，ストレスなどのライフスタイルが関係している。高血圧はそれ自身が病気とはいえず，自覚症状がないことが多いが，血圧の高いことは脳血管疾患，心臓病，腎臓病などのリスクを増大することとなるため，それらの病気を予防するためにも血圧の管理は必要である。

第8章 疾病リスク低減と機能性食品

ナトリウム摂取と高血圧に関する研究には，ナトリウムの摂取を低減することにより，高血圧症のリスクが低減することの研究報告[16]があり，アメリカ合衆国のNLEAには「ナトリウムの少ない食事は高血圧のリスクを低減するかもしれません。(A low sodium diet may reduce the risk of high blood pressure.)」のヘルスクレームが記載されてあり，このヘルスクレームは明確な科学的根拠があるもので，条件文は必要でないとされている。

カリウムの摂取に関しては，1966年から2001年にアメリカ合衆国，イギリス，イタリアで実施された研究結果では，食生活とライフスタイルが高血圧に重要な影響を与えること，特に，運動と高ナトリウムと低カリウムの寄与度が高いことが結論付けられている[18]。

3.5 神経管閉鎖障害

葉酸を強化した食品を妊婦が摂取することにより，脊椎や脳に障害の起きる神経管欠損症の発症が減少した無作為介入試験が報告[17]されたことから，葉酸の投与により神経管欠損症に対するリスクが減少することが明らかになり，神経管欠損症との関係で葉酸が注目されている。

葉酸のサプリメントでの摂取を実施した4つの試験（被験対象女性6,425人）では，神経管欠損症の発症のリスクを低減する効果が認められている。妊娠の可能性のある女性に対して，葉酸と神経管欠損症に関する情報を教育すべきであり，小麦のような一般的な食品素材に葉酸を添加すべきであるとされている[18]。

日本では，2005年の特定保健用食品制度に新設された疾病のリスク低減表示の候補として葉酸が挙げられ，「この食品は葉酸を豊富に含みます。適切な量の葉酸を含む健康的な食事は，女性にとって，二分脊椎などの神経管閉鎖障害を持つ子どもが生まれるリスクを低減するかもしれません。」が例示されている。

アメリカ合衆国では「十分な葉酸を含む健康的な食事は，女性が脳や脊髄に欠陥を持つ子供を出産するリスクを減らすかもしれません。(Healthy diet containing adequate folate may reduce a woman's risk of having a child with a brain or spinal cord defects.)」との記載が定められており，このヘルスクレームは明確な科学的根拠があるもので，条件文は必要でないとしている。

3.6 虫歯

国際的にPrevention（予防）とDisease Risk Reduction（疾病のリスク低減）との差異を説明する際に，歯へのフッ素の塗布はPreventionであり，虫歯菌が資化しにくい糖アルコールを砂糖の代わりに摂取することはRisk Reductionであるとの例が挙げられていた。

砂糖をはじめとする糖化合物が虫歯発症の主要な原因であることが疫学調査，介入試験により実証されている。砂糖による虫歯形成のメカニズムは，口腔内細菌であるStreptococcus mutans, (*S. mutans*) が砂糖を基質として付着性グルカンを生成し，このグルカンは歯の表面に付着してプラーク（歯垢）を形成する。プラーク内で口腔内細菌により砂糖が資化されて乳酸，蟻酸などの酸が生成されると，歯の表面のpHが低下してエナメル質の脱灰を起こし，虫歯が進行する。

ブドウ糖や果糖などの単糖はそれ自身，*S. mutans* による不溶性グルカンの生成因子とはならないが，口腔内細菌によって資化されて酸を産出するため，虫歯の原因となる。砂糖の代わりの甘味料として使用される糖アルコール（キシリトール，エリスリトール，ソルビトール，マルチトールなど）やキシロース，パラチノース，トレハロースなどの糖類は一般に *S. mutans* により資化されにくく，唾液の分泌を促すため，虫歯になりにくい甘味料として使用される[19]。

アメリカ合衆国では「食間に砂糖やデンプンを多く含む食品を頻繁に摂取すると虫歯を促進します。この食品の甘味料として使われている糖アルコール（××）は虫歯のリスクを低減するかもしれません。(Frequent eating of foods high in sugars and starches as between-meal snacks can promote tooth decay The sugar alcohol (××) used to sweeten this food may reduce the risk of dental caries.)」との記載が定められており，このヘルスクレームは明確な科学的根拠があるもので，条件文は必要でないとされている。

4 おわりに

EUでは疾病のリスク低減表示も含め健康機能に関する制度は制定されておらず，この分野の規制は加盟各国の制度に任されている。それぞれの加盟国には薬事法があり，食品の健康表示は原則として禁止されている。しかし，科学的なコンセプト作りは進められており，前述したFUFOSEプロジェクトにおいて，マーカーを用いて，食品成分の身体の構造機能への影響や，疾病リスク低減効果を立証できるとされている。その考えに基づき高度機能表示と疾病リスク低減表示が提案されており，更にPASSCLAIM (Process for the Assessment of Scientific Support for Claims on Food) プロジェクトにおいては，健康機能に関する評価法とバイオマーカーを実用化するための共通基準を提唱している。

更に，EUの欧州委員会は健康表示に関する制度として，2003年に「栄養と健康表示に関する規則案」[20]を発表し，健康表示には，①栄養素に関する栄養素機能表示，②食品成分が成長，分化，身体の機能に影響を及ぼす役割に関する表示，③疾病のリスク低減に関する表示が含まれると記載されており，具体的な表示の内容，評価についてはFUFOSEとPASSCLAIMのプロジェクトの考え方を参考にするとしている。この規則案は2006年末にEU加盟国の同意を得て，2007年の施行を目標にして，討議が進められている。

第8章　疾病リスク低減と機能性食品

　高齢化社会を迎え，国民が自らの健康を維持，増進し，病気にかからずに健康長寿を達成することは誰でもが望むことである。行政，企業が国民に食品の健康機能に関する正しい情報を提供すれば，国民はその情報を用いて自らが適切な食品を選択して，自らの健康の維持と増進に役立てることができる。そのためには，食品の健康表示が重要であり，その表示の内容は科学的根拠に基づいて実証されたものでなくてはならない。一方，各国で制度化の検討がなされている食品の健康機能に関する表示は，国際的なハーモナイゼーションが必要であり，特に，世界貿易機関（WTO）に委託されて食品の国際基準を決定するコーデックス委員会のガイドラインは日本の健康表示の制度に直接影響を及ぼすものである。2004年に採択された「栄養・健康表示に関するガイドライン」には疾病のリスク低減の表示が定義されて，我が国では2005年2月に通知された新特定保健用食品の新制度の中に2004年にコーデックス委員会で採択されたリスク低減表示が盛り込まれた。

　アメリカ合衆国では，1990年に疾病リスク低減表示が認められ，現在ヨーロッパでも検討されている法律の中に，疾病のリスク低減の表示は含まれている。今後この分野では，世界的に法制化が標準化されるとともに，それに伴い研究開発が進むと考えられる。日本は世界に先駆けて，機能性食品の定義を提唱し，統合的な研究を始め，食品の機能性を行政が個別に評価し，表示を許可する特定保健用食品の制度を世界で最初に施行した。更に新制度で認められた疾病リスク低減表示の審査と許可を加速するとともに，栄養・健康に関する研究を促進することで，欧米諸国が研究開発と制度の改正を進める現状において，海外の前進に遅れることなく，世界をリードして行く体制を確立することが望まれる。

文　　献

1) ftp://ftp.fao.org/codex/reports/al04_41e.pdf
2) 「健康食品」に掛かる制度の見直しについて，厚生労働省医薬食品局長通知，薬食発第0201001号，2005.2.1
3) Guidance for Industry, FDA News December 22, 1999
4) Guidance for Industry, December 13, 2002 (Vol.67, Number245)
5) *Brit. J. Nutrition*, 81 (Suppl.1), 1999
6) *European Journal of Nutrition*, **42**, Supple1, March 2003
7) *European Journal of Nutrition*, **43**, Supple2, June 2004
8) *European Journal of Nutrition*, **44**, Supple1, June 2005

9) Lancet (9441) 1219-1228 (2004)
10) Refined Carbohydrate Foods and disease, Academic Press, LOndonp356 (1975)
11) *Archives of Internal Medicine*, **164**, 370-376 (2004)
12) *Carcinogenesis*. 2006 May 2 ［印刷中］
13) http://www.cfsan.fda.gov/~dms/qhc-gtea.html
14) *Am J Clin Nutr*. **82**(1), 32-40 (2005)
15) *JAMA*. **267**(9), 1213-1220 (1992)
16) *Eur J Public Health.*, **14**(3), 235-9 (2004)
17) *J. Pediatr. Gastroenterol Nutr*. (2), 4-16 (1995)
18) *Cochrane Database Syst Rev*. (3), CD001056 (2004)
19) *Caries Res*. May-Jun, **38**(3), 286-93 (2004)
20) COM (2003) 424final, /0165 (COD) (2003)

《CMC テクニカルライブラリー》発行にあたって

　弊社は、1961年創立以来、多くの技術レポートを発行してまいりました。これらの多くは、その時代の最先端情報を企業や研究機関などの法人に提供することを目的としたもので、価格も一般の理工書に比べて遙かに高価なものでした。

　一方、ある時代に最先端であった技術も、実用化され、応用展開されるにあたって普及期、成熟期を迎えていきます。ところが、最先端の時代に一流の研究者によって書かれたレポートの内容は、時代を経ても当該技術を学ぶ技術書、理工書としていささかも遜色のないことを、多くの方々が指摘されています。

　弊社では過去に発行した技術レポートを個人向けの廉価な普及版《CMC テクニカルライブラリー》として発行することとしました。このシリーズが、21世紀の科学技術の発展にいささかでも貢献できれば幸いです。

2000年12月

株式会社　シーエムシー出版

アンチエイジングにおける
バイオマーカーと機能性食品　(B0980)

2006年 8月31日　初　版　第 1 刷発行
2011年10月 5日　普及版　第 1 刷発行

監　修　吉川　敏一
　　　　大澤　俊彦

Printed in Japan

発行者　辻　　賢司

発行所　株式会社　シーエムシー出版
　　　　東京都千代田区内神田 1-13-1
　　　　電話03 (3293) 2061
　　　　http://www.cmcbooks.co.jp/

〔印刷　日本ハイコム株式会社〕　　© T. Yoshikawa, T. Osawa, 2011

定価はカバーに表示してあります。
落丁・乱丁本はお取替えいたします。

ISBN978-4-7813-0438-0 C3047 ¥3600E

本書の内容の一部あるいは全部を無断で複写 (コピー) することは，法律で認められた場合を除き，著作者および出版社の権利の侵害になります。

CMCテクニカルライブラリー のご案内

金属ナノ粒子インクの配線技術
―インクジェット技術を中心に―
監修／菅沼克昭
ISBN978-4-7813-0344-4　　B970
A5判・289頁　本体4,400円＋税（〒380円）
初版2006年3月　普及版2011年6月

構成および内容：【金属ナノ粒子の合成と配線用ペースト化】金属ナノ粒子合成の歴史と概要 他【ナノ粒子微細配線技術】インクジェット印刷技術 他【ナノ粒子と配線特性評価方法】ペーストキュアの熱分析法 他【応用技術】フッ素系パターン化単分子膜を基板に用いた超微細薄膜作製技術／インクジェット印刷有機デバイス 他
執筆者：米澤 徹／小田正明／松葉頼重 他44名

医療分野における材料と機能膜
監修／樋口亜紺
ISBN978-4-7813-0335-2　　B965
A5判・328頁　本体5,000円＋税（〒380円）
初版2005年5月　普及版2011年6月

構成および内容：【バイオマテリアルの基礎】血液適合性評価法 他【人工臓器】人工腎臓／人工心臓膜 他【バイオセパレーション】白血球除去フィルター／ウイルス除去膜 他【医療用センサーと診断技術】医療・診断用バイオセンサー 他【治療用バイオマテリアル】高分子ミセルを用いた標的治療／ナノ粒子とバイオメディカル 他
執筆者：川上浩良／大矢裕一／石原一彦 他45名

透明酸化物機能材料の開発と応用
監修／細野秀雄／平野正浩
ISBN978-4-7813-0334-5　　B964
A5判・340頁　本体5,000円＋税（〒380円）
初版2006年11月　普及版2011年6月

構成および内容：【透明酸化物半導体】層状化合物 他【アモルファス酸化物半導体】アモルファス半導体とフレキシブルデバイス 他【ナノポーラス複合酸化物12CaO・7Al$_2$O$_3$】エレクトライド 他【シリカガラス】深紫外透明光ファイバー 他【フェムト秒レーザーによる透明材料のナノ加工】フェムト秒レーザーを用いた材料加工の特徴 他
執筆者：神谷利夫／柳 博／太田裕道 他24名

プラズモンナノ材料の開発と応用
監修／山田 淳
ISBN978-4-7813-0332-1　　B963
A5判・340頁　本体5,000円＋税（〒380円）
初版2006年6月　普及版2011年5月

構成および内容：伝播型表面プラズモンと局在型表面プラズモン【合成と色材としての応用】金ナノ粒子のボトムアップ作製法 他【金属ナノ構造】金ナノ構造電極の設計と光電変換 他【ナノ粒子の光・電子特性】近接場イメージング 他【センシング応用】単一分子感度ラマン分光技術の生体分子分析への応用／金ナノロッド 他
執筆者：林 真至／桑原 穣／寺崎 正 他34名

機能膜技術の応用展開
監修／吉川正和
ISBN978-4-7813-0331-4　　B962
A5判・241頁　本体3,600円＋税（〒380円）
初版2005年3月　普及版2011年5月

構成および内容：【概論編】機能性高分子／機能性無機膜【機能編】圧力を分離駆動力とする液相系分離膜／気体分離膜／有機液体分離膜／イオン交換膜／液体膜／触媒機能膜／膜性能推算法【応用編】水処理用膜（浄水、下水処理）／固体高分子型燃料電池用電解質膜／医療用膜／食品用膜／味・匂いセンサー膜／環境保全膜
執筆者：清水剛夫／喜多英敏／中尾真一 他14名

環境調和型複合材料
―開発から応用まで―
監修／藤井 透／西野 孝／合田公一／岡本 忠
ISBN978-4-7813-0330-7　　B961
A5判・276頁　本体4,000円＋税（〒380円）
初版2005年11月　普及版2011年5月

構成および内容：植物繊維充てん複合材料（セルロースの構造と物性／木質系複合材料（木質／プラスチック複合体 他）／動物由来高分子複合材料（ケラチン 他）／天然由来高分子／同種異形複合材料／環境調和複合材料の特性／再生可能資源を用いた複合材料のLCAと社会受容性評価／天然繊維の供給、規格、国際市場／工業展開
執筆者：大窪和也／黒田真一／矢野浩之 他28名

積層セラミックデバイスの材料開発と応用
監修／山本 孝
ISBN978-4-7813-0313-0　　B959
A5判・279頁　本体4,200円＋税（〒380円）
初版2006年8月　普及版2011年4月

構成および内容：【材料】コンデンサ材料（高純度超微粒子TiO$_2$ 他）／磁性材料（低温焼結用）／圧電材料（低温焼結用）／電極材料【作製機器】スロットダイ法／粉砕・分級技術【デバイス】積層セラミックコンデンサ／チップインダクタ／積層バリスタ／BaTiO$_3$系半導体の積層化／積層サーミスタ／積層圧電／部品内蔵配線板技術
執筆者：日高一久／式田尚志／大釜信治 他25名

エレクトロニクス高品質スクリーン印刷の基礎と応用
監修 染谷隆夫／編集 佐野 康
ISBN978-4-7813-0312-3　　B958
A5判・271頁　本体4,000円＋税（〒380円）
初版2005年12月　普及版2011年4月

構成および内容：概要／スクリーンメッシュメーカー／製版（スクリーンマスク）／装置メーカー／スキージ及びスキージ研磨装置／インキ、ペースト（厚膜ペースト／低温焼結型ペースト 他）／周辺機器（スクリーン洗浄／乾燥機 他）／応用（チップコンデンサMLCC／LTCC／有機トランジスタ 他）／はじめての高品質スクリーン印刷
執筆者：浅田茂雄／佐野裕樹／住田勲男 他30名

※ 書籍をご購入の際は、最寄りの書店にご注文いただくか、㈱シーエムシー出版のホームページ（http://www.cmcbooks.co.jp/）にてお申し込み下さい。

CMCテクニカルライブラリー のご案内

環状・筒状超分子の応用展開
編集／高田十志和
ISBN978-4-7813-0311-6　B957
A5判・246頁　本体3,600円＋税（〒380円）
初版2006年1月　普及版2011年4月

構成および内容：【基礎編】ロタキサン，カテナン／ポリロタキサン，ポリカテナン／有機ナノチューブ【応用編】（ポリ）ロタキサン，（ポリ）カテナン（分子素子・分子モーター／可逆的架橋ポリロタキサン 他）／ナノチューブ（シクロデキストリンナノチューブ 他）／カーボンナノチューブ（可溶性カーボンナノチューブ 他）他
執筆者：須崎裕司／小坂田耕太郎／木原伸浩 他19名

電力貯蔵の技術と開発動向
監修／伊瀬敏史／田中祀捷
ISBN978-4-7813-0309-3　B956
A5判・216頁　本体3,200円＋税（〒380円）
初版2006年2月　普及版2011年3月

構成および内容：開発動向／市場展望（自然エネルギーの導入と電力貯蔵 他）／ナトリウム硫黄電池／レドックスフロー電池／シール鉛蓄電池／リチウムイオン電池／電気二重層キャパシタ／フライホイール／超伝導コイル（SMESの原理 他）／パワーエレクトロニクス技術（二次電池電力貯蔵／超伝導電力貯蔵／フライホイール電力貯蔵 他）
執筆者：大和田野 芳郎／諸住 哲／中林 喬 他10名

導電性ナノフィラーの開発技術と応用
監修／小林征男
ISBN978-4-7813-0308-6　B955
A5判・311頁　本体4,600円＋税（〒380円）
初版2005年12月　普及版2011年3月

構成および内容：【序論】開発動向と将来展望／導電性コンポジットの導電機構【導電性フィラーと応用】カーボンブラック／金属系フィラー／金属酸化物／ピッチ系炭素繊維【導電性ナノ材料】金属ナノ粒子／カーボンナノチューブ／フラーレン 他【応用製品】無機透明導電膜／有機透明導電膜／導電性接着剤／帯電防止剤 他
執筆者：金子郁夫／金子 核／住田雅夫 他23名

電子部材用途におけるエポキシ樹脂
監修／越智光一／沼田俊一
ISBN978-4-7813-0307-9　B954
A5判・290頁　本体4,400円＋税（〒380円）
初版2006年1月　普及版2011年3月

構成および内容：【エポキシ樹脂と副資材】エポキシ樹脂（ノボラック型／ビフェニル型 他）／硬化剤（フェノール系／酸無水物類 他）／添加剤（フィラー／難燃剤 他）【配合物の機能化】力学的機能（高強靭化／低応力化）／熱的機能【環境対応】リサイクル／健康障害と環境管理【用途と要求物性】機能性封止材／実装材料／PWB基板材料
執筆者：押見克彦／村田保幸／梶 正史 他36名

ナノインプリント技術および装置の開発
監修／松井真二／古室昌徳
ISBN978-4-7813-0302-4　B952
A5判・213頁　本体3,200円＋税（〒380円）
初版2005年8月　普及版2011年2月

構成および内容：転写方式（熱ナノインプリント／室温ナノインプリント／光ナノインプリント／ソフトリソグラフィ／直接ナノプリント・ナノ電極リソグラフィ 他）装置と関連部材（装置／モールド／離型剤／感光樹脂）デバイス応用（電子・磁気・光学デバイス／光デバイス／バイオデバイス／マイクロ流体デバイス 他）
執筆者：平井義彦／廣島 洋／横尾 篤 他15名

有機結晶材料の基礎と応用
監修／中西八郎
ISBN978-4-7813-0301-7　B951
A5判・301頁　本体4,600円＋税（〒380円）
初版2005年12月　普及版2011年2月

構成および内容：【構造解析編】X線解析／電子顕微鏡／プローブ顕微鏡／構造予測 他【化学編】キラル結晶／分子間相互作用／包接結晶 他【基礎技術編】バルク結晶成長／有機薄膜結晶成長／ナノ結晶成長／結晶の加工 他【応用編】フォトクロミック材料／顔料結晶／非線形光学結晶／磁性結晶／分子素子／有機固体レーザー 他
執筆者：大橋裕二／植草秀裕／八瀬清志 他33名

環境保全のための分析・測定技術
監修／酒井忠雄／小熊幸一／本水昌二
ISBN978-4-7813-0298-0　B950
A5判・315頁　本体4,800円＋税（〒380円）
初版2005年6月　普及版2011年1月

構成および内容：【総論】環境汚染と公定分析法／測定規格の国際標準／欧州規制と分析法【試料の取り扱い】試料の採取／試料の前処理【機器分析】原理・構成・特徴／環境計測のための自動計測法／データ解析のための新しい技術・装置／オンライン前処理デバイス／誘導体化法／オンラインおよびオンサイトモニタリングシステム 他
執筆者：野々村 誠／中村 進／恩田宣彦 他22名

ヨウ素化合物の機能と応用展開
監修／横山正孝
ISBN978-4-7813-0297-3　B949
A5判・266頁　本体4,000円＋税（〒380円）
初版2005年10月　普及版2011年1月

構成および内容：ヨウ素とヨウ素化合物（製造とリサイクル／化学反応 他）／超原子価ヨウ素化合物／分析（ガラス／アルミニウム 他）／ヨウ素と光（レーザー／偏光板 他）／ヨウ素とエレクトロニクス（有機伝導体／太陽電池 他）／ヨウ素と医薬品／ヨウ素と生物（甲状腺ホルモン／ヨウ素サイクルとバクテリア）／応用
執筆者：村松康行／佐久間 昭／東郷秀雄 他24名

※ 書籍をご購入の際は、最寄りの書店にご注文いただくか、
㈱シーエムシー出版のホームページ（http://www.cmcbooks.co.jp/）にてお申し込み下さい。

CMCテクニカルライブラリー のご案内

きのこの生理活性と機能性の研究
監修/河岸洋和
ISBN978-4-7813-0296-6　　B948
A5判・286頁　本体4,400円＋税（〒380円）
初版2005年10月　普及版2011年1月

構成および内容：【基礎編】種類と利用状況／きのこの持つ機能／安全性（毒きのこ）／きのこの可能性／育種技術 他【素材編】カワリハラタケ／エノキタケ／エリンギ／カバノアナタケ／シイタケ／ブナシメジ／ハタケシメジ／ハナビラタケ／ブクリョウ／ブナハリタケ／マイタケ／マツタケ／メシマコブ／霊芝／ナメコ／冬虫夏草 他
執筆者：関谷 敦／江口文陽／石原光朗 他20名

水素エネルギー技術の展開
監修/秋葉悦男
ISBN978-4-7813-0287-4　　B947
A5判・239頁　本体3,600円＋税（〒380円）
初版2005年4月　普及版2010年12月

構成および内容：水素製造技術（炭化水素からの水素製造技術／水の光分解／バイオマスからの水素製造 他）／水素貯蔵技術（高圧水素／液体水素）／水素貯蔵材料（合金系材料／無機系材料／炭素系材料 他）／インフラストラクチャー（水素ステーション／安全技術／国際標準）／燃料電池（自動車用燃料電池開発／家庭用燃料電池 他）
執筆者：安田 勇／寺村謙太郎／堂免一成 他23名

ユビキタス・バイオセンシングによる健康医療科学
監修/三林浩二
ISBN978-4-7813-0286-7　　B946
A5判・291頁　本体4,400円＋税（〒380円）
初版2006年1月　普及版2010年12月

構成および内容：【第1編】ウエアラブルメディカルセンサ／マイクロ加工技術／触覚センサによる触診検査の自動化 他【第2編】健康診断／自動採血システム／モーションキャプチャーシステム 他【第3編】画像によるドライバ状態モニタリング／高感度匂いセンサ 他【第4編】セキュリティシステム／ストレスチェッカー 他
執筆者：工藤寛之／鈴木正康／菊池良彦 他29名

カラーフィルターのプロセス技術とケミカルス
監修/市村國宏
ISBN978-4-7813-0285-0　　B945
A5判・300頁　本体4,600円＋税（〒380円）
初版2006年1月　普及版2010年12月

構成および内容：フォトリソグラフィー法（カラーレジスト法 他）／印刷法（平版、凹版、凸版印刷 他）／ブラックマトリックスの形成／カラーレジスト用材料と顔料分散／カラーレジスト法によるプロセス技術／カラーフィルターの特性評価／カラーフィルターにおける課題／カラーフィルターと構成部材料の市場／海外展開 他
執筆者：佐々木 学／大谷薫明／小島正好 他25名

水環境の浄化・改善技術
監修/菅原正孝
ISBN978-4-7813-0280-5　　B944
A5判・196頁　本体3,000円＋税（〒380円）
初版2004年12月　普及版2010年11月

構成および内容：【理論】環境水浄化技術の現状と展望／土壌浸透浄化技術／微生物による水質浄化（石油汚染海洋環境浄化 他）／植物による水質浄化（バイオマス利用 他）／底質改善による水質浄化（底泥置換覆砂工法 他）【材料・システム】水質浄化材料（廃棄物利用の吸着材 他）／水質浄化システム（河川浄化システム 他）
執筆者：濱崎竜英／笠井由紀／渡邉一哉 他18名

固体酸化物形燃料電池(SOFC)の開発と展望
監修/江口浩一
ISBN978-4-7813-0279-9　　B943
A5判・238頁　本体3,600円＋税（〒380円）
初版2005年10月　普及版2010年11月

構成および内容：原理と基礎研究／開発動向／NEDOプロジェクトのSOFC開発経緯／電力事業から見たSOFC（コージェネレーション 他）／ガス会社の取り組み／情報通信サービス事業における取り組み／SOFC発電システム（円筒型燃料電池の開発 他）／SOFCの構成材料（金属セパレータ材料 他）／SOFCの課題（標準化／劣化要因について 他）
執筆者：横川晴美／堀田照久／氏家 孝 他18名

フルオラスケミストリーの基礎と応用
監修/大寺純蔵
ISBN978-4-7813-0278-2　　B942
A5判・277頁　本体4,200円＋税（〒380円）
初版2005年11月　普及版2010年11月

構成および内容：【総論】フルオラスの範囲と定義／ライトフルオラスケミストリー【合成】フルオラス・タグを用いた糖鎖およびペプチドの合成／細胞内糖鎖伸長反応／DNAの化学合成／フルオラス試薬類の開発／海洋天然物の合成／【触媒・その他】メソポーラスシリカ／再利用可能な酸触媒／フルオラスルイス酸触媒反応 他
執筆者：柳 日馨／John A. Gladysz／坂倉 彰 他35名

有機薄膜太陽電池の開発動向
監修/上原 赫／吉川 暹
ISBN978-4-7813-0274-4　　B941
A5判・313頁　本体4,600円＋税（〒380円）
初版2005年11月　普及版2010年10月

構成および内容：有機光電変換系の可能性と課題／基礎理論と光合成（人工光合成系の構築 他）／有機薄膜太陽電池のコンセプトとアーキテクチャー／光電変換材料／キャリアー移動材料と電極／有機ELと有機薄膜太陽電池の周辺領域（フレキシブル有機EL素子とその光集積デバイスへの応用 他）／応用（透明太陽電池／宇宙太陽光発電 他）
執筆者：三室 守／内藤裕義／藤枝卓也 他62名

※ 書籍をご購入の際は、最寄りの書店にご注文いただくか、㈱シーエムシー出版のホームページ（http://www.cmcbooks.co.jp/）にてお申し込み下さい。

CMCテクニカルライブラリー のご案内

結晶多形の基礎と応用
監修／松岡正邦
ISBN978-4-7813-0273-7　　　　B940
A5判・307頁　本体4,600円＋税　（〒380円）
初版2005年8月　普及版2010年10月

構成および内容：結晶多形と結晶構造の基礎－晶系，空間群，ミラー指数，晶癖－／分子シミュレーションと多形の析出／結晶化操作の基礎／実験と測定法／スクリーニング／予測アルゴリズム／多形間の転移機構と転移速度論／医薬品における研究実例／抗潰瘍薬の結晶多形制御／パミカミド塩酸塩水和物結晶／結晶多形のデータベース
執筆者：佐藤清隆／北村光孝／J. H. ter Horst　他16名

可視光応答型光触媒の実用化技術
監修／多賀康訓
ISBN978-4-7813-0272-0　　　　B939
A5判・290頁　本体4,400円＋税　（〒380円）
初版2005年9月　普及版2010年10月

構成および内容：光触媒の動作機構と特性／設計（バンドギャップ狭窄法による可視応答化 他）／作製プロセス技術（湿式プロセス／薄膜プロセス 他）／ゾル－ゲル溶液の化学／特性と物性（Ti-O-N系／層間化合物光触媒 他）／性能・安全性（生体安全性 他）／実用化技術（合成皮革応用／壁紙応用 他）／光触媒の物性解析／課題（高性能化 他）
執筆者：村上能規／野坂芳雄／旭　良司　他43名

マリンバイオテクノロジー
―海洋生物成分の有効利用―
監修／伏谷伸宏
ISBN978-4-7813-0267-6　　　　B938
A5判・304頁　本体4,600円＋税　（〒380円）
初版2005年3月　普及版2010年9月

構成および内容：海洋成分の研究開発（医薬開発 他）／医薬素材および研究用試薬（藻類／酵素阻害剤 他）／化粧品（海洋成分由来の化粧品原料 他）／機能性食品素材（マリンビタミン／カロテノイド 他）／ハイドロコロイド（海藻多糖類 他）／レクチン（海藻レクチン／動物レクチン）／その他（防汚剤／海洋タンパク質 他）
執筆者：浪越通夫／沖野龍文／塚本佐知子　他22名

RNA工学の基礎と応用
監修／中村義一／大内将司
ISBN978-4-7813-0266-9　　　　B937
A5判・268頁　本体4,000円＋税　（〒380円）
初版2005年12月　普及版2010年9月

構成および内容：RNA入門（RNAの物性と代謝／非翻訳型RNA 他）／RNAiとmiRNA（siRNA医薬品 他）／アプタマー（翻訳開始因子に対するアプタマーによる制がん戦略 他）／リボザイム（RNA アーキテクチャと人工リボザイム創製への応用 他）／RNA工学プラットホーム（核酸医薬品のデリバリーシステム／人工RNA結合ペプチド 他）
執筆者：稲田利文／中村幸治／三好啓太　他40名

ポリウレタン創製への道
―材料から応用まで―
監修／松永勝治
ISBN978-4-7813-0265-2　　　　B936
A5判・233頁　本体3,400円＋税　（〒380円）
初版2005年9月　普及版2010年9月

構成および内容：【原材料】イソシアナート／第三成分（アミン系硬化剤／発泡剤 他）【素材】フォーム（軟質ポリウレタンフォーム 他）／エラストマー／印刷インキ用ポリウレタン樹脂【大学での研究動向】関東学院大学-機能性ポリウレタンの合成と特性-／慶應義塾大学-酵素によるケミカルリサイクル可能なグリーンポリウレタンの創成-他
執筆者：長谷山龍二／友定　強／大原輝彦　他24名

プロジェクターの技術と応用
監修／西田信夫
ISBN978-4-7813-0260-7　　　　B935
A5判・240頁　本体3,600円＋税　（〒380円）
初版2005年6月　普及版2010年8月

構成および内容：プロジェクターの基本原理と種類／CRTプロジェクター（背面投射型と前面投射型 他）／液晶プロジェクター（液晶ライトバルブ 他）／ライトスイッチ式プロジェクター／コンポーネント・要素技術（マイクロレンズアレイ 他）／応用システム（デジタルシネマ 他）／視機能から見たプロジェクターの評価（CBUの機序 他）
執筆者：福田京平／菊池　宏／東　忠利　他18名

有機トランジスタ ―評価と応用技術―
監修／工藤一浩
ISBN978-4-7813-0259-1　　　　B934
A5判・189頁　本体2,800円＋税　（〒380円）
初版2005年7月　普及版2010年8月

構成および内容：【総論】【評価】材料（有機トランジスタ材料の基礎評価 他）／電気物性（局所電気・電子物性 他）／FET（有機薄膜FETの物性 他）／薄膜形成【応用】大面積センサー／ディスプレイ応用／印刷技術による情報タグとその周辺機器【技術】遺伝子トランジスタによる分子認識の電気的検出／単一分子エレクトロニクス　他
執筆者：鎌田俊英／堀田　收／南方　尚　他17名

昆虫テクノロジー ―産業利用への可能性―
監修／川崎建次郎／野田博明／木内　信
ISBN978-4-7813-0258-4　　　　B933
A5判・296頁　本体4,400円＋税　（〒380円）
初版2005年6月　普及版2010年8月

構成および内容：【総論】昆虫テクノロジーの研究開発動向【基礎】昆虫の飼育法／昆虫ゲノム情報の利用【技術各論】昆虫を利用した有用物質生産（プロテインチップの開発 他）／カイコ等の絹タンパク質の利用／昆虫の特異機能の解析とその利用／害虫制御技術等農業現場への応用／昆虫の体の構造，運動機能，情報処理機能の利用　他
執筆者：鈴木幸一／竹田　敏／三田和英　他43名

※書籍をご購入の際は、最寄りの書店にご注文いただくか、㈱シーエムシー出版のホームページ（http://www.cmcbooks.co.jp/）にてお申し込み下さい。

CMCテクニカルライブラリーのご案内

界面活性剤と両親媒性高分子の機能と応用
監修／國枝博信／坂本一民
ISBN978-4-7813-0250-8　　B932
A5判・305頁　本体4,600円＋税（〒380円）
初版2005年6月　普及版2010年7月

構成および内容：自己組織化及び最新の構造測定法／バイオサーファクタントの特性と機能利用／ジェミニ型界面活性剤の特性と応用／界面制御とDDS／超臨界状態の二酸化炭素を活用したリポソームの調製／両親媒性高分子の機能設計と応用／メソポーラス材料開発／食べるナノテクノロジー―食品の界面制御技術によるアプローチ　他
執筆者：荒牧賢治／佐藤高彰／北本　大　他31名

キラル医薬品・医薬中間体の研究・開発
監修／大橋武久
ISBN978-4-7813-0249-2　　B931
A5判・270頁　本体4,200円＋税（〒380円）
初版2005年7月　普及版2010年7月

構成および内容：不斉合成技術の展開（不斉エポキシ化反応の工業化　他）／バイオ法によるキラル化合物の開発（生体触媒によるキラル活性カルボン酸の創製　他）／光学活性体の光学分割技術（クロマト法による光学活性体の分離・生産　他）／キラル医薬中間体開発（キラルテクノロジーによるジルチアゼムの製法開発　他）／展望
執筆者：齊藤隆夫／鈴木謙二／古川喜朗　他24名

糖鎖化学の基礎と実用化
監修／小林一清／正田晋一郎
ISBN978-4-7813-0210-2　　B921
A5判・318頁　本体4,800円＋税（〒380円）
初版2005年4月　普及版2010年7月

構成および内容：【糖鎖ライブラリー構築のための基礎研究】生体触媒による糖鎖の構築　他【多糖および糖クラスターの設計と機能化】セルロース応用／人工複合糖鎖高分子／側鎖型糖質高分子　他【糖鎖工学における実用化技術】酵素反応によるグルコースポリマーの工業生産／N-アセチルグルコサミンの工業生産と応用　他
執筆者：比能　洋／西村紳一郎／佐藤智典　他41名

LTCCの開発技術
監修／山本　孝
ISBN978-4-7813-0219-5　　B926
A5判・263頁　本体4,000円＋税（〒380円）
初版2005年5月　普及版2010年6月

構成および内容：【材料供給】LTCC用ガラスセラミックス／低温焼結ガラスセラミックグリーンシート／低温焼成多層基板用ペースト／LTCC用導電性ペースト　他【LTCCの設計・製造】回路と電磁界シミュレータの連携によるLTCC設計技術　他【応用製品】車載用セラミック基板およびベアチップ実装技術／携帯端末用Txモジュールの開発　他
執筆者：馬屋原芳夫／小林吉伸／富田秀幸　他23名

エレクトロニクス実装用基板材料の開発
監修／柿本雅明／高橋昭雄
ISBN978-4-7813-0218-8　　B925
A5判・260頁　本体4,000円＋税（〒380円）
初版2005年1月　普及版2010年6月

構成および内容：【総論】プリント配線板および技術動向【素材】プリント配線基板の構成材料（ガラス繊維とガラスクロス　他）【基材】エポキシ樹脂銅張積層板／耐熱性材料（BTレジン材料　他）／高周波用材料（熱硬化型PPE樹脂　他）／低熱膨張性材料-LCPフィルム／高熱伝導性材料／ビルドアップ用材料【受動素子内蔵基板】　他
執筆者：高木　清／坂本　勝／宮里桂太　他20名

木質系有機資源の有効利用技術
監修／舩岡正光
ISBN978-4-7813-0217-1　　B924
A5判・271頁　本体4,000円＋税（〒380円）
初版2005年1月　普及版2010年6月

構成および内容：木質系有機資源の潜在量と循環資源としての視点／細胞壁分子複合系／植物細胞壁の精密リファイニング／リグニン応用技術（機能性バイオポリマー　他）／糖質の応用技術（バイオナノファイバー　他）／抽出成分（生理機能性物質　他）／炭素骨格の利用技術／エネルギー変換技術／持続的工業システムの展開
執筆者：永松ゆきこ／坂　志朗／青柳　充　他28名

難燃剤・難燃材料の活用技術
著者／西澤　仁
ISBN978-4-7813-0231-7　　B927
A5判・353頁　本体5,200円＋税（〒380円）
初版2004年8月　普及版2010年5月

構成および内容：解説（国内外の規格、規制の動向／難燃材料、難燃剤の動向／難燃化技術の動向　他）／難燃剤データ（総論／臭素系難燃剤／塩素系難燃剤／りん系難燃剤／無機系難燃剤／窒素系難燃剤／窒素-りん系難燃剤／シリコーン系難燃剤　他）／難燃材料データ（高分子材料と難燃材料の動向／難燃性PE／難燃性ABS／難燃性PET／難燃性変性PPE樹脂／難燃性エポキシ樹脂　他）

プリンター開発技術の動向
監修／高橋恭介
ISBN978-4-7813-0212-6　　B923
A5判・215頁　本体3,600円＋税（〒380円）
初版2005年2月　普及版2010年5月

構成および内容：【総論】【オフィスプリンター】IPSiO Color レーザープリンタ　他【携帯・業務用プリンター】カメラ付き携帯電話用プリンターNP-1　他【オンデマンド印刷機】デジタルドキュメントパブリッシャー（DDP）　他【ファインパターン技術】インクジェット分注技術　他【材料・ケミカルスと記録媒体】重合トナー／情報用紙　他
執筆者：日高重助／佐藤眞澄／醒井雅裕　他26名

※書籍をご購入の際は、最寄りの書店にご注文いただくか、㈱シーエムシー出版のホームページ（http://www.cmcbooks.co.jp/）にてお申し込み下さい。

CMCテクニカルライブラリー のご案内

有機EL技術と材料開発
監修／佐藤佳晴
ISBN978-4-7813-0211-9　　　B922
A5判・279頁　本体4,200円＋税（〒380円）
初版2004年5月　普及版2010年5月

構成および内容：【課題編（基礎，原理，解析）】長寿命化技術／高発光効率化技術／駆動回路技術／プロセス技術【材料編（課題を克服する材料）】電荷輸送材料（正孔注入材料 他）／発光材料（蛍光ドーパント／共役高分子材料他）／リン光用材料（正孔阻止材料 他）／周辺材料（封止材料 他）／各社ディスプレイ技術 他
執筆者：松本敏男／照元幸次／河村祐一郎 他34名

有機ケイ素化学の応用展開
―機能性物質のためのニューシーズ―
監修／玉尾皓平
ISBN978-4-7813-0194-5　　　B920
A5判・316頁　本体4,800円＋税（〒380円）
初版2004年11月　普及版2010年5月

構成および内容：有機ケイ素化合物群／オリゴシラン，ポリシラン／ポリシランのフォトエレクトロニクスへの応用／ケイ素を含む共役電子系（シロールおよび関連化合物 他）／シロキサン，シルセスキオキサン，カルボシラン／シリコーンの応用（UV 硬化型シリコーンハードコート剤 他）／シリコン表面，シリコンクラスター 他
執筆者：岩本武朗／吉良満夫／今 喜裕 他64名

ソフトマテリアルの応用展開
監修／西 敏夫
ISBN978-4-7813-0193-8　　　B919
A5判・302頁　本体4,200円＋税（〒380円）
初版2004年11月　普及版2010年4月

構成および内容：【動的制御のための非共有結合性相互作用の探索】生体分子を有するポリマーを利用した新規細胞接着基質 他【水素結合を利用した階層構造の構築と機能化】サーフェースエンジニアリング 他【複合機能の時空間制御】モルフォロジー制御 他【エントロピー制御と相分離リサイクル】ゲルの網目構造の制御
執筆者：三原久和／中村 聡／小畠英理 他39名

ポリマー系ナノコンポジットの技術と用途
監修／岡本正巳
ISBN978-4-7813-0192-1　　　B918
A5判・299頁　本体4,200円＋税（〒380円）
初版2004年12月　普及版2010年4月

構成および内容：【基礎技術編】クレイ系ナノコンポジット（生分解性ポリマー系ナノコンポジット／ポリカーボネートナノコンポジット 他）／その他のナノコンポジット（熱硬化性樹脂系ナノコンポジット／補強用ナノカーボン調製のためのポリマーブレンド技術）【応用編】耐熱，長期耐久性ポリ乳酸ナノコンポジット／コンポセラン 他
執筆者：祢宜行成／上田一恵／野中裕文 他22名

ナノ粒子・マイクロ粒子の調製と応用技術
監修／川口春馬
ISBN978-4-7813-0191-4　　　B917
A5判・314頁　本体4,400円＋税（〒380円）
初版2004年10月　普及版2010年4月

構成および内容：【微粒子製造と新規微粒子】微粒子作製技術／注目を集める微粒子（色素増感太陽電池 他）／微粒子集積技術【微粒子・粉体の応用展開】レオロジー・トライボロジーと微粒子／情報・メディアと微粒子／生体・医療と微粒子（ガン治療法の開発 他）／光と微粒子／ナノテクノロジーと微粒子／産業用微粒子 他
執筆者：杉本忠夫／山本孝夫／岩村 武 他45名

防汚・抗菌の技術動向
監修／角田光雄
ISBN978-4-7813-0190-7　　　B916
A5判・266頁　本体4,000円＋税（〒380円）
初版2004年10月　普及版2010年4月

構成および内容：防汚技術の基礎／光触媒技術を応用した防汚技術（光触媒の実用化例 他）／高分子材料によるコーティング技術（アクリルシリコン樹脂 他）／帯電防止技術の応用（粒子汚染への静電気の影響と制電技術 他）／実際の応用例（半導体工場のケミカル汚染対策／超精密ウェーハ表面加工における防汚 他）
執筆者：佐伯義光／高濱孝一／砂田香矢乃 他19名

ナノサイエンスが作る多孔性材料
監修／北川 進
ISBN978-4-7813-0189-1　　　B915
A5判・249頁　本体3,400円＋税（〒380円）
初版2004年11月　普及版2010年3月

構成および内容：【基礎】製造方法（金属系多孔性材料／木質系多孔性材料 他）／吸着理論（計算科学 他）【応用】化学機能材料への展開（炭化シリコン合成法／ポリマー合成への応用／光応答性メソポーラスシリカ／ゼオライトを用いた単層カーボンナノチューブの合成 他）／物性材料への展開／環境・エネルギー関連への展開
執筆者：中嶋英雅／大久保達也／小倉 賢 他27名

ゼオライト触媒の開発技術
監修／辰巳 敬／西村陽一
ISBN978-4-7813-0178-5　　　B914
A5判・272頁　本体3,800円＋税（〒380円）
初版2004年10月　普及版2010年3月

構成および内容：【総論】【石油精製用ゼオライト触媒】流動接触分解／水素化分解／水素化精製／パラフィンの異性化【石油化学プロセス用】芳香族化合物のアルキル化／酸化反応【ファインケミカル合成用】ゼオライト系ピリジン塩基類合成触媒の開発【環境浄化用】NO_x 選択接触還元／Co-β による NO_x 選択還元／自動車排ガス浄化【展望】
執筆者：窪田好浩／増田立男／岡崎 肇 他16名

※ 書籍をご購入の際は、最寄りの書店にご注文いただくか、
㈱シーエムシー出版のホームページ（http://www.cmcbooks.co.jp/）にてお申し込み下さい。

CMCテクニカルライブラリー のご案内

膜を用いた水処理技術
監修／中尾真一・渡辺義公
ISBN978-4-7813-0177-8　　　　　B913
A5判・284頁　本体4,000円＋税（〒380円）
初版2004年9月　普及版2010年3月

構成および内容：【総論】膜ろ過による水処理技術 他【技術】下水・廃水処理システム 他【応用】膜型浄水システム／用水・下水・排水処理システム（純水・超純水製造／ビル排水再利用システム／産業廃水処理システム／廃棄物最終処分場浸出水処理システム／膜分離活性汚泥法を用いた畜産廃水処理システム 他）／海水淡水化施設 他
執筆者：伊藤雅喜／木村克輝／住田一郎 他21名

電子ペーパー開発の技術動向
監修／面谷 信
ISBN978-4-7813-0176-1　　　　　B912
A5判・225頁　本体3,200円＋税（〒380円）
初版2004年7月　普及版2010年3月

構成および内容：【ヒューマンインターフェース】読みやすさと表示媒体の形態的特性／ディスプレイ作業と紙上作業の比較と分析【表示方式】表示方式の開発動向（異方性流体を用いた微粒子ディスプレイ／摩擦帯電型トナーディスプレイ／マイクロカプセル型電気泳動方式 他）／液晶と EL の開発動向【応用展開】電子書籍普及のためには 他
執筆者：小清水実／眞島 修／高橋泰樹 他22名

ディスプレイ材料と機能性色素
監修／中澄博行
ISBN978-4-7813-0175-4　　　　　B911
A5判・251頁　本体3,600円＋税（〒380円）
初版2004年9月　普及版2010年2月

構成および内容：液晶ディスプレイと機能性色素（課題／液晶プロジェクターの概要と技術課題／高精細 LCD 用カラーフィルター／ゲスト-ホスト型液晶用機能性色素／偏光フィルム用機能性色素／LCD 用バックライトの発光材料 他）／プラズマディスプレイと機能性色素／有機 EL ディスプレイと機能性色素／LED と発光材料／FED 他
執筆者：小林駿介／鎌倉 弘／後藤泰行 他26名

難培養微生物の利用技術
監修／工藤俊章・大熊盛也
ISBN978-4-7813-0174-7　　　　　B910
A5判・265頁　本体3,800円＋税（〒380円）
初版2004年7月　普及版2010年2月

構成および内容：【研究方法】海洋性 VBNC 微生物とその検出法／定量的 PCR 法を用いた難培養微生物のモニタリング 他【自然環境中の難培養微生物】有機性廃棄物の生分解処理と難培養微生物の解析／ヒトの大腸内細菌叢の解析／昆虫の細胞内共生微生物／植物の内生窒素固定細菌 他【微生物資源としての難培養微生物】EST 解析／系統保存化 他
執筆者：木暮一啓／上田賢志／別府輝彦 他36名

水性コーティング材料の設計と応用
監修／三代澤良明
ISBN978-4-7813-0173-0　　　　　B909
A5判・406頁　本体5,600円＋税（〒380円）
初版2004年8月　普及版2010年2月

構成および内容：【総論】【樹脂設計】アクリル樹脂／エポキシ樹脂／環境対応型高耐久性フッ素樹脂および塗料／硬化方法／ハイブリッド樹脂【塗料設計】塗料の流動性／顔料分散／添加剤【応用】自動車用塗料／アルミ建材用電着塗料／家電用塗料／缶用塗料／水性塗装システムの構築 他【塗装】【排水処理技術】塗装ラインの排水処理
執筆者：石倉慎一／大西 清／和田秀一 他25名

コンビナトリアル・バイオエンジニアリング
監修／植田充美
ISBN978-4-7813-0172-3　　　　　B908
A5判・351頁　本体5,000円＋税（〒380円）
初版2004年8月　普及版2010年2月

構成および内容：【研究成果】ファージディスプレイ／乳酸菌ディスプレイ／酵母ディスプレイ／無細胞合成系／人工遺伝子系【応用と展開】ライブラリー創製／アレイ系／細胞チップを用いた薬剤スクリーニング／植物小胞輸送工学による有用タンパク質生産／ゼブラフィッシュ系／蛋白質相互作用領域の迅速同定 他
執筆者：津本浩平／熊谷 泉／上田 宏 他45名

超臨界流体技術とナノテクノロジー開発
監修／阿尻雅文
ISBN978-4-7813-0163-1　　　　　B906
A5判・300頁　本体4,200円＋税（〒380円）
初版2004年8月　普及版2010年1月

構成および内容：超臨界流体技術（特性／原理と動向）／ナノテクノロジーの動向／ナノ粒子合成（超臨界流体を利用したナノ微粒子創製／超臨界水熱合成／マイクロエマルションとナノマテリアル 他）／ナノ構造制御／超臨界流体材料合成プロセスの設計（超臨界流体を利用した材料製造プロセスの数値シミュレーション 他）／索引
執筆者：猪股 宏／岩井芳夫／古屋 武 他42名

スピンエレクトロニクスの基礎と応用
監修／猪俣浩一郎
ISBN978-4-7813-0162-4　　　　　B905
A5判・325頁　本体4,600円＋税（〒380円）
初版2004年7月　普及版2010年1月

構成および内容：【基礎】巨大磁気抵抗効果／スピン注入・蓄積効果／磁性半導体の光磁化と光操作／配列ドット格子と磁気物性 他【材料・デバイス】ハーフメタル薄膜と TMR／スピン注入による磁化反転／室温強磁性半導体／磁気抵抗スイッチ効果 他【応用】微細加工技術／Development of MRAM／スピンバルブトランジスタ／量子コンピュータ 他
執筆者：宮崎照宣／高橋三郎／前川禎通 他35名

※ 書籍をご購入の際は、最寄りの書店にご注文いただくか、㈱シーエムシー出版のホームページ（http://www.cmcbooks.co.jp/）にてお申し込み下さい。